만병의 근원,
담적증후군

만병의 근원,

원인을 알 수 없던 위장병, 위장과 전신 질환의 상호관계를 밝힐 수 있는 열쇠

담적증후군

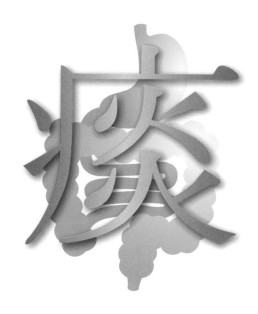

위장 내에서는 뇌에서 발견되는 신경전달물질이나 호르몬이 거의 모두 발견된다. 그러므로 위장을 제2의 뇌라고 부른다. 뇌와 위장이 연결되어 있다는 것은 잘 알려져 있는 사실이다. 한국인의 독특한 질환인 '화병'을 예로 들어보자. 분노나 스트레스를 표출하지 않고 마음 깊은 곳에서 삭이는 것을 미덕으로 여기는 문화가 원인이 돼 분노, 짜증, 우울감 등 신경증적 증상이 생긴다. 가슴이 꽉 막힌 것 같고 답답한 증상과 함께 속쓰림, 소화불량 같은 소화기계 증상이 나타난다. 이렇듯 서양 의학적으로는 아직도 설명하기 어려운 위장의 기능적 이상을 호소하는 환자들이 많다.

이처럼 복잡한 위장의 기능적 이상을 '담'으로 접근하고, 진단과 치료가 어려운 위장이 굳어진 질병을 '담적증후군'으로 명명하여 그 치료법을 제시한 필자의 노력은 가히 존경할 만하다. 이 미지의 질병이 과학적인 접근에 의해 체계화되는 날이 속히 와서 많은 의학적 진보가 있기를 기대한다.

_김영인 교수(가톨릭관동대 국제성모병원 제3대 병원장)

췌장암 진단을 받고 투병하는 가운데도 스탠퍼드대학 졸업식 축사에서 "계속 갈망하라! 여전히 우직하게!"라고 말한 애플 창립자 스티브 잡스. 재발한 암으로 5개 장기를 적출하고도 "살아 있는 동안이 청

춘이다! 항상 새로운 것을 찾아야 한다!"라고 말한 세계적인 건축 거장 안도 다다오. 20여 년 전 최첨단 의학 기술로도 그 원인을 밝힐 수 없었던 '돌처럼 딱딱해진 한 위장질환자'에게서 단초를 얻어 '담적증후군'의 실체를 밝혀낸 현대 한의학의 선두주자 최서형 박사. 이들 모두 '미래를 희망으로 그려가는' 혁신가의 아이콘이다. 100세 건강 시대를 위협하는 만성질환의 위기 속에 출간되는 최서형 박사의 《만병의 근원, 담적증후군》의 일독을 적극 추천한다!

_김춘배 교수(연세대학교 원주의과대학 교수)

이론이 너무 많고 치료법이 너무 많다는 것은 우리가 아직 그 질병을 잘 모른다는 의미라고 볼 수 있다. '담(痰)'은 한의학의 학문 발전 과정에서 가장 중요한 병태생리적 설명이지만, 이것을 간결하게 과학적으로 개념화하고 증명해야 하는 숙제가 우리에게 남아 있다. 그 최전선에 '담적증후군'을 발전시킨 최서형 교수님의 혜안과 임상적 증거들이 있다!

_손창규 교수(대전대학교 한의과대학 교수)

"눈 덮인 벌판을 걸어갈 때 모름지기 함부로 걷지 마라. 오늘 걷는 나의 발자국은 반드시 뒷사람의 이정표가 되기 때문이다." 조선 후기의 문신 이양연의 말이다.

'담적증후군'은 눈 덮인 길을 외롭게, 용감하게 걸어온 최서형 박사가 발견해낸 결과물이다. 이 발견에는 각고의 노력으로 수많은 환자들을 치료한 한 의사의 지식과 지혜, 역사와 영혼이 담겨 있다. 이 책을 권한다.

_송창우 박사(안전성평가연구소 제7대 소장)

현대인들은 의학적으로 정확한 진단이나 치료 불가능한 여러 가지 질병에 시달리며 행복의 제1 조건인 '건강'을 누리지 못하는 경우가 많다. 한의사이자 한의학자인 최서형 박사는 의학의 내재적 접근법을 통해 '담적'이라는 증상을 발견하고 '담적증후군'이라는 질병을 정립했으며, 이 질병이 다양한 질환의 원인이 될 수 있음을 제시했다. 이 책은 담적증후군의 증상, 진단, 예방 및 치료법에 대한 통합적 지식을 담고 있어 전문가들은 물론 일반인들에게도 일독을 추천하는 바다.

_유영춘 교수(건양대학교 의과대학 교수)

이 책은 저자의 40년 임상 경험이 집약된 결과물로, 난치성 소화기 질환을 해결하기 위한 구도자적인 연구의 결실이라고 할 수 있다. 저자는 다양한 임상 결과와 논리를 통해 의학을 바라보는 방식을 혁신적으로 변화시켰다.

특히, 온고이지신의 방법으로 담적증후군을 새롭게 정의하며 한의학의 새로운 분야를 개척했다. 이는 저자가 평생 동안 이루고자 한 통합 의학의 비전을 한 단계 높인 성과로, 많은 이들에게 도움이 될 것이다.

_이응세 원장(한국한의약진흥원 초대 원장)

　　필자는 오래전 담적증후군을 제안하고 현대 의학적으로 치료되지 않는 많은 위장병 환자들을 치료해왔다. 이에 대해 잘 알려지지 않았을 뿐만 아니라 이해하기도 어려웠는데, 담적증후군에 대한 자세한 설명과 필자의 수십 년간의 연구, 진단 및 치료 경험을 상세하게 책으로 접할 수 있게 되어 반갑다. 이 책을 의료계뿐만 아니라 난치성 위장병으로 고통받는 환자들이 널리 읽고 적용해 건강한 삶을 영위할 수 있기를 바란다.

_이진용 원장(한국한의학연구원 제10대 원장)

　　한의학은 인체를 유기적이고 통전적(統全的)으로 바라보며, 정기신(精氣神)이 조화롭게 되는 바를 치료의 목표로 삼는다. 저자는 오랜 임상과 탐구 끝에 위장관이 적(積)같이 단단하게 굳어져 있는 현상이 나타남을 관찰하고 이것이 노폐물이나 독소를 의미하는 담(痰)으로 인한 것이라는 관점에서 담적을 설명했다. 또한 이는 통전적인 관점에서 수많은 전신 질환의 단초가 된다. 30만~40만 명의 임상 결과가 이를 증명해준다. 충주위담통합병원에서 직접 담적증후군으로 고통받는 환자를 접하면서 단순 위장 질환이 아닌 전인적인 관점에서의 접근이 필요하다고 생각해왔다.

이 책의 출판을 통해 독자들은 저자의 뛰어난 식견과 탐구 정신, 환자를 바라보는 따뜻한 시선의 결과가 의학계에 큰 방점을 찍는 순간을 접하게 될 것이다.

_ **최도영 회장**(대한한의학회 제37대 회장)

만성질환, '담'에서 답을 찾다

뒷목이 뻣뻣하고 어깨가 굳어지고 아플 때 우리는 흔히 '담 결렸다'고 말한다. 거의 모든 사람들이 이 말을 사용하는데, 정작 담(痰)이 무엇인지는 잘 모른다. 의과학적으로도 어깨 주위 근육을 굳게 만드는 원인 물질이 무엇인지 알아내지 못했다. 많은 사람들이 고통을 호소하는데 자기공명영상(MRI) 검사를 해도 안 나오고, 혈액학적 분석으로도 그 실체를 밝히지 못했다. 그런데도 담 결린다고 말하면 다 통한다. 이처럼 담은 의학적 실체 없이 실제 병의 원인으로 인간을 괴롭혀왔다.

현대 의학에서 담과 관련된 병은 사각지대의 문제이지만, 한의학은 과학적 모호성에도 불구하고 담을 무척 중요하게 인지하고 다뤄왔다. 16세기 당대 최고의 의학자로 손꼽히던 중국의 장경악과 조선의 허준은 '십병구담(十病九痰)'이라는 명언을 통해 병이 열이면 그중 아홉은 담 때문이라고 주장했다. 먹은 게 열인데 여덟이 소화되고 둘이 남으면 그게 담 독소가 되고 이것이 전신으로 퍼지면서 많은 병을 만들어낸다는 것이다.

이 책의 주인공은 바로 '담'이다. 오랫동안 사람들을 괴롭혀왔지만, 그 실체를 몰랐던 담. 한의학 선현들이 실체를 정확히 모르면서도 모든 병의 가장 중요한 원인으로 지목해왔던 담과 담으로 인해 발생하는 병들을 파헤쳐 알리고자 한다.

서양의학은 오늘날 눈부신 발전을 이뤄낸 게 사실이지만, 몇 가지 딜레마에 빠져 있다. 첫째, 원인을 몰라 치료하지 못하는 질병이 많다는 것이다. 만성 질병의 70~80%는 정확한 원인이 밝혀지지 않았다. 인간의 몸에는 현미경이나 영상으로는 관찰되지 않는 병리 물질이 많기 때문이다. 검사 결과 아무것도 나오지 않으면 무시하는 의학적 편견을 내려놓을 필요가 있다고 지적하는 이유다. 둘째, 수많은 질병의 치료가 병의 근원적인 해결보다 일시적인 증상 개선에 국한되어 있다는 점이다. 병의 근본적인 배경을 모르기 때문에 어쩔 수 없는 일이다. 누구나 경험하는 흔한 질병인 두통이나 위장병만 하더라도 진통제나 소화제, 위산 억제제 등 현상 치료에 머무는 실정이다. 이런 의학적 한계 상황에서 담적증후군의 발견은 매우 중요한 의미를 갖는다.

담 독소에 대한 구체적인 인식이 시작된 것은 2002년 3월 키 162cm, 몸무게 28kg의 60대 초반 깡마른 여성을 통해서였다. 그녀는 내시경이나 복부 컴퓨터단층촬영(CT) 등 다양한 검사를 해봐도 모두 정상으로 나오는데 물조차 넘기지 못해 대학병원에서 영양제를 맞으며 연명하다가 본원에 온 환자였다. 복진(腹診, 복부 촉진)을 해보니 살과 지방이 거의 소실되어 위장이 그대로 만져졌다. 그런데 부드러워야 할 위장이 돌처럼 딱딱했다. 너무나 뚜렷하게 관찰되는 현상에 위장이 돌처럼 변할 수 있다는 것을 부정하기 어려웠다. 나는 이 환자를 통해 3가지 새로운 사실을 알게 됐다. 첫째, 돌처럼 굳어지는 형태의 위장병이 있다. 둘째, 위장이 굳어지면 소화 운동이 이뤄지지 않는다. 끝으로 위장이 굳어지는 건 성질에 관련된 문제라 내시경 등 영상 진단기기로는 관찰하는 게 불가능하다. 그래서 신경성, 기능성, 역류성 등 원인 모르는 위장병이 많았던 것이다. 필자는 원인 미상의 위장병 중 80% 이상의 실체를 찾아낸 것 같아 뛸 듯이 기뻤다.

그런데 이어진 질문으로 인해 벽에 부딪치고 말았다. 왜, 그리고 어떻게 굳어지는 건지 도무지 알 수 없었다. 이후 필자는 세계 기초의학계에서 발표되는 위장에 관한 수많은 책과 논문을 탐구하기 시작했다. 그 과정에서 새로운 정보들을 많이 알게 되었는데, 가장 결정적이었던 것은 위와 장 점막에 열고 닫히는 문(gate)이 있다는 것과 점막 이면 조직에는 엄청난 기관들이 존재하면서 상상 이상의 기능이 펼쳐지고 있다는 사실이었다.

점막의 문은 지하철 문처럼 열렸다 닫혔다 하는데, 먹은 음식이 다 소화된 뒤 신경이 독소가 없다고 판단하면 뇌와 소통해서 문을 연다. 소화되지 않은 고분자 물질이나 독소가 있으면 문을 닫아 몸으로 퍼지지 않게 한다. 위장에서 생성된 독소가 문을 깨뜨려 점막 이면 조직을 투과하면 점막 이면 조직이 손상되는데, 문을 손상시키는 독소가 바로 담이다. 과식, 폭식, 급식(急食), 야식은 위장에 소화되지 않은 음식 찌꺼기를 만드는데, 이것이 부패하면서 생기는 잇몸의 플라크(plaque) 같은 물질이 바로 한의학에서 말하는 담이다. 이외에 술, 담배, 각종 화학물질 등은 점막 문을 직접 손상시켜 담 독소가 잘 투과되게 한다.

또한 점막 이면 조직에는 뇌 다음으로 많고 척수신경보다 5배나 많은 신경세포가 탑재되어 있다. 이렇게 많은 신경세포가 필요한 이유는 무엇일까. 외부에서 유입되는 수많은 음식을 선별하고 대처하는 임무가 매우 중요하기 때문이다. 이와 관련된 메커니즘은 매우 복잡하고 정교할 수밖에 없다. 그렇지 않으면 우리는 끊임없이 음식으로 인해 해를 입을 것이다. 위와 장이 우리 몸의 면역 시스템 중 70% 정도를 보유하고 있는 것도 바로 이런 이유 때문이다.

위와 장은 소화, 흡수, 배설을 하는 장기로 알려져 있지만, 우리 몸에서 가장 핵심적인 면역 장기이기도 하다. 우리 몸에 유입되는 나쁜 물질이나 세균, 독소가 퍼지지 않게 끊임없이 면역 작용을 한다. 위와 장의 면역 기능에 장애가 생기면 온몸의 피와 림프가 오염되어서 많은 질병이 유발된다. 그래서 위와 장이 많은 병의 뿌리 역할을 한다고 말할 수 있는 것이다. 이외에도 각종 효소와 위산, 호르몬계, 위장 보호 점액 물질, 음식물을 섞고 내려보내는 강한 근육, 위장과 몸의 영양분 교류를 담당하는 혈관 조직 등 위와 장은 다양한 구조로 이루어져 있다. 이들은 뇌와 소통하면서 소화, 흡수, 배설, 면역, 영양 공급, 몸 보호 경비, 항우울 같은 정신 기능 등 신비로운 일들을 수행한다.

필자는 우리 몸의 핵심이고 중심이라는 뜻에서 점막 이면 조직을 '미들존(middle zone)'이라 하고, 미들존이 담 독소로 굳어지고 손상되는 질병을 '담적증후군(痰積症候群)'이라고 명명했다. 담적증후군과 미들존의 발견으로 위와 장의 질환 범위가 크게 넓어지고, 소화기계 질환 치료법 또한 새로워질 것으로 기대된다. 특히 미들존은 우리가 섭취한 음식물을 분해해서 전신에 공급하는 관문으로, 이곳의 문제는 무수한 전신 질환의 원인을 작용한다. 미들존에 축적된 담적 독소가 혈관과 림프를 통해 전신으로 퍼져 당뇨, 각종 심장병, 간경변, 동맥경화, 자가면역질환(섬유근통증후군, 베체트병, 류머티즘성 관절염 등), 아토피·지루성 같은 피부 질환, 어지럼, 건망증, 중풍, 치매 같은 수많은 병을 만든다. 이러한 사실은 43만 명이 넘는 담적 환자를 진단하고 치료하는 과정에서 확인한 사실이다.

담적증후군은 새로운 국면에 접어들었다. 담적증후군이 어떤 병태인지, 그리고 담적증후군 치료를 통해 어떤 효과가 기대되는지 단적으로 보여주는 환자의 사례를 소개한다.

내원 당시 온몸에 안 아픈 곳을 찾을 수 없다는 54세 여성 환자가 있었다. 무엇이든 먹을 때마다 체하고 명치끝 통증과 답답함, 꺽꺽거리는 트림 등 위장 장애로 오랫동안 고생했다고 호소했다. 뿐만 아니라 편두통과 어지럼, 가슴 답답함과 부정맥, 호흡 장애, 유사 공황장애로 바로 눕지 못할 때도 많았다. 환자는 내과, 신경과, 이비인후과, 신경정신과, 정형외과 등 온갖 병원에 다니며 쇼그렌증후군, 우울증, 류머티즘성 관절염으로 진단받고 약을 한 줌씩 먹고 있었다. 본원의 기능 진단기인 경락 공릉 진단기(EAV)를 통해 담적증후군으로 진단하고 치료를 시작했다. 먼저 복용하던 약을 모두 끊고 위와 장의 이면 조직에 축적된 담 독소를 제거하기 시작했다. 이어서 머리, 가슴, 관절로 파급된 담 독소 제거 처방을 병행했다. 담 독소가 빠져나오는 처음 7일 동안 환자는 명현 반응으로 조금 고생했지만, 곧 몸이 가벼워지면서 모든 증상이 서서히 사라지기 시작했다. 그리고 3주 후, 더 이상 치료받지 않아도 괜찮을 것 같다고 말할 정도로 대부분의 증상이 소실되었다.

담적증후군과 전신 질환의 떼려야 뗄 수 없는 병리적 인과관계를 세계 의학계는 주시할 필요가 있다. 급식, 폭식, 과식, 독소가 함유된 음식의 섭취가 미들존에 어떠한 영향을 미치고 질병이 발생하는 데 어떻게 관여하는지 주목해야 한다. 석유화학 산업과 물과 땅의 오염으로 더는 우리 식탁이 안전하지 않은 오늘날, 음식과 질병의 관계를 연구하는 것은 너무나도 중요한 의학적 과제다. 담적증후군이 전신 질환의 온상인 만큼, 담적증후군 치료는 질병의 근원을 개선한다는 측면에서 매우 근본적 치료라 할 수 있다. 요약해보자.

담. 정확한 원인을 몰라 정확한 진단과 치료를 받지 못해 고생하는

80% 전후의 만성질환의 보이지 않는 실체였다.

담적증후군. 근본적인 치료가 안 돼 일시적인 현상 치료나 대증요법 같은 제한된 치료로 평생 고통에서 벗어나지 못했던 수많은 질환자에게 근본 해결의 희망이었다.

끝으로 담적증후군을 발견하게 하시고 치료법을 개발하도록 인도하신 하나님께 이 책을 빌려 감사드린다. 항상 옆에서 기도하고 후원하면서 도움을 준 아내 고수경과 비서 전형섭에게도 감사드린다. 그리고 진료와 임상 연구를 함께하며 담적증후군 발견에 기여한 최태준, 노기환 원장을 비롯해 나병조, 허봉수, 최규호 원장과 김성동 원장 등 분원 원장들에게도 수고했다는 말을 전하고 싶다.

−2024년 최서형 박사

차례

2장 담적증후군과 전신 질환

3장 담적증후군의 진단과 치료·예방

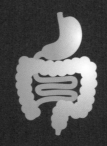

1장

위장과
담적증후군

오랫동안 속이 답답해 고통스러워하는 이들이 많다. 위장약을 먹어도 낫지 않고, 내시경 검사를 받아도 그저 '신경성'이라는 진단만 받을 뿐이다. 증상이 있는데도 원인을 몰라 제대로 치료받지 못하는 만성 신경성 위장병. 치료법은 정말 없는 걸까?

원인 없는 병은 없다. 위장의 겉과 속을 자세히 살펴보면 문제의 원인을 알 수 있다. 위장 점막 속살에 위염, 위궤양 같은 점막 병보다 훨씬 더 무서운 병이 생긴 것이다. 바로 담적증후군이다. 새로운 형태의 위장병, 담적증후군에 대해 알아보자.

위장병의 80%는
원인을 모른다

식사를 하면 소화되지 않고 늘 더부룩하다며 내원한 여대생이 있었다. 진찰대에 누우라고 한 뒤 복진하는데 배에 15cm 정도 되는 긴 수술 자국이 보였다. 무슨 수술을 받았느냐고 묻자 같이 온 어머니가 배 절개 수술을 받았다고 대답했다. 소화가 안 되고 배가 아파 죽겠는데 가는 병원마다 내시경 검사를 해도 아무 이상 없으니 너무 신경 쓰지 말라고만 하자 화가 난 딸이 배를 갈라보라며 커터칼을 삼켰다는 것이다. 이상 없다는 의사의 말도 화가 났지만, 가족들의 반응이 더 상처가 됐다. 가족들은 의사의 말만 믿고 괜찮다는데 왜 그러느냐며 엄살 부리지 말라고 핀잔을 주었다. 심지어 성격이 모나서 그렇다고 나무라기까지 했다. 다들 그렇게 몰아세우니 참다못해 어처구니없는 짓을 저지른 것이다.

위장관 질환 환자			위식도 역류 질환 환자	
원인 없음	원인 있음		원인 없음	원인 있음
기질적인 원인 없음	기질적인 원인 있음		비미란성	미란성
81%	**19%**		**86%**	**14%**
▼			▼	
"진단이 안 되는 만성 위장관 질환"			"진단이 안 되는 만성 위식도 역류 질환"	

사람들은 오래도록 속이 불편하면 큰 병이 있는 것은 아닌가 걱정하며 병원을 찾아가 온갖 검사를 받는다. 그런데 우려와 다르게 위장엔 별 이상이 없다며 '신경성', '기능성', '역류성' 같은 소리만 듣는다. 문제는 환자들이 원인을 모른 채 계속 고통에 시달려야 한다는 것이다. 의사는 너무 신경 쓰지 말라고 하지만, 어떻게 신경을 쓰지 않을 수 있단 말인가. 증상을 완화시키기 위해 좋다는 음식은 물론 이런저런 위장약을 챙겨 먹다가 결국 신경정신과 약까지 먹게 되는 게 만성 신경성 질환으로 진단받는 위장병 환자들의 현실이다.

암은 아니라니 일단은 안심이지만, 신경성이라는 진단이 얼마나 무책임한 말인지 본인이 아니면 그 누구도 모른다. 주위의 오해에 시달리면서 고통은 더 심해진다. 체함, 명치끝 통증, 복부팽만, 속쓰림, 잦은 트림, 오심과 구토, 역류, 식욕 감퇴, 체력 저하 등으로 고통받고 있는데, 주위에선 꾀병 취급하니 스트레스를 받지 않을 수 없다.

기능성 소화불량에 관한 3차 의료 기관의 역학 조사에 따르면, 연구 대상인 위장관 질환 환자 476명 중 기질적 원인을 가지고 있는 환자는 19%(90명)뿐이며, 81%(386명)는 내시경 검사에서 기질적 원인을 찾을 수 없었다. 또 다른 연구에서는 위식도 역류 질환 환자 1161명 중 14%(165명)만 기질적 원인이 있었고, 86%(996명)는 내시경 검사에서 이상을 찾을 수 없었다. 소화가 안 되고 역류로 고생하는데 내시경 검사를 해봐도 10명 중 8명 정도는 원인을 모른다는 것이다.

아니 땐 굴뚝에 연기 나는 걸까? 검사에서 문제의 원인을 밝혀내지 못했어도 환자가 아프다고 하니 분명 무슨 문제가 진행되고 있다고 봐야 한다.

먹지 못해 뼈만 남은 환자가
알려준 새로운 사실

2002년 초, 앙상하게 마른 환자가 진료실 문을 열고 들어왔다. 가족의 부축을 받으며 들어온 환자는 키 162cm에 몸무게 28kg, 뼈가 드러날 정도로 심하게 말라 있었다. 60대 초반의 그녀는 음식을 전혀 먹지 못하고 영양 주사에 의지해 살다 보니 2~3년 사이에 몸무게가 15kg 이상 빠졌다고 했다.

물만 마셔도 목에 걸려 곧바로 토하니 분명히 식도를 암이 막고 있을 것으로 생각하고 대학병원에 입원해 내시경, 컴퓨터단층촬영(CT, Computed Tomography) 등 할 수 있는 검사는 다 해봤다. 하지만 '이상 없음'이라는 진단만 나왔다. 원인을 모르니 치료 방법을 찾을 수 없었고, 당연히 처방받은 약도 효과가 없었다. 주치의의 권유로 신경정신과에도 가봤지만 역시 차도가 없었다. 환자는 고통 속에서 점점 더 쇠

약해지고 있었다. 그러다가 한방으로는 치료할 수 있지 않을까 하는 생각에 위장 전문 병원인 본원을 찾아온 것이다.

30년간 행상으로 힘들게 일하며 제때 식사를 하지 못하고 틈날 때 밥을 물에 말아 후루룩 삼키듯 넘겼다는 그녀는 먹고살 만해지니 이제는 아무것도 먹지 못하게 됐다며 울먹였다. 환자의 배를 촉진하는데 살과 지방이 거의 없어 위장이 그대로 만져졌다. 정상인이라면 손으로 눌렀을 때 부드러워야 할 위장이 돌처럼 딱딱하고, 주변에 손을 대지 못할 정도로 아파했다. 위장이 돌처럼 변하는 현상을 이때 처음으로 확실히 경험했다.

사실 20여 년 동안 위장 전문의로 일하다 보니 필자의 병원에는 고질적인 위장병 환자들이 많이 찾아왔다. 하지만 한의서에 수록된 최고의 약을 투여해도 환자가 약을 넘기지 못해 아무것도 하지 못하거나 치료해도 일시적인 효과만 보는 경우가 많았다. 실낱 같은 희망을 품고 찾아온 환자는 실망하고, 의사로서 한계에 부딪친 필자는 무력증에 빠져 괴로운 시간을 보내야 했다. 그러면서 한편으로는 어떻게 하면 고통 속에 있는 만성 위장병 환자들을 치료할 수 있을지 밤낮으로 고민했다. 그러던 중 이 환자가 찾아왔고, 마침내 위장이 돌같이 굳어지는 위장병을 알게 된 것이다. 답답했던 가슴이 확 뚫리는 것만 같았다. 그동안 고민해왔던 문제의 실마리를 찾았기 때문이다.

당시 의사들은 위장이 돌덩이처럼 딱딱하게 굳을 수 있다는 생각을 하지 못했다. 복부를 눌렀을 때 단단하게 느껴지면 복부 근육이나 펼

떡펄떡 뛰는 복대동맥일 것으로 생각했다. 필자도 그랬다. 위장이 굳어지는 현상은 배운 적 없으니 상상도 못 했던 것이다. 하지만 이 환자를 진찰하면서 의심할 여지 없이 위장이 굳어진 것을 확인할 수 있었다. 이 환자를 통해 위장이 돌처럼 굳을 수 있다는 사실을 확신하게 된 것이다.

신경성 위장병?
숨겨진 원인이 있다

앞에서 말한 환자를 통해 3가지 새로운 사실을 알게 됐다. 첫째, 돌 같이 굳어지는 위장병이 존재한다. 둘째, 위장이 굳어지면 연동운동이 안 돼 각종 소화불량 증상이 나타난다. 셋째, 굳어지는 건 형태가 아니라 성질의 문제여서 위와 장의 점막만 관찰하는 내시경이나 복부 CT 등 어떤 진단기기로도 증상의 원인을 발견할 수 없다. 그것이 검사상 '이상 없음'이란 진단만 나왔던 이유다.

그 후로 체하는 증상이 자주 나타나거나 명치끝 통증, 트림과 역류, 팽만감 등에 시달리면서도 내시경으로는 그 무엇도 나타나지 않아 고생하는 환자들을 대상으로 위장이 굳어지는 실상을 살피기 시작했다. 이들의 배를 깊숙이 눌러보면 복부 근육과 지방층 밑에 따로 노는 것 같은 딱딱한 조직들이 만져졌고, 그곳을 누르자 환자가 통증을 호소했다. 예전 같으면 복근이 굳어진 것으로 생각하고 지나쳤을 것이다. 그리고 신경성이라는 진단을 내렸을 것이다. 하지만 간이 굳어지면 간경화라고 하듯, 이제는 위장이 돌같이 굳어지는 위장경화병의 존재를 알게 됐다.

위장이 굳어지는 새로운 병의 발견

필자는 이 사실을 관련 학계에 알리기 시작했다. 원주 의공학연구소 윤형로 소장에게 내시경으로 관찰되지 않는, 위장 조직이 굳어지는 위장병을 발견했으니 위장 경화 현상을 측정할 새로운 진단기기가 필요하다고 설명했다. 그리고 예방의학교실에 관련 임상 연구를 하자고 제안했다. 윤 소장은 대단한 발견이라며 내시경의 한계를 보완한 외시경 개념의 위장 진단기기가 필요하다는 데 공감했다. 그리고 곧바로 일본으로 건너갔다. 센서 개발로 세계적인 명성을 얻은 고마다 교수와 함께 센서로 위장의 굳기를 측정하는 기기를 개발하기 위해서였다. 각고의 노력을 기울였지만 아쉽게도 실패로 끝났다. 계속 움직이는 위장 조직을 관찰해 정확한 값을 측정해내는 것은 결코 쉬운 일이 아니었다(현재는 집적된 초음파를 위장 표면에 쏘아 위장의 파동을 수치화한 뒤 이를 계산해 굳기를 측정하는 1차 기기를 완성한 상태다).

임상 연구를 위해 만성 위장 장애를 호소하는 환자 122명을 관찰해 논문을 작성했다. 그중 내시경 검사 결과가 정상인 환자는 84명이었는데, 이들은 여러 가지 증상으로 고통받고 있었다. 복진을 한 결과, 대부분 위장이 딱딱하게 굳은 것을 확인할 수 있었다. 이를 언론에 알리자 한 공중파 방송에서 위장이 굳어지는 새로운 형태의 위장병이 발견됐다며 뉴스로 다루기도 했다. 이후 원인을 모르는 위장병 환자들이 많이 찾아오면서 다양한 임상 자료를 확보할 수 있었다.

위장은 왜 굳어지는 걸까?

얼마 지나지 않아 2가지 문제에 직면했다. 먼저 위장 점막 속살이 어떤 과정을 거쳐 굳어지는지 설명할 수 없었다. 위장 조직이 굳어진다는 것만 알아냈지, 그 기전을 과학적으로 파악할 수 없었다. 이런 고민은 위장이 왜 굳어지느냐는 한 환자의 물음으로 시작됐다. 그때는 그 질문에 대답할 수 없었다.

몇 날 며칠 고민한 끝에 수개월 동안 위장 생리와 위장 외벽에 관한 국제 논문들을 수집했다. 미국과 유럽에서 점막 이면 조직에 관한 연구 자료를 수록한 수십 편의 논문을 찾았다. 이를 통해 위와 장 조직에 관한 새로운 자료들을 접할 수 있었다. 그리고 마침내 비밀을 알게 됐다. 위장 점막에 이면 조직과 통하는 문이 있다는 사실을. '아! 이 문을 통해 점막 이면 조직이 굳어지고 손상될 수 있겠구나!' 하는 깨달음을 얻었다. 그리고 그동안 우리가 간과했던 점막 이면 조직에 얼마나 많은 신비한 기관들이 있는지 알게 됐다.

진짜 위와 장의 실체,
내시경은 못 보는 미들존

우리나라는 소화기 병에 관한 딜레마에 빠져 있다. 많은 사람들이 소화불량을 호소하는데 의학적으로 그 원인을 밝혀내지 못하는 위장 병은 왜 80%나 되는 걸까? 내시경 검사를 하고 좋다는 약은 모두 써 가며 열심히 치료하는데 왜 평생 소화기 병에서 벗어나지 못하는 사람들이 그렇게 많은 걸까? 된장과 김치 등 세계적으로 인정받는 항암 음식을 먹는 나라인데 왜 소화기 암이 세계 1위일까? 이에 대한 속 시원한 답을 점막 이면 조직에서 찾을 수 있다.

점막 이면에 감춰진 위장의 또 다른 세계

주머니 모양의 위와 장은 2~8mm 두께에 4겹으로 이루어진 입체적인 기관이다. 그동안 우리는 내시경을 통해 위와 장의 점막만 보면서 미란성·표재성·위축성 위염, 장상피화생, 위·십이지장 궤양, 궤양성 대장염 등이 소화기 병의 전부인 줄 알았다. 내시경으로 관찰하는 점막은 위와 장의 일부일 뿐이다. 점막 이면 조직에는 그보다 훨씬 더 복잡하고 다양한 기관들이 있다. 바로 이곳이 내시경으로 보지 못했던 80% 전후의 문제가 발생하는 영역이고, 소화기 암의 배경이 되는 영역이다.

앞으로 위와 장을 통틀어 말할 때는 위장, 위만 가리킬 때는 위라고 표현하겠다.

위장은 제2의 뇌다

흔히 위장을 '밥통'이라고 부른다. 밥을 담는 곳이니 맞는 말이긴 하지만, '밥통'이란 말이 밥만 축내는 멍청한 사람에 비유되듯이 위장 또한 밥이나 담는 장기로 가볍게 여기는 게 우리의 인식이다. 그러나 이는 진실을 모르고 하는 말이다. '밥통'이라 불리는 위장을 최근 의학자들은 '제2의 뇌'라고 부른다.

뇌는 우리 몸의 움직임을 주도적으로 판단하고 조절한다. 예를 들어보자. 헬스클럽에 가면 근육질 몸매를 만들기 위해 운동기구를 잡는다. 이때 뇌는 컴퓨터가 작동하듯 빠르게 움직인다. 여러 영역의 뇌신경들이 각자의 경험을 토대로 어떻게 운동하는 게 가장 효율적인지 협의하고, 전두엽이 최종적으로 판단해 운동신경에 명령을 내린다. 운동

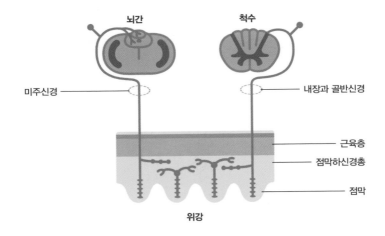

뇌간

척수

미주신경

내장과 골반신경

근육층

점막하신경총

점막

위강

신경은 그 명령에 따라 근육에 움직이라는 신호를 보내고, 근육은 수축하며 딱딱한 뼈를 움직여 운동기구를 들게 한다. 하지만 심장이나 위장은 뇌가 이래라저래라 하지 않아도 스스로 움직인다. 그래서 자율신경이라고 한다. 위장의 내인신경은 위에서 진행되는 상황을 알아서 판단하고 조절한다. 물론 외인신경을 통해 내인신경의 정보를 뇌와 척수신경에 전달해 상호 협조하기도 하지만, 대부분 뇌의 간섭 없이 알아서 판단한다. 관리자와 일일이 상의하지 않고 일선 부서에서 자체적으로 업무를 처리하는 것과 비슷하다.

위장의 자율신경인 내인신경은 다른 장기의 신경보다 그 수가 훨씬 많고, 중요한 일을 수행한다. '밥통'이라고 가볍게 치부했던 위장의 신경 수가 뇌 다음으로 많고, 신경 다발인 척수신경보다는 5배나 많다니

놀라울 것이다.

위장에 이렇게나 많은 신경이 필요한 이유는 무엇일까? 외부에서 끊임없이 유입되는 수많은 종류의 좋고 나쁜 음식들을 선별하고 그에 대처하는 임무가 어렵고 지극히 중요하기 때문이다. 내인신경은 외부에서 들어온 음식물을 유효 성분과 독소 성분으로 분류하고, 이 정보를 면역계와 뇌에 알려 수많은 음식물을 흡수하거나 뱉어내거나 배설하는 등 적절히 대응하게 한다. 이러한 메커니즘은 매우 복잡하고 정교할 수밖에 없다. 그렇지 않으면 우리는 끊임없이 음식으로 인해 해를 입을 것이다. 이처럼 위장은 우리 몸을 보호하고 유지하기 위해 스스로 판단하고 작동하는 매우 지능적인 장기다. 이런 이유로 한의학에서는 위장에서 지혜가 나온다며 다른 장기보다 특별 대우했다.

우리 몸의 70%를 차지하는 면역 시스템

위장이 하는 일이 뭐냐고 물어보면 대부분 음식을 소화하고 배설하고 흡수하는 거라고 답할 것이다. 맞는 말이지만 이는 절반의 답일 뿐이다. 위장은 우리 몸에서 가장 핵심적인 면역 장기다. 위장은 우리 몸에 유입되는 나쁜 물질이나 세균, 독소 등이 퍼지지 않게 끊임없이 전쟁을 벌이고 있다.

그러면 위장은 어떻게 면역 기능을 수행할까? 음식물이 소화되는 과정을 살펴보자. 소화는 크게 음식물을 섞고 부수는 기계적 소화와 효소에 의한 화학적 소화로 나눌 수 있다. 먼저 외부에서 들어온 음식을 흡수하기 좋게 최대한 작게 만든다. 음식물을 믹서처럼 깨뜨리고 침 속의 아밀라아제, 위의 펩신, 위산 등의 화학적 도움을 받아 더 작게 부순다. 멀건 죽처럼 된 음식물이 소장으로 넘어가면 각종 효소의 도움을 받아 한 번 더 소화시킨 뒤 흡수한다. 그런 다음 문맥(위장관에서 흡수한 영양물을 간으로 보내는 혈관)을 통해 간으로 보낸다. 우리가 섭취한 음식물은 이런 과정을 거쳐 에너지의 원료로 사용되거나 근육, 뼈 같은 몸의 구성 성분이 된다. 그런데 음식물에 독성이 있다고 판단하면 위장의 면역 시스템은 즉시 이를 처리하는 작업에 돌입한다.

위장 점막 이면 조직에는 우리 몸 면역세포의 70% 정도가 존재한다. '갈트(GALT, gut associated lymphoid tissue)'라는 이름의 이 면역 시스템은 위장의 림프 조직으로, 몸의 최전선에서 임무를 수행한다.

갈트의 면역 방법은 신비로워 보일 정도로 지혜롭다. 면역세포는 우리 몸에 구조가 다른 이종 단백질이 들어오거나 세균, 독소를 만나면 싸운다. 그러니 면역 과정에선 염증이 생길 수밖에 없다. 심각한 세균이나 독소와 싸우는 갈트지만, 우리가 먹는 음식은 이종 단백질이어도 싸우지 않는다. 오히려 이종 단백질을 중화시켜 우리 몸에 유익하게 쓰이도록 만든다. 이 과정에서 당연히 위장은 손상되지 않는다. 쉽게 말해, 욕과 폭력으로 맞서면 상처 같은 후유증이 생기기 마련인데, 이를 평화롭게 해결해서 상대방을 자기편으로 만든다. 그래서 갈트의 면역 형태를 '관용 면역'이라고 한다.

만약 갈트가 관용 면역을 하지 않으면 우리 몸은 복통, 설사, 구토,

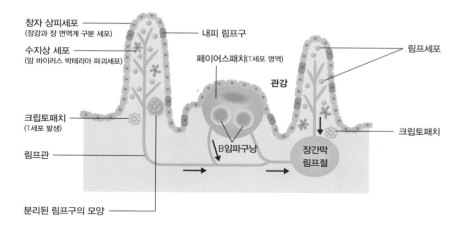

염증 등에서 한시도 자유롭지 못할 것이다. 갈트는 우리 몸을 평화롭게 유지하기 위해 싸우지 않고 전쟁에 대처하는 평화유지군이라고 할수 있다. 위장의 관용 면역은 보통의 지혜가 아니다.

갈트의 지혜로움은 이에 그치지 않는다. 강함과 절제가 항상 균형있게 유지된다. 면역 기능은 약해도 안 되고 과해도 안 된다. 약하면우리 몸이 세균과 독소로 오염될 것이고, 과하면 계속 전쟁이 일어나과민성 질환이나 아토피성 피부염 등 각종 피부병, 류머티즘성 관절염, 베체트병, 알레르기 천식이나 비염 같은 질환이 생길 것이다. 이런질환 없이 건강한 삶을 유지하고 있다면 갈트의 균형 있는 면역 방식이 잘 작동되고 있는 것이다.

한마디로, 위장은 우리 몸에 들어오는 다양한 물질들이 몸에 이로운지 해로운지 판단하는 1차 관문이고, 우리 몸을 보호하기 위해 최전선에서 피땀 흘려 일하는 지혜롭고 충성스러운 장기다.

신비로운 일을 하는 위장의 다양한 구조

위장은 각종 효소와 위산이 원활하게 분비되고 작용되도록 하는 호르몬계, 위장을 보호하는 점액 물질인 뮤신 등을 생산하고 분비하며 음식물을 골고루 섞어서 아래로 내려보내는 강한 근육, 위장과 몸의 영양분 교류를 담당하는 혈관 그물망 조직 등 일일이 짚고 넘어가기 어려울 만큼 다양한 구조로 이루어져 있다. 이들은 단독으로 작용하지 않고 뇌와 연결되어 몸 전체의 균형과 조화를 유지하며 소화, 흡수, 배설, 면역, 보호, 정신 기능 등 다양한 신비로운 일들을 수행한다.

다음은 위장에서 생성, 분비되는 효소, 위산, 호르몬 등에 대한 설명이다.

- **펩신**: 단백질을 아미노산으로 분해한다. 단백질 소화는 탄수화물이나 지질과 달리 위에서 시작된다. 최근 들어 침에서 특정 단백질을 분해하는 미량 효소인 칼리크레인이 발견되면서 침이 단백질 소화에 관련한다는 것이 알려졌다.
- **리파아제**: 주로 췌장에서 생성되어 십이지장으로 분비되는 알칼리성 효소로, 성인의 경우 지방 분해를 30% 정도 담당한다. 위와 혀에서는 pH 3~6의 산성 리파아제가 분비되는데, 신생아의 경우 지방 분해를 최대 50% 수행할 만큼 중요한 소화효소다.

- **위산**: 주성분이 염산인 위산은 위 점막 아래 있는 벽세포에서 생성된다. 위에 들어온 음식이나 세균, 독소 등을 해독, 정화, 분해하고 펩시노겐을 펩신으로 활성화해 단백질 소화를 돕는다.
- **뮤신**: 뮤신은 점액 세포에서 분비되는데, 강한 위산으로부터 위를 보호해준다. 또한 뮤신은 탄산수소염과 함께 손상된 세포를 빠르게 수리해 위 손상이 만성화되지 않게 한다.
- **가스트린**: 위의 G세포에서 생성되는 중요한 호르몬이다. G세포는 음식물이 들어와 위가 팽창하면 이에 대한 반응으로 가스트린을 생성한다. 벽세포를 자극해서 염산과 내인자(intrinsic factor)를 생성해 비타민 B_{12}의 소장 흡수를 돕는다.

흥미롭게도, 한의학에서는 기본적으로 모든 소화 과정을 위장 혼자 담당하는 게 아니라 간장이 돕는다고 말한다. 위산, 가스트린 등 각종 소화효소 분비와 위 운동, 면역, 흡수, 배설 등에 간장이 관련돼 있다고 주장하는 것이다. 이러한 이유로 한의학에서는 소화가 안 된다고 하면 반드시 간장을 같이 치료한다. 담적증후군 치료에 사용하는 간 정화 요법도 그래서 개발된 것이다.

몸의 중심 위장, 위장의 실체 미들존

내시경으로는 볼 수 없지만, 각종 위장병과 수많은 전신 질환의 뿌

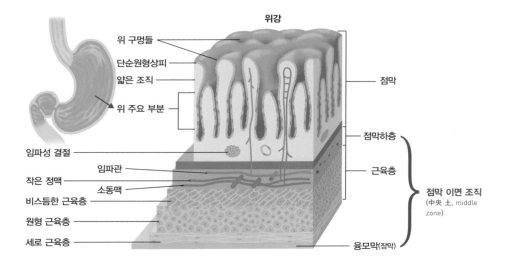

위강

위 구멍들
단순원형상피
얇은 조직
위 주요 부분

임파성 결절
임파관
작은 정맥
소동맥
비스듬한 근육층
원형 근육층
세로 근육층

점막

점막하층

근육층

점막 이면 조직
(中央 土, middle zone)

융모막(장막)

리이고 몸을 정화하는 역할을 하는 점막 이면 조직을 필자는 '미들존 (middle zone)'이라 명명했다. 이는 한의학의 관점에서 만든 용어로, 한의학에서는 예부터 소화기계를 '중앙 토(中央 土)'라 말해왔다. 흙처럼 모든 생물을 자라게 하고 많은 노폐물과 독소들을 흡수하고 용해하기 때문에 위장을 흙에 비유한 것이다. 여기에는 우리 몸 모든 기관의 중심이 위장이라는 뜻도 담겨 있다.

　한의학에서는 위장이 우리 몸의 중심으로, 모든 장기에 영향을 준다고 설명해왔다. 위장이 망가지면 몸 전체가 손상된다고 본 것이다. 실제로 속이 좋지 않으면 온몸이 아프다고 말하는 환자가 많다. 위장의 문제가 온몸에 영향을 준다는 것이 아직 정설로 굳어지지는 않았지만, 최근 의학계에서 주장하는 '장누수증후군'이나 '오버랩 신드롬'도 위장 때문에 전신 질환이 발생할 수 있음을 암시한다.

그러나 위장이 전신 질환을 일으키는 정확한 메커니즘은 알 수 없었다. 그 답은 바로 점막 이면 조직에 있었다. 이곳이 유해 물질이나 독소로 손상되면 그 독소가 점막 이면 조직의 혈관이나 림프계를 통해 온몸으로 퍼지기 때문에 속이 좋지 않으면 온몸이 아팠던 것이다. 점막 이면 조직은 몸 전체의 건강과 연계된 곳으로, 환자는 아파 죽겠다고 하는데 내시경 검사엔 정상으로 나와 헤매던 소화기 의학의 딜레마를 해결할 단초를 제공한다.

앞으로 위장병에 대해 말할 땐 위염이나 위궤양만 생각할 게 아니라 그동안 미처 살펴보지 못했던 점막 이면 조직을 고려해야 한다. 이곳이야말로 내시경 검사에선 보이지 않지만 우리 몸의 중심에서 우리 몸을 위해 엄청난 일을 하는 진짜 중요한 위장의 실체이기 때문이다.

위장 전문 의학자도 몰랐던 미들존

위장의 속살 조직인 미들존은 점막을 찢거나 복벽을 통과해서 보지 않으면 관찰할 수 없는 영역으로, 의학의 사각지대였다. 위 점막만 살펴보는 내시경으로 위장병을 진단하다 보니, 미들존의 문제와 관련된 수많은 질병을 놓칠 수밖에 없었다. 그래서 신경성, 과민성, 역류성 같은 애매한 위장병 진단이 많았던 것이다. 위암, 대장암, 식도암 등 소화기 암 예방과 치료에 어려움을 겪은 것도 그 때문이라고 봐야 한다.

사실 의학자들도 내시경 검사상으로는 정상인데 트림, 더부룩함, 통증, 속쓰림 등의 증상을 호소할 경우, 아니 땐 굴뚝에 연기가 날 리 없으니 분명히 원인이 있을 거라는 생각으로 많은 연구를 해왔다. 그러나 정확한 원인을 파악하지 못했다. 이와 관련, 내시경으로 관찰되지 않는 미세한 염증 때문일 것이라는 가설을 제시하는 연구자도 있었고, 위장의 연동운동을 주관하는 카할세포와 관련돼 있다는 가설을 제시하는 연구자도 있었다. 점막 이면 조직의 문제를 알지 못했기 때문에 이런저런 추측을 했던 것이다.

그런데 위장 전문 의학자들은 왜 미들존의 상태에 주목하지 않았던 것일까? 아마도 점막 이면 조직이 손상되는 메커니즘을 알 수 없었기 때문일 것이다. 서양의학은 아직도 위장 '외벽 병'에 대해선 알지 못하고 있다. 하지만 이제 그 베일이 벗겨지면서 문제의 원인을 발견하지 못해 답답했던 상황을 속 시원히 설명할 수 있게 됐다.

미들존은
왜 망가지나?

미들존이 손상되는 메커니즘

미들존은 어떻게 손상되는 걸까? 위장 점막에서 문 구조가 발견되면서 모든 궁금증이 풀렸다. 위장 점막 조직을 현미경으로 확대해보면 양손을 깍지 끼었을 때 손가락이 맞물리는 것처럼 치밀하게 결합돼 있는데, 그 사이에 작은 문(게이트)들이 있다. 이 문들은 마치 공항 검색대처럼 유입된 음식물이 잘 분해되고 독소가 없으면 열려서 몸에 공급되게 하고, 유해 독소나 분해되지 않은 고분자 물질이 있으면 닫혀서 들어가지 못하게 한다. 유해 물질이나 소화되지 않은 물질이 몸 안으로 유입되지 않게 철저히 관리하는 것이다.

문이 열리고 닫히는 과정은 매우 엄격하고 정밀한 판단을 바탕으로

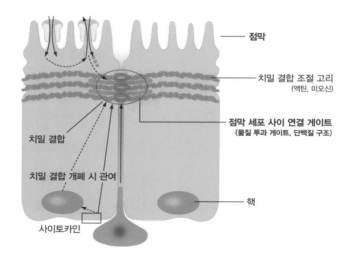

점막

치밀 결합 조절 고리
(액틴, 미오신)

점막 세포 사이 연결 게이트
(물질 투과 게이트, 단백질 구조)

치밀 결합

치밀 결합 개폐 시 관여

핵

사이토카인

이뤄진다. 1차 문 조절은 위장 신경계가 담당한다. 위장 점막에는 정보 전달 신경들이 있는데, 이들은 위장에 유입된 음식물이 다 분해됐는지, 독소는 없는지 파악해 위장의 내인신경계에 전달한다. 내인신경은 외인신경을 통해 이 정보를 뇌로 보내고, 뇌는 이를 분석한 후 문을 열지 말지 판단해 점막 문을 통제한다.

그런데 이 문의 개폐 시스템이 깨지면 문을 닫아야 하는 상황에서 열리는 문제가 발생해 유입되어선 안 되는 해로운 물질이 미들존으로 들어갈 수 있다. 이는 엄청난 사건이다. 미들존이 오염되면 위장의 모든 소화기관에 장애가 생길 뿐만 아니라 혈관과 림프관을 통해 오염물질이 온몸으로 퍼져 많은 질병을 일으키기 때문이다. 따라서 점막 문을 보호하는 것은 우리 몸의 건강을 위해 무척이나 중요하다. 그런데 우리는 점막 문의 소중함을 깨닫지 못하고 그릇된 식생활로 이를 열심히 파괴하고 있다.

위장의 점막 문을 손상시키는 원인들

위장의 점막 문을 손상시키는 원인은 생각보다 다양하다. 아래 설명하는 원인들은 위장을 손상시키고 암, 당뇨병, 중풍, 피부질환 같은 많은 병을 유발하는 원흉이다. 위장과 몸을 보호하는 1차 관문인 점막 문이 깨지는 원인을 살펴보자.

폭식, 과식, 급한 식사

폭식이나 과식, 급식, 야식 등은 위장 점막과 위장 근육에 직접적이고도 물리적인 부담을 주어서 분해되지 못한 음식 찌꺼기, 즉 미즙을 만든다. 미즙은 위장관 내 세균이 자라기 좋은 환경을 조성해 유해 미생물을 증식시키고 부패한 물질을 만드는 주요 원인이다. 특히 소화효소는 음식 표면에만 작용하기 때문에 급하게 먹느라 음식물이 큰 덩어리째 위장으로 내려오면 다 분해되지 못하고 미즙이 남게 된다. 그로 인해 생성된 독성 미즙과 병리적 세균들이 위장 점막의 문을 손상시켜 미들존이 오염되게 만드는 것이다.

간혹 식후 네 시간만 지나도 속이 비어서 내시경 검사를 해도 아무것도 안 나오는데 무슨 찌꺼기 타령이냐며 반박하는 사람들이 있는데,

음식이 발효 부패되면 육안으로 보이지 않는다는 것을 모르고 하는 말이다. 한 예로 순대를 먹고 체하면 하루 이틀 정도 지나도 트림할 때마다 순대 냄새가 올라온다. 이는 위장에 아직 소화되지 않고 부패 발효된 순대 미즙의 기운이 남아 있기 때문이다.

이처럼 폭식이나 과식, 급식, 야식은 위장병의 주범이다. 위장을 함부로 대하는 우리의 식생활 문화를 되짚어볼 필요가 있다.

병원성 미생물과 세균의 침투

위장관 안에는 엄청나게 많은 세균들이 살고 있다. 나쁜 세균도 있지만 좋은 세균도 많다. 좋은 세균은 몸에 해로운 병원균의 증식을 억제하고 병원균과 싸우는 항생 물질을 생산한다. 미세융모의 성장과 활동을 도와 위장 점막을 강화하고, 위장 근육에 필요한 성분도 만든다. 뿐만 아니라 독성물질을 제거하고 장내 면역 기능을 활성화하는 등 아주 중요한 역할을 한다.

반면 나쁜 세균은 위장 환경을 불결하게 만들어 점막을 손상시키고 해로운 독소를 만들어낸다. 유해균이 생기는 이유는 위장 내 위산 분비 저하, 제산제 장기 복용, 담즙 분비 저하, 췌장 효소 분비 저하, 과식, 폭식, 급식, 독성 음식으로 인한 담 독소, 과도한 당분 섭취에 의한 장운동 이상, 당뇨병으로 인한 자율신경 손상 등 아주 다양하다. 유해균은 담즙과 췌장에서 분비하는 단백질 분해 효소를 파괴해 지방과 단백질의 소화 흡수를 방해하고, 장 상피세포를 뚫고 질병을 유발해 설사, 발열, 복통을 일으킨다. 심하면 패혈증으로도 진행된다. 여름에 잘 생기는 대장균이나 각종 식중독균도 이러한 기전으로 장을 손상시키는 것이다.

스트레스

스트레스는 뇌하수체에 영향을 주고, 뇌하수체는 부신피질을 자극해 스트레스성 호르몬 같은 인자를 분비한다. 스트레스성 인자는 위장문을 깨트리고 점막에 있는 비만세포의 양을 늘림으로써 위산이 과도하게 분비되게 만들어 염증이나 속쓰림, 통증 같은 문제를 유발한다.

화학약품이나 독소가 함유된 물질의 지속적인 섭취

식품첨가제로 흔히 쓰이는 방부제, 살충제, 화학조미료, 표백제, 농약 등을 위장 점막이 방어할 수 없을 정도로 많이 또는 지속적으로 섭취하면 점막 문이 훼손된다. 소염진통제나 항생제, 면역 억제제, 경구 피임약 같은 약물을 장기 복용하면 위염이 잘 생기는 것도 화학약품으로 인해 점막 문이 손상됐기 때문이다.

과음, 흡연

알코올은 다른 어떤 음식보다 위장 점막을 잘 손상시키기 때문에 알코올 독소는 간장에 빠르게 유입된다. 그래서 술을 마시면 간장이 빠르게 나빠지는 것이다. 또한 과도한 알코올은 점막을 직접 자극해서 염증을 유발하고 설사나 복통을 일으킨다. 알코올은 이처럼 직접적인 자극으로 위장병을 만들기도 하지만 간장의 대사 기능과 해독 기능을 손상시켜 다량의 산화질소를 만듦으로써 위장병을 유발시키기도 한다.

담배가 만병의 근원인 이유는 타르 때문이다. 타르가 얼마나 독한지는 살충제로 활용하는 것만 봐도 충분히 짐작할 수 있다. 타르는 담배가 연소할 때 작은 입자 상태로 기관지와 폐로 들어가 점막의 섬모 상피세포와 허파꽈리(폐포)를 손상시킨다. 이는 폐암의 주요 원인이다. 뿐만 아니라 타르는 흡연 중 공기를 타고 위장으로 유입되거나 폐로 들어간 뒤 혈액을 통해 온몸으로 운반되는데, 상당량이 위장 점막으로 가서 호흡기 점막을 파괴하듯 위장 점막의 문을 손상시키고 점막의 재생을 방해한다.

비만세포의 과잉

비만세포는 살을 찌우는 세포가 아니다. 피부, 혈관, 위장 점막에 분포해 점액 물질 분비, 혈류 조절, 위장 운동과 면역 기능 활성화, 혈관 형성 등을 돕는다. 낮은 혈압을 올리고, 점막 세포의 투과성을 조절해 흡수가 잘 되게 하며, 면역 기능을 활발히 하고, 혈액 응고를 막는 등 매우 중요한 일을 담당하는 도우미 세포다.

그런데 비만세포가 너무 많으면 오히려 위장이 망가진다. 비만세포는 앞서 말한 유용한 기능을 수행하기 위해 히스타민이나 헤파린 같은 물질을 활용하는데, 비만세포가 많아지면 이런 물질도 덩달아 과잉 생성되어 면역 반응이 과민해지고 위장에 염증이 발생한다. 또한 점막 문을 손상시키고 미들존을 오염시켜 전신 질환을 유발한다. 비만세포가 증가하는 원인은 분노 같은 스트레스, 독성물질이나 자극적인 음식 섭취, 염증성 장 질환 등으로 알려져 있다.

헬리코박터균

위장 점막의 상피세포는 지속적으로 생성, 증식하고 사멸하면서 균형을 유지한다. 그런데 헬리코박터균에 감염되면 성장과 사멸 사이클이 지나치게 빨라져 전체적으로 점막이 약해지거나 노화가 촉진된다. 이렇게 점막 상태가 약하고 노화되면 만성 염증이나 궤양, 위암이 진행되기 좋은 환경이 된다.

활성산소

호흡을 통해 들어온 산소는 몸의 에너지 대사에 관여하는 필수 요소다. 그런데 에너지를 만드는 대사 과정이 불안정하거나 산소가 때맞춰 활용되지 않으면 잉여 산소가 발생한다. 이를 활성산소라고 부른다.

활성산소는 우리 몸을 산화시키는 해로운 작용을 한다. 산화란 쉽게 말해 쇠가 녹스는 현상이다. 쇠가 녹슬듯 활성산소는 세포 문, 세포막과 내용물, DNA(유전자)를 산화시켜 정상 기능을 변형시킨다. 그 결과, 단백질 합성이 잘 안 되고 유전자 돌연변이가 일어나 암을 비롯한 각종 질병이 유발된다.

활성산소는 환경오염과 화학물질, 혈액순환 장애, 스트레스, 염증성 장 질환, 비스테로이드성 진통제, 알코올 등에 의해 잘 발생한다. 발생 기전은 자동차와 비슷하다. 자동차는 휘발유를 산소로 연소시켜 움직이는데, 휘발유의 품질이 좋지 않으면 불완전연소되어 불완전 산소가 다량 발생한다. 우리 몸에서도 비슷한 기전이 진행된다. 인간은 섭취한 다양한 영양물질을 세포에 저장했다가 산화시키면서 에너지를 만들어 활동한다. 불량 휘발유처럼 세포에 저장된 유기화합물(포도당, 아미노산, 콜레스테롤 등)이 불량하면 산소 요구량이 많아지면서 완전대사되지 않아 다량의 활성산소가 만들어진다.

불량한 유기화합물은 바로 담 독소로, 오염되고 변성된 영양물질이라고 할 수 있다. 이러한 영양물질로 구성된 혈액을 받은 세포들은 산소를 많이 필요로 한다. 물이 썩으면 생화학적 산소 요구량(BOD, Biochemical Oxygen Demand)이 많아지는 것과 같은 이치다.

위장 내 혈액 공급 장애

위장은 심장으로부터 혈액을 공급받아 활동하기 때문에 심장의 상태는 위장의 기능과 직결된다. 지나치게 신경을 쓰거나 긴장하면 배가 아프면서 설사를 하거나 소화가 안 되는 것은 스트레스로 심장에 부하가 걸리고 교감신경이 항진되면서 위장에 따뜻한 혈액이 공급되지 않기 때문이다. 심장 기능이 약한 사람은 스트레스를 잘 받아 이런 현상이 자주 발생하는데, 위장이 혈액을 공급받지 못하면 위장 내 산소 결핍, 점막 문 손상, 점막 재생 기능 저하로 만성 위장병이 진행된다. 원인이 밝혀지지 않은 위축성 위염도 스트레스와 심장의 관계에서 비롯되는 것으로 볼 수 있다.

선천적으로 위장이 약하거나 위장무력증이 있는 경우

선천적으로 위장 기능이 약하거나 위장무력증이 있는 사람이 많다. 위장이 약하다는 것은 위장의 면역 기능, 위산 분비, 위장 근육의 운동성, 혈액 공급, 점막 물질 생성과 분비 등이 저하된 것을 모두 가리킨다. 면역 기능이 떨어지고 위산이 잘 분비되지 않으면 독소가 미량 함유된 음식을 섭취해도 염증이나 소화 장애가 쉽게 발생한다. 위장 근육이 무력하면 음식을 아래로 내려보내지 못해 체하는 증상, 명치끝 답답함, 역류와 복부팽만, 배변 장애 등이 나타난다. 혈액 공급이 원활하지 않으면 스트레스를 조금만 받아도 위장에 혈액이 모자라 소화 장애가 빈번하게 발생한다. 점막의 점액 물질이 감소하면 위산이나 자극성 인자, 각종 독소 등에 의해 점막이 잘 헐고 궤양 병변이 잘 생겨 큰 위장병으로 이어진다.

전신 대사성 질환 같은 다른 질병

당뇨병 같은 대사 질환이나 심장 질환은 위장에 영향을 준다. 예를 들어, 고혈당과 심장병이 오래되면 미세한 혈관과 신경이 손상된다. 미세한 혈관이 손상되면 위장으로 혈액이 잘 공급되지 않아 점액 물질 생산이 저하돼 소화 운동과 위 점막 손상이 진행된다. 신경이 손상되면 신경의 경보 기능이 떨어져 많은 독소가 미들존으로 들어간다.

위장 내 정보 전달 담당자인 사이토카인의 병리적 변성

좋은 면역은 외부에서 유입되는 세균이나 독소와 무조건 싸우는 것이 아니다. 항상 전쟁을 치르듯 면역이 이뤄진다면 우리 몸은 끊임없이 염증에 시달릴 것이다. 좋은 면역은 몸을 상하게 하지 않으면서 외부의 나쁜 인자를 해결하는 것이다. 이를 위해 면역세포들은 긴밀한 상호작용을 통해 고도의 면역 형태를 선택해 나간다.

균이나 유해 독소에 대해 최선의 면역 방식을 세우려면 면역세포 사이에 정확한 정보 전달이 이루어져야 한다. 세포 사이의 정보 교류를 원활히 해 면역 방식을 결정하는 데 관여하는 연락책은 사이토카인이다. 사이토카인은 군대의 연락병처럼 정확한 정보를 전달해 최고의 전선을 만드는 데 기여하는 요소다. 그런데 사이토카인이 병리적으로 변질되면 그릇된 정보를 전달해 비정상적인 면역 반응을 일으키고, 그로 인해 많은 위장 질환과 자가면역질환이 유발된다. 사이토카인이 병리적으로 변질되는 원인은 담 독소와 활성산소 등이 있다.

미들존이 망가지는
새로운 위장병, 담적증후군

새롭게 발견한 위장병은 위염이나 위궤양 같은 점막 병과 달라서 알맞은 병명이 필요했다. 고민 끝에 '담적증후군'이라는 이름을 붙였다. '담적'은 음식 노폐물의 독소를 의미하는 '담(痰)'과 쌓인다는 의미의 '적(積)'을 합친 말이다. 흔히 뒷목과 어깨가 굳으면서 통증이 느껴질 때 '담 결린다'라고 표현하는데, 여기에서 말하는 담이 바로 담적증후군의 담이다.

담은 제대로 소화, 흡수되지 않고 배설도 되지 않은 음식 잔여물이 부패한 것이다. 가래같이 탁하고 걸쭉해서 '가래 담(痰)' 자를 쓴다. 플라크를 생각하면 쉽게 이해할 수 있을 것이다. 잇몸과 치아 사이에 낀 음식 노폐물에 세균이 번식해 만들어진 플라크는 담과 매우 비슷하다. 끈적끈적한 플라크에 혈중의 칼슘, 인 등 무기질이 붙어 염증과 치석

담적의 원인	점막 문의 손상	담적증후군의 발생
• 급한 식사, 과식, 폭식, 야식, 독성물질, 오염 음식 • 화학약품 • 과음, 흡연	• 담 독소로 인한 점막 문 손상 • 유해 물질의 미틀존 침투	• 미틀존이 담 독소로 손상되고 굳어져 각종 소화 장애 발생

이 만들어지는 것처럼 여러 물질이 담에 의해 돌같이 굳는 게 바로 담적증후군이다.

사실 담적은 새로운 용어가 아니다. 한의학 고서에서 근거를 찾아볼 수 있다. 위와 장 외벽에 발생하는 병이라는 것은 알지 못했지만, 《동의보감(東醫寶鑑)》에 담으로 인한 적병(積病, 현대 의학의 근종이나 종양 질환을 의미한다)이 언급돼 있고, 중국 청나라 때의 《의편(醫編)》과 명나라 때의 《증인맥치(症因脈治)》에도 담적이 설명되어 있다. 위장 점막 문이 깨지면서 다양한 전신 질환을 유발한다는 이론은 또 있다. 장누수증후군이 바로 그것으로, 1984년 연구가 시작됐고 담적증후군을 발견한 후 2000년대 초반 국내 의학자들에 의해 소개됐다.

장누수증후군은 장 점막의 치밀 결합이 손상되어 흡수되면 안 되는 세균, 진균, 기생충, 소화되지 않은 거대 단백 분자, 내독소 등이 손상된 문으로 흡수되어 면역 체계가 혼란스러워지는 것은 물론 많은 질환이 발생한다는 이론이다. 점막 문이 깨지면서 유해 물질이 외벽을 투과한다는 점에서 담적 이론과 유사하지만 몇 가지 차이점이 있다. 장누수증후군은 주로 위가 아닌 장에서 일어나는 문제를 다루고 담적증후군은 식도, 위, 소장, 대장 등 모든 소화기계의 문제를 다룬다. 또한 장누수증후군은 장의 미들존에서 발생하는 문제는 파악하지 못하고 전신 문제 위주로 접근하는데, 담적증후군은 전신 문제뿐만 아니라 위와 장의 미들존 손상으로 인한 위와 장 자체의 질병까지 상세히 다룬다.

간혹 담적을 식적(食積)과 혼동하는 경우가 있다. 식적은 말 그대로 음식을 먹다가 체한 급성병으로 위의 입구인 분문에서 발생한다. 한의학에서는 음식을 많이 먹거나 급히 먹어 체한 상태를 식적이라 하고, 간단한 침이나 약물로 쉽게 치료된다고 한다. 그런데 식적이 오래되면 세균이 번식하면서 누런 가래 같은 걸쭉한 오염물질이 생긴다. 이를 '담음(痰飮)' 또는 '담(痰)'이라고 한다. 담음이 위장 조직과 엉기면 플라크가 잇몸 조직에 엉기면서 치석이 만들어지는 것처럼 단단한 조직이 형성된다. 이것이 바로 담적이다. 담적은 식적에 비해 훨씬 진행된 만성병이며, 위장뿐만 아니라 온몸에 걸쳐 이상 증상을 일으킨다. 담적이 더 악화되면 결국 암으로 진행될 수도 있다.

손상된 미들존,
위장의 상태는?

　담 독소가 미들존에 축적되면 미들존에 있는 많은 기관이 손상되면서 각종 위장 질환이 생겨난다. 미들존이 손상되는 것은 주로 담 독소 때문이지만, 이웃 장기인 심장, 신장, 간장에 원인이 있는 경우도 있다. 다음은 미들존에 발생하는 대표적인 병리 상태다.

위장 면역계와 신경계의 손상

위장 면역계의 손상
　위장 면역 시스템은 아주 방대하다. 방대할 뿐만 아니라 지혜롭다. 그래서 위장 전문가들은 위장을 제2의 뇌라고 부른다. 하지만 이런 면역계도 병들 수 있다. 병들게 하는 원인은 다양하다. 위장으로 유입되는 각종 세균이나 독성물질, 과음, 과로로 인한 체력 저하, 그릇된 식습관으로 인한 담 독소 등을 들 수 있다. 그중 무엇보다 중요한 원인은 그릇된 식습관으로 인한 담 독소로, 빨리 먹는 식습관이 가장 나쁘다. 면역계의 과잉 반응이나 무딘 반응, 혼란스러운 반응 등 병드는 형태도 다양하다.

과잉 반응은 흔히 알레르기라고 한다. 작은 이상도 그냥 넘어가는 법 없이 전쟁이 일어나 복통, 오심, 설사, 체함 등의 증상이 나타난다. 대체로 찬 음식, 채소, 우유나 치즈, 밀가루, 고기, 지방식에 민감한 반응을 보이는 경우가 많다.

면역 반응이 과민하게 일어나는 이유는 면역 패턴을 면역 시스템 혼자 결정하는 것이 아니라 위장에 분포한 신경계와 함께 결정하기 때문이다. 더 정확히 말하면, 신경계가 면역계를 조절해 면역 활동을 이끈다. 신경계는 독소나 유해 물질이 들어오면 이를 감지해 구토나 설사로 내보내는 면역 반응을 일으킨다. 이는 위장을 보호하는 건강한 반응이다. 하지만 때로는 불필요하게 예민해져 염증과 통증을 일으키기도 한다.

신경이 예민해지는 것은 신경세포가 약해지거나 신경세포를 윤택하게 하는 진액이 부족하기 때문이다. 신경세포가 약한 것은 신경세포를 조절하는 심장이 약하기 때문이고 진액이 줄어든 것은 과로, 영양 부족, 울화로 인해 진액이 손상됐기 때문이다. 심장이 약하면 위장에 따뜻한 혈액을 보내지 못해 차가운 음식에 민감해지고, 성격도 예민하고 까다로워져 작은 스트레스에도 소화 장애가 발생한다. 이런 경우, 심장을 튼튼하게 만드는 한방 치료를 하면 성격도 좋아지고 음식에 대한 예민한 반응도 개선할 수 있다. 또한 신경세포에 진액을 공급하는 한약을 처방하면 면역계가 부드럽고 강하게 반응하도록 도울 수 있다.

면역계가 무딘 반응을 나타내기도 한다. 이런 반응이 나타나는 것은 면역 기능 자체가 약해졌기 때문이기도 하지만, 과잉 반응과 마찬가지로 면역 반응을 이끄는 신경계가 무뎌졌기 때문이기도 하다. 그렇다면 왜 신경이 무뎌지는 것일까? 크게 몇 가지 경우로 나눠볼 수 있다.

똑같은 음식만 고집해서 먹는 사람이 있다. 계속 같은 음식만 먹으면 신경이 그 음식 정보로 코드화되어 그 음식만 편애하는 신경 반응이 나타난다. 아이들이 인스턴트식품이나 패스트푸드를 고집하는 것도 같은 맥락에서 이해할 수 있다. 알코올중독도 마찬가지다. 술을 마시면 위와 장에 있는 알코올 감지 신경전달물질이 마신 알코올의 양을 뇌에 보고하고, 뇌는 혈중 알코올 농도와 간장의 분해 능력을 고려해 지나치다고 판단되면 구역질 같은 증상을 일으켜 더 이상 술을 마시지 못하게 한다. 그런데 반복적으로 많은 술을 마시면 신경전달물질이 술로 변성되면서 코드화된다. 코드화되면 뇌에 정확한 정보를 보내지 않고 오히려 술을 공급받기 위해 거짓 정보를 보낸다. 결국 술을 안 마시면 못 견디게 만들어 알코올중독이 되는 것이다.

자가면역반응도 있다. 면역 반응은 외부에서 들어오는 균에 대응하는 것인데, 외부가 아닌 내부 인자와 전쟁을 벌인다고 해서 자가면역이라고 한다. 왜 자기 내부와 면역 싸움을 벌이는 걸까? 바로 담 독소 때문이다. 위장에 담 독소가 많으면 환경이 불결해지고 더러운 환경에서 잘 자라는 유해균이 증식한다. 담 독소는 또한 감지신경세포를 무디게 만든다. 그러면 유해균이 외부에서 들어와 몸을 해치는 것으로 잘못 인식해 면역 반응을 일으킨다. 그 결과 과민성 대장염, 궤양성 대장염, 크론병이 생기고 구강, 코, 피부, 관절 등 여기저기서 염증성 궤양이 진행되는 것이다.

위장 신경계의 손상

위장 신경계는 위장 면역계도 조절하지만 뇌와 협력해 온몸에 공급되는 에너지와 수분이 넘치거나 부족하지 않도록 알맞게 조절하기도 한다. 음식을 지나치게 먹었을 때는 체하게 하거나 더부룩하게 만들어 먹지 못하게 하고, 음식과 수분이 부족할 때는 공복감과 구갈증(口渴症)을 유발해 보충하게 하는 것이다. 그런데 다양한 원인에 의해 신경 시스템이 과민해지거나 반대로 무뎌지는 병적 반응이 나타날 수 있다.

신경계가 과민해지면 약간의 스트레스나 일반적인 음식에도 민감하게 반응해 배가 살살 아프거나 심한 경련성 통증, 설사, 구토 등 소화 장애가 빈번하게 발생한다. 반대로 신경계가 무뎌지거나 마비되면 위장의 경보 기능에 이상이 생겨 뇌에 잘못된 정보를 제공하고 결국 몸의 보호 메커니즘이 손상된다. 이런 경우, 과식이나 폭식을 하고 유해한 음식을 마구 먹는데도 이의 문제성을 인식하지 못하고 뇌에 잘못된 정보를 보내 통증을 일으키지 않게 막거나 오히려 소화가 잘된다고 느끼게 한다. 그 결과, 충분한 포만감을 느껴도 자꾸 먹고 싶거나 잠자기 전에 먹지 않으면 견디기 어렵게 만드는 등 비정상적인 충동을 일으킨다. 내장 신경의 경보 기능이 제대로 작동하지 않기 때문에 이런 현상이 나타나는 것이다. 결코 위장 상태가 좋아서 이런 현상이 나타나는 게 아니다. 이런 상태가 계속되면 미들존에 각종 음식의 독소가 쌓이고 그것이 온몸으로 퍼져 결국 위암이나 대장암, 중풍, 당뇨병, 동맥경화, 심장병, 지방간, 피부 질환, 통풍, 관절 질환, 두통, 어지럼증, 구취, 건망증, 치매 같은 큰 병으로 진행된다.

심한 여드름과 두통, 어지럼증, 전신 피로, 우울증 등으로 일상생활을 유지하기 어려워 회사를 그만뒀다는 28세 여성 환자가 있었다. 그녀는 내과, 피부과, 정신과 등에서 각종 검사를 받았는데, 모두 이상이 없다는 결과가 나왔고 당연히 치료도 되지 않았다. 나중엔 한방병원에서 보약을 처방받아 먹었는데 증상이 더욱 심해졌다고 했다. 이 병원 저 병원 다니다가 본원에 내원한 이 환자는 심한 담적증후군으로 진단받고 약물 치료와 함께 온몸에 퍼진 담 독소를 제거하는 치료를 받았다. 15일 후 진료실을 다시 찾은 그녀는 여드름이 완화되고 두통과 어지럼증도 좋아졌다고 했다. 하지만 없던 소화불량이 새로 생겼다며 불만을 토로했다. 예전에는 스트레스를 받으면 폭식하고 자기 전에 라면을 5개 먹어도 다음 날 끄떡없을 정도로 본래 소화불량을 모르고 살았다고 했다. 그런데 담적 치료를 받고 나서부터 밥을 조금만 먹어도 소화가 되지 않으니 어떻게 된 거냐며 불만을 제기한 것이다.

필자는 도리어 기뻤다. 이제 위장이 정상적인 신경 반응을 하기 시작한 것이라며 몸이 점점 더 좋아질 테니 걱정하지 말라고 이야기해주었다. 그리고 소화가 되지 않는 것은 위장이 그만 먹으라고 보내는 신호이니, 그런 상황에서는 꼭 먹는 양을 조절하라고 당부했다. 치료를 받은 후 이 환자가 호소한 소화 장애는 몸을 보호하기 위한 위장의 올바른 신경 반응이었다. 담적 치료가 환자의 변성되고 왜곡된 위장 신경을 원래대로 교정한 데 따른 반응이었던 것이다.

또 다른 환자가 있다. 90kg에 가까운 건장한 체구의 50대 남성이었다. EAV 검사 결과, 담적이 뇌에 쌓여 있는 것으로 나타났다. 환자에게 "위장 때문에 중풍이 올 수 있으니 소식하고 꼭꼭 씹어드세요"라고 말하자 환자는 "오진 아니에요?"라며 자신은 위장이 너무 좋아 돌도 소화시킬 정도로, 아무리 많이 먹어도 소화가 안 된 적이 한 번도 없다고 항변했다. 결국 그 환자는 치료를 거부하고 돌아갔다. 다음 해 그는 결국 중풍에 걸려 갖은 고생을 하다가 사망하고 말았다. 이처럼 마구 먹어도 소화가 잘되고 체력도 좋아 건강을 자신하는 사람들이 갑자기 중풍이나 심근경색 같은 큰 병에 걸리는 일을 주위에서 흔히 볼 수 있다.

신경계의 변성으로 야기되는 현상 중 먹어도 먹어도 허전해서 습관적으로 과식하는 경우가 있다. 충분히 먹었는데도 왠지 허전해서 끊임없이 먹거나, 야식을 먹지 않으면 잠을 이루지 못한다. 그 원인으로는 3가지 정도를 생각해볼 수 있다.

첫째, 만복중추의 오작동이다. 시상하부에는 만복중추가 있어서 음식을 섭취하면 혈중 포도당량이 높아지는 것을 감지해 일정량 이상 되면 배부른 느낌이 들게 한다. 그런데 만복중추가 오작동하면 혈당 수치가 높은데도 계속 음식을 먹게 만든다. 오작동이 나타나는 유력한 원인은 만복중추 자체의 손상보다는 유입된 음식의 상태를 알려주는 신경전달물질의 변성이 꼽힌다. 반복적인 과식과 폭식, 야식으로 인해 담 독소가 쌓이면 신경전달물질이 담 독소로 코드화되어 배가 불러도 밥을 더 달라고 시상하부에 왜곡된 정보를 보낸다. 그러면 배가 불러도 허전하게 느껴지고, 밤에 음식을 먹지 않으면 못 견디는 야식증후군이 나타난다.

둘째, 인슐린의 과잉 분비다. 시상하부에 있는 섭식중추는 인슐린 분비를 자극해서 배고픈 느낌이 들게 해 음식을 먹게 만든다. 비만한 사람의 경우, 대체로 체격을 유지하기 위해 인슐린 과잉 분비가 일어나고, 증가한 인슐린은 섭식중추를 자극해 과식을 유도하는 악순환이 이뤄진다.

셋째, 세로토닌의 분비 감소다. 음식을 먹으면 세로토닌이 증가해서 포만감을 느껴 먹는 것을 멈추게 된다. 그런데 세로토닌이 부족하면 계속 배가 고프고, 달고 기름진 음식을 먹고 싶은 욕구가 강해져 과식하게 된다. 세로토닌 분비가 감소하는 원인은 풀리지 않는 스트레스나 울분, 욕구불만, 우울 같은 심리 상태 등이 언급된다.

위장 신경 호르몬의 손상

위장의 신경 호르몬 분비 세포들은 맛을 감지하는 혀의 미뢰처럼 위장으로 들어온 물질들을 감별해 점막의 감각 신경에 보내 유해 물질에 대처하게 한다. 술, 진통제, 자극적인 음식, 역류한 담즙, 과잉 분비된 위산과 펩신은 위장 조직을 심각하게 손상시킬 수 있으므로 신경 호르몬은 이런 상황을 뇌에 급히 알려 혈류 증가를 비롯한 여러 방어 체계를 가동시켜 위장을 보호한다.

그런데 담 독소나 각종 유해균 때문에 신경 호르몬과 감각 신경이 병들면 이런 기능을 하지 못한다. 신경 호르몬과 감각 신경은 병들면 유해 물질이 없어도 계속 예민하게 작동한다. 위장으로 들어오는 물질이 조금만 이상해도 과민하게 감지하고 이를 뇌에 전달해 배가 살살 아픈 증상이나 경련, 속쓰림, 설사, 구토 등을 일으키는 것이다. 평소 가벼운 스트레스나 웬만한 음식에도 위장이 불편한 증상을 자주 겪는다면 신경 호르몬과 감각 신경계의 민감한 변화 때문일 수 있다.

위장 근육의 손상

음식을 내려보내고 혼합시키는 물리적 소화는 위장의 평활근이 담당한다. 한마디로 평활근이 강해야 소화와 배설이 잘된다. 평활근이 약하거나 굳어지면 운동 장애가 나타나 잘 체하고 명치끝이 답답하며 복부팽만, 역류, 트림, 배변 장애 등이 나타난다.

신경조직학자 산티아고 라몬 이 카할은 위장 운동의 중요한 운동 비밀을 알아냈다. 바로 평활근이 스스로 운동하는 게 아니라 운동하도록 이끄는 세포가 있다는 것이다. 바로 카할간질세포(ICC, interstitial cell of Cajal)인데, 보통 발견자의 이름을 따서 카할세포라고 부른다. 카할세포는 자동차의 배터리같이 페이스메이커 역할을 해서 평활근을 움직인다. 따라서 카할세포가 감소하거나 비활성화되면 소화가 안 된다. 실제로 변비 환자와 후천성 거대 결장 환자, 위장관기질종양(GISTs, gastrointestinal stromal tumors) 환자 모두에게서 카할세포가 현저히 감소한 현상이 확인됐다. 이는 카할세포 감소가 평활근의 운동력 저하, 조직의 경화나 증식과 깊은 관련이 있음을 보여준다.

그런데 카할은 자신이 발견한 세포가 왜 감소하고, 감소하면 왜 조직이 굳어지고 증식하는지 설명하지 못했다. 카할세포가 감소하는 원인은 밝혀지지 않았지만, 위장의 운동 장애가 뚜렷한 환자가 담적 치료를 받은 뒤 소화 운동이 회복되는 현상을 무수히 관찰하면서 카할세포 감소와 평활근의 굳어짐이 담적 독소로 인해 유발된 것임을 확신할 수 있었다. 담 독소로 위장이 굳어지면서 운동 장애가 발생한다는 필자의 주장이 카할에 의해 증명된 셈이다.

카할세포는 위장에만 있는 것이 아니다. 전립선, 유방, 방광에서도

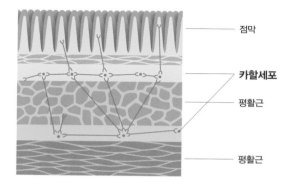

카할세포의 활동 영역

점막

카할세포

평활근

평활근

발견된다. 전립선 비대, 유방의 선 조직 증식, 방광의 수축력 저하, 자궁 질환에서 공통적으로 카할세포의 감소 현상이 두드러지게 나타나는 것을 확인했다. 이런 질환들도 담 독소 축적과 관련돼 있는 것이다. 췌장 외분비선과 간 문맥, 복강 동맥에도 카할세포가 존재하는 것이 밝혀졌다. 당뇨병과 간경변, 동맥경화, 췌장 질환도 카할세포 감소와 관련 있고, 이 역시 담 독소로 인해 유발된다는 추측이 가능하다. 실제로 더부룩함, 체함, 역류, 잦은 트림 같은 위장 장애 환자뿐만 아니라 간경변, 당뇨병, 자궁 근종, 전립선 증후군, 잦은 방광 질환, 전신 담 결림으로 고생하는 환자들에게 담적 치료를 했더니 담적 상태가 완화되면서 당뇨병, 간경변, 방광 질환, 혈압, 생리통 같은 문제가 개선되는 것을 볼 수 있었다. 이러한 임상 결과는 담적 독소와 카할세포 사이에 상당한 연관성이 있음을 보여준다.

위장 혈관의 막힘과 혈액순환 장애

혈액순환은 위장의 모든 생리 기능에 필수적인 요소다. 혈액순환이 잘 돼서 모든 세포에 영양 혈액이 잘 공급되어야 제 기능을 원활하게 수행할 수 있다. 위장에 병이 나도 혈액순환이 잘 되면 증상이 금세 개선된다. 반대로 혈액 공급량 자체가 적은 경우, 혈액이 탁하고 끈적한 경우, 나쁜 피로 혈관이 좁아진 경우 혈액순환에 장애가 생긴다. 이 3가지 경우를 한의학에서는 허혈(虛血), 담저(痰沮, 노폐물이 끼어 있는 상태), 어혈(瘀血, 눈에 보이지 않는 미세한 혈전)이라고 부른다.

허혈은 심장 기능이 약해서 혈액 공급이 원활하지 않아 혈액이 부족한 상태를 말한다. 이런 상태에선 위장의 점막세포가 쉽게 깨져 미들존이 손상되고, 혈액을 받지 못한 위장세포들이 괴사하거나 기능을 하지 못해 각종 소화 장애가 발생한다. 위 점막이 위축되고 얇아지는 위축성 위염 또한 이런 원인으로 일어난다. 또한 따뜻한 피를 받지 못해 스트레스나 냉한 기운에 민감해진다. 이는 위장보다 심장을 강화하는 치료로 증상을 개선할 수 있다.

혈액이 탁하거나 끈적해서 생기는 위장관의 순환 장애는 대부분 담 독소가 원인이다. 혈관에 끈적한 담 독소가 끼면 혈행을 막고 혈관 벽이 굳어지거나 좁아져 혈행 장애가 나타난다.

어혈은 혈전과 비슷한 개념이다. 피딱지라고도 말하는데, 심장 이상이 주된 원인이다. 심장 이상으로 박동에 장애가 오면 핏덩이가 생긴다. 이것이 위장으로 가면 위장 혈관을 막을 수 있다. 한의학은 어혈 치료법이 잘 발달해 오래 묵은 혈전도 쉽게 제거할 수 있다.

각종 효소와 위산 분비의 이상, 유해균 증식, 그리고 활성산소 발생

음식물을 분해하는 각종 효소와 위산은 그 근원을 살펴보면 미들 존에서 분비된다는 것을 알 수 있다. 담적증후군에 걸리면 이런 활동에 전반적으로 장애가 나타난다. 또한 담 독소가 병리적 미생물이 쉽게 자라는 불결한 환경을 만들어 유해균이 증가하기 쉽다.

담 독소로 오염되고 변성된 영양물질, 곧 담이 섞인 혈액을 받은 세포들은 산소를 많이 필요로 한다. 물이 썩으면 BOD가 높아지는 것과 비슷한 이치다. 다시 말해, 세포에 저장된 유기화합물이 불량하면 완전대사가 이뤄지지 않아 불완전연소하면서 활성산소가 다량 만들어진다.

위장 진액의 손상

수많은 음식의 독성과 자극, 강한 위산에 잘 견디기 위해 위장에서는 끈끈한 점액 물질이 분비된다. 이를 뮤신이라고 하는데, 위장에 혈액 공급이 잘 되지 않거나 미들존이 손상되면 점액 물질의 생산과 분비가 원활히 이뤄지지 않는다. 선천적으로 신장이 약하거나 과로 등으로 신장의 진액이 부족해지면 점액이 감소해 위축성 위염과 궤양 등 만성 위장병이 생길 수 있다.

진액이 부족하면 대개 몸이 수척해지고, 아무리 많이 먹어도 살이 찌지 않는다. 공복이나 수면 중 속쓰림과 통증도 잘 발생한다. 특히 진액이 없어 위장 증상에 시달리는 사람은 양약이든 한약이든 잘 흡수되지 않고 오히려 부작용이 생기는 경우가 많다. 미들존의 손상을 개선하고 신장의 진액 생산 기능을 활성화해 위장에 진액을 공급하면 점막 보호는 물론 위장을 강화하고 살이 찌는 효과도 기대할 수 있다.

많은 위장병의 근본적인 이유와
치료 방안

내시경으로 관찰되는 위장병

내시경으로 관찰되는 위장병의 병태로 염증, 궤양, 이형성, 선종, 암 등이 있다. 그중 흔히 발생하는 위장병 몇 가지를 간단히 소개한다.

염증

우리 몸의 모든 조직세포에는 염증이 생길 수 있다. 내시경으로 위장에서 붉은 충혈 조직이나 염증세포가 발견되는 것을 위장염이라고 한다. 염증은 위장 점막을 자극하는 직접적인 요인이나 스트레스, 당뇨병 같은 간접적인 요인에 의해 발생한다. 직접적인 요인은 맵거나 자극적인 음식, 과식이나 폭식, 급식 같은 잘못된 식습관, 술, 담배, 진

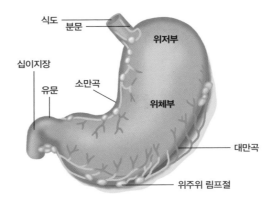

식도　분문　위저부
십이지장
유문　소만곡　위체부
대만곡
위주위 림프절

통소염제 같은 화학적 자극 물질, 독성물질, 헬리코박터 같은 세균 등을 들 수 있다.

위장에 염증이 발생했다는 것은 어떤 의미에서 생리적인 반응으로 볼 수도 있다. 몸이 스스로 감당하기 어려울 상태가 되자 염증으로 소화기 증상을 일으켜 조심하지 않으면 위장이 크게 손상될 수도 있다는 경고를 하는 것이다. 따라서 염증 증상이 나타나면 빨리 감지해 조기에 해결해야 한다.

표재성 위염

표재성 위염은 만성 위염의 초기 단계로, 표재성 위염에서 위축성 위염, 장상피화생, 이형성 순으로 병이 진행된다. 우리나라에서 가장 흔한 위염으로, 위 전정부의 대만곡이나 위체부의 소만곡에서 직선상의 발적, 부종, 염증세포 침윤 등이 관찰된다. 자극, 과식, 스트레스, 술과 담배, 화학적 독성물질 등 다양한 원인으로 쉽게 발병해 살아가면서 피할 수 없는 병처럼 느껴질 정도다.

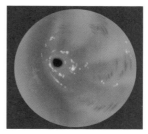
표재성 위염의 내시경적 특징

표재성 위염이 낫지 않고 지속적으로 반복되면 만성으로 진행된다. 만성 표재성 위염은 위장병 중 가장 높은 발생률(51.7~85.45%)을 보인다. 나이에 비례해 발병률이 높아지며 여성에게 보다 많이 발생하는 경향이 있다. 상복부 통증과 막히는 느낌, 가슴 답답함과 오심, 구토가 나타날 수 있고, 소화성 궤양과 비슷한 증상을 보이기도 한다.

표재성 위염을 치료할 때 서양의학에서는 주로 위산 분비 억제제를 쓰는데, 치료 효과는 빠른 편이다. 단, 헬리코박터균이 없는 경우, 재발이 잦아 근본적인 치료가 됐다고 보기 어렵다. 헬리코박터균에 감염된 경우 제균 치료가 효과적인데, 치료 기간이 늘어날수록 비만, 천식, 면역학적 이상 같은 부작용이 나타나 치료 과정이 힘든 단점이 있다. 게다가 위산 분비 억제제를 장기 사용하면 위산 저하, 종양, 상피세포의 비정상적 증식 같은 문제를 유발한다는 보고가 있다.

한의학에서는 표재성 위염 또는 급성 위염을 흔히 체했다고 표현하며, 초기 위장병으로 분류한다. 치료는 산을 억제하거나 염증을 없애는 방식이 아니라 체해서 생긴 소화되지 않은 음식의 노폐물(식적)을 제거하는 방식으로 이뤄진다. 단기적으로 생긴 식적을 치료하는 것은 비교적 쉽다. 실제로 하루나 이틀 정도 죽 같은 유동식을 섭취하도록 하면서 침요법을 실시한다. 심한 경우 식적을 없애는 한약을 처방한다.

미란성 위염

미란성 위염은 점막 표피층보다 깊은 곳에서 발생한다. 내시경으로 보면 하얀 함몰 부위를 붉은 조직이 둘러싼, 문어 빨판 같은 모습이 단독 또는 다발성으로 위 주름을 따라 선상으로 관찰된다. 국내의 한 연구 결과, 내시경 검사를 받은 2만

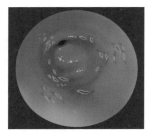
미란성 위염의 내시경적 특징

5536명 중 2만 1943명(85.9%)이 위염으로 나타났는데 표재성 위염이 31.3%로 가장 많았고, 미란성 위염은 23.7%였다. 미란성 위염은 남성에게 많이 나타나고, 60세 이상에서 가장 높은 발생률을 보이며, 나이가 들수록 빈도가 증가한다.

만성 미란성 위염은 대개 복통, 오심, 구토, 식욕 부진, 체중 감소 등의 증상을 보인다. 심한 경우, 위장관 출혈로 인한 빈혈을 호소하기도 한다. 증상이 없는 경우도 많다.

미란성 위염을 치료하는 데 있어 서양의학에서는 위산 분비 억제제를 가장 많이 사용한다. 물론 증상이 개선되는 효과는 있지만, 장기간 사용하면 약 부작용이 발생할 수도 있다. 특히 위산 분비 저하로 살균

작용 같은 위산의 중요한 생리 기능에 장애가 생길 수 있으며, 그로 인해 위장관 감염이 증가할 수 있다. 장기 또는 반복적인 투여를 경계해야 하는 이유다.

한의학에서는 미란성 위염을 표재성 위염이나 급성 위염이 제때 치료되지 않고 만성화된 것으로 본다. 평소 위 기능이 약하거나 면역과 혈액순환 기능이 저하되면 자가 회복 능력이 떨어져 만성으로 이행되기 쉽다. 주목해야 할 부분은 이 모든 진행 과정의 배경에 담적증후군이 있다는 것이다. 부패한 물질인 담적이 위장관 내 유해균을 증식시켜 자꾸 염증을 만들어서 미란성 위염으로 진행되는 것이다. 이런 경우에는 위산 분비 억제제가 오히려 독이 된다. 위의 면역과 혈액순환 기능을 강화해 스스로 이겨 나가게 하고, 동시에 담적을 없애는 치료를 병행해야 한다.

위축성 위염

위축성 위염은 내시경으로 보면 위 점막이 얇아지고 위축되면서 빈혈처럼 창백해지는 병변을 관찰할 수 있다. 점막이나 점막 아래 혈관이 노출되거나, 간혹 위 전정부에서 점막 아래 작은 결절들이 닭살처럼 균일하게 나타나기도 한다.

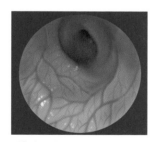

위축성 위염의 내시경적 특징

위 점막이 위축되면 자극적인 음식과 스트레스에 민감해지고 쉽게 손상되어 반복적이고 만성적인 위 병변으로 악화될 수 있다. 다양한 연구를 통해 위축성 병변과 위암 사이의 연관성이 밝혀졌는데, 암으로 진행될 때 점막의 위축성 변화를 가장 중요한 첫 번째 병리 현상으로 보고 있다. 위축성 위염이 위암 발생의 결정적 선행 요인이라는 것이다.

하지만 의학적으로 볼 때 왜 위축성 병변이 생기는지는 헬리코박터균 외에 정확한 이유를 찾아내지 못한 상태다. 특별한 치료 방법도 없어서 정기적인 내시경 검사로 경과를 관찰하는 정도에 머물고 있다.

국내 상병 분류 통계를 살펴보면, 상세불명의 만성 위염으로 진단받은 환자는 줄고 있으나, 만성 위축성 위염으로 진단받은 환자는 오히려 늘고 있다. 위축성 위염 환자의 위암 전이율은 일반인보다 6배 정도 높은데, 위축성 위염 환자의 약 10%가 위암으로 진행되는 것으로 나타났다.

증상은 식사를 하면 금방 배가 불러오는 조기 포만감을 가장 흔하게 호소한다. 소화불량, 역류 증상도 간혹 언급되는데, 위 점막의 위축으로 위산 분비가 감소하면서 위의 배출 기능이 약해졌기 때문에 이런 증상이 나타나는 것으로 보고 있다. 비타민 B_{12}와 철분 흡수 장애가 발생해 빈혈이 나타나기도 한다.

위축성 위염을 치료하는 데 서양의학에서는 주로 대증치료가 이뤄진다. 빈혈이 있으면 철분을 보충하고, 헬리코박터균에 감염됐다면 제균 치료를 하는 것이다. 감염되지 않았다면 특별한 치료 없이 경과만 관찰한다.

특별한 치료 방법이 없다고 해서 위암으로 진행되는 것을 지켜보고만 있을 순 없다. 한방 치료를 살펴봐야 하는 이유다. 서양의학에서는 위축성 위염의 발생 원인을 밝혀내지 못했지만, 한의학에서는 위 점막이 왜 얇아지고 창백해지는지 다음과 같이 설명한다. 우선 담 독소로 인한 미들존의 손상을 중요한 원인으로 지목한다. 담 독소가 미들존의 혈관이나 점액 물질 분비기관을 막아 점막이 건강하게 유지되지 못하는 게 가장 큰 원인이라는 설명이다. 따라서 담적을 치료해 미들존의 혈액순환을 활성화하면 점막의 기능이 회복되어 증상이 악화되는 것을 막을 수 있다.

다음으로 심장의 문제를 제시한다. 선천적으로 심장이 약하거나 근심, 걱정 등 스트레스로 심장이 약해지면 심장 기능이 쉽게 위축되어 위장에 혈액을 원활히 공급하지 못한다. 이런 상황이 반복되면 위 점막이 혈액을 받지 못해 빈혈 상태가 되면서 얇아지고 위축된다. 심장을 강화하는 약을 꾸준히 먹으면 웬만한 스트레스는 이겨낼 수 있고, 혈액 공급이 원활해져 위 점막의 위축을 막아 증상을 개선할 수 있다.

끝으로 신장의 문제를 들 수 있다. 흔히 신장은 소변을 걸러내는 기능을 한다고 알려져 있으나, 한의학에서 가장 중요하게 보는 기능은 몸의 정수(精髓) 같은 진액을 저장해 곳곳에 공급하는 것이다. 자동차 엔진오일과 비슷하다고 보면 된다. 진액은 섭취한 음식물이 간에서 대사되어 온몸에 공급되고 남은 물질을 한 번 더 정화해서 만들어진다.

한의학에서는 이 진액이 신장에 저장됐다가 위장에 공급돼 뮤신 같은 점막 보호 물질로 만들어진다고 본다. 따라서 신장의 진액 생산 기능을 높이는 처방으로 증상을 개선할 수 있고, 암 진행을 최대한 막을 수 있다.

장상피화생(화생성 위염)

장상피화생(腸上皮化生)과 위암의 관련성에 대해서는 의견이 분분하다. 위암이 장상피화생에서 직접 발생하는 것인지, 장상피화생이 위암 발생을 예측하는 단순 표지자인지는 불분명하기 때문이다. 하지만 장상피화생이 발생한 범위가 넓어질수록

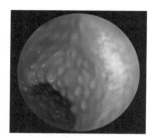

장상피화생의 내시경적 특징

위암 발생률이 증가하는 것을 볼 때 장상피화생은 암 발생과 깊은 관계가 있는 것으로 보인다. 2012년 전국 40개 검진센터를 방문한 2만 5536명의 환자 중 장상피화생 유병률은 7.1%며, 남성과 60세 이상의 발병률이 높은 것으로 나타났다. 장상피화생 환자는 위암 발생 위험이 10배 높다는 연구 결과도 있다.

장상피화생은 위 점막의 정상적인 구조물들이 소장이나 대장 점막과 유사한 세포로 바뀌는 질병으로, 이 같은 조직 변화가 나타나는 원인은 아직 정확하게 밝혀지지 않았다. 위 상피에는 없고 소장 상피에만 존재하는 원뿔 모양의 파네트세포(paneth cell, 꼭대기 쪽 세포질에서 라이

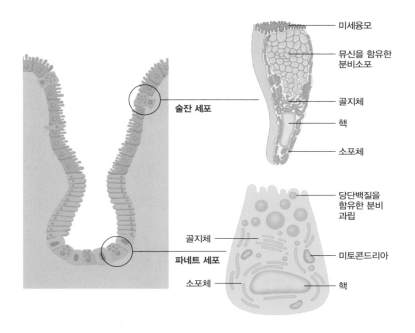

미세융모

뮤신을 함유한
분비소포

술잔 세포

골지체

핵

소포체

당단백질을
함유한 분비
과립

골지체

파네트 세포

미토콘드리아

소포체

핵

소자임을 분비해 창자의 세균을 조절한다)와 포도주잔 모양의 술잔세포(goblet cell, 점막을 보호하는 약 200μm 두께의 점액층을 수리하기 위해 뮤신을 분비한다)가 위 점막에 생기는 이유와 관련해선 헬리코박터균 감염으로 인한 조직 변성 외에는 아직 규명된 바가 없다. 특히 둥글둥글한 모양의 조직이 생기는 이유도 찾아내지 못했다. 다만 그 원인을 2가지 정도로 추론해 볼 수 있다.

우선 위 상피는 장 상피와 모양과 구조가 다르다. 장 점막은 영양 물질을 빨아들이는 흡수 구조로 되어 있지만, 위 점막은 흡수 구조가 아니다. 위 점막이 흡수 구조로 변했다는 것은 위 점막이 뚫렸다는 뜻이다. 실제로 내시경으로 보면 장상피화생의 경우 둥글둥글한 덩어리가 보이는데, 이는 점막 문이 뚫려 외벽에 분해되지 않은 음식 노폐물이 쌓이면서 덩어리 조직이 형성된 것으로 판단된다.

덩어리 조직이 형성되는 원인은 역시 담 독소가 유력하다. 의학적으로 장상피화생의 원인과 치료법이 아직 제시되지 않아 위암으로의 진행을 막지 못하고 있지만, 위장 외벽에 형성된 덩어리 조직이 바로 담적이기 때문에 담적증후군 치료로 장상피화생도 개선할 수 있을 것으로 기대된다.

장상피화생은 특별한 증상이 없어서 증상만으로는 예측하기 어렵고 위 내시경 검사에서 우연히 발견되는 경우가 많다. 다만 위의 만성 염증이 선행되기 때문에 위 통증, 더부룩함, 오심 등 위염 관련 증상이나 삼킬 때의 통증, 역류, 가슴 쓰림 등 식도염 관련 증상이 나타나면 장상피화생을 한 번쯤 의심해봐야 한다.

서양의학에서는 장상피화생의 치료나 예방을 위한 뚜렷한 기준이 없다. 헬리코박터균 제균 치료가 장상피화생을 개선하는지에 대해서는 논란이 있지만, 대부분의 경우 악화를 막기 위해 제균 치료를 권한다. 현재로선 증상에 따른 대증치료와 헬리코박터균 제균 치료가 최선의 방법인데, 효과는 미지수다. 다시 말해, 근본적인 예방이나 치료 방법이 없는 상태다.

한의학에서도 장상피화생에 대한 특별한 치료법이 제시되지 않다가 담적증후군이 발견되면서 치료할 수 있게 됐다. 위 상피의 변형된 세포는 담적으로 인한 염증 상태가 지속되면서 조직 변성이 생긴 것이고, 내시경으로 보이는 불룩한 결절 모양은 담적 독소가 미들존으로 들어가 쌓이면서 형성된 담적 몽우리로 볼 수 있다. 특히 담적증후군 치료 기술 중 고주파와 초음파 치료를 통해 덩어리 결절을 부작용 없이 제거할 수 있다. 이러한 치료 방법의 효과는 임상에서도 확인된 바 있다.

궤양성 대장염

궤양성 대장염은 대장의 점막 염증이 발전해 점막 아래에서 외벽 근층까지 깊숙이 생기는 궤양 질환으로, 아직 정확한 원인이 밝혀지지 않은 만성 재발성 난치 질환이다. 1980년대 이전까지는 매우 드문 질환이었으나, 이후 환자 수가 꾸준히 늘

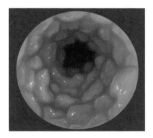

궤양성 대장염의 내시경적 특징

어나 최근 10년 동안 2.32배 증가했다. 연령별로는 20대부터 급증하기 시작해 50대에 가장 많고 이후 나이가 들수록 감소하는 것으로 알려져 있다.

궤양성 대장염이 발병하면 점액성 혈변, 혈성 설사, 복통, 대변 절박증(배변을 참지 못하는 상태)이 지속되거나 반복된다. 간혹 구내염, 관절통, 결절성 홍반 등 전신 합병증을 동반하기도 한다. 궤양성 대장염은

항문에 인접한 직장(대장 가장 아래 S상 결장에서 항문까지 약 20cm에 이르는 부위)에서 시작되어 점차 안쪽으로 진행되는데, 병변이 흩어져 있지 않고 모두 연결돼 있는 것이 특징이다. 거의 모든 궤양성 대장염 환자에게서 직장의 염증이 발견되며, 대장 전체에 걸쳐 염증이 발생하는 것을 관찰할 수 있다.

서양의학에서는 궤양성 대장염의 완치는 어렵다고 보지만, 병의 경과를 좋게 하는 치료법이 개발되어 상당한 치료 효과를 얻고 있다. 약물 치료는 항염증제와 부신피질호르몬제를 가장 많이 사용하며, 환자의 상태에 따라 면역 억제제, 항생제 등을 적절히 사용한다. 약제는 주사약, 먹는 약, 좌약, 관장약 등 여러 형태가 있는데 구역질, 속쓰림, 두통, 어지럼증, 빈혈, 피부 발진 등 약물 부작용이 나타날 수 있다. 수술 치료는 후유증이 커서 되도록 약물요법만으로 치료하는 것을 원칙으로 한다.

한의학에서는 궤양과 염증 발생의 배경을 찾아 해결하는 방식으로 접근한다. 우리 몸은 염증이나 궤양이 발생하면 정상으로 되돌리려는 항상성 기전에 의해 스스로 회복하는 모습을 보인다. 그럼에도 불구하고 염증이나 궤양이 계속되는 이유는 무엇일까? 가장 유력한 이유로 제기되는 것은 대장 내 환경 문제다. 바로 부패한 환경으로 인한 미생물의 지나친 증식과 면역 매개 세포인 사이토카인의 변성이다.

부패한 환경과 사이토카인의 변성은 모두 담적 독소로 인해 유발된다. 그동안에는 담 독소라는 병리 물질을 몰랐기 때문에 자가면역적 염증 발생의 메커니즘을 이해하지 못했다. 그러나 이제 우리는 담 독소에 대해 알게 됐다. 부패한 담 독소가 대장에 쌓이면 유해균이 증식하고 이들이 항원 역할을 하면서 염증을 만든다. 면역 패턴을 정하는 사이토카인에 담 독소가 쌓이면 변성이 일어나면서 뇌에 잘못된 정보를 보내 과민하게 만들어 전쟁을 일으킨다. 이것이 바로 염증과 궤양이 지속적으로 발생하는 이유다. 담적을 치료하면 대장의 환경이 깨끗해지면서 유해균이 적어지고 변성된 사이토카인이 정상으로 회복되어 난치성 질환인 궤양성 대장염도 근본적으로 치료된다.

크론병

크론병은 궤양성 대장염과 달리 염증이 구강에서 항문까지 위장관 전체를 침범하고 온몸에 문제를 나타내는 만성 난치성 염증성 장 질환이다. 흔히 설사, 복통, 식욕 감퇴, 미열 등의 증상이 나타나고 관절염, 포도막염, 피부 증상, 경화성 담관염(섬

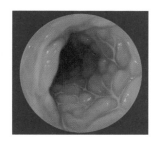

크론병의 내시경적 특징

유화로 담관 벽이 두꺼워지고 협착이 생긴 상태), 신장 결석 등 장 외 증상도 자주 나타난다. 심하면 결절성 홍반, 홍채염, 강직성 척추염, 괴사성 농피증, 정맥혈전증, 췌장염 등의 합병증이 병발하기도 한다.

대장과 소장의 연결 부위인 회장과 맹장에 발생하는 경우가 40~60%로 가장 흔하고, 30~50%는 항문 주위에 발생해 치핵, 치루

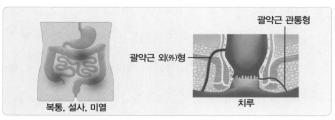

복통, 설사, 미열 · 치루
소화관 염증으로 인한 증상

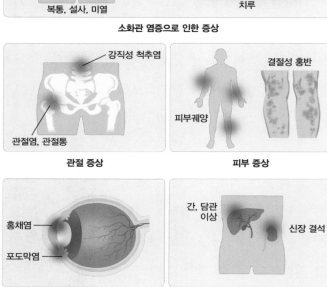

관절 증상 · 피부 증상

눈 증상 · 기타 증상

가 생기는데 예후가 좋지 않다. 발병이 의심될 경우 몇 가지 혈액검사
와 대장 내시경 검사를 하는데, 내시경 검사에서 장을 따라 길게 나타
나는 종주형 궤양과 자갈밭처럼 보이는 조약돌 점막 형태가 관찰된다.
이 외에 모양이 일정하지 않은 아프타성 궤양(aphthous ulcer) 등이 보일

82

수 있다.

역학조사에 의하면, 염증성 장 질환은 2015년부터 2019년까지 4년간 33%나 증가할 정도로 가파르게 늘어나고 있다. 주로 15~35세 젊은 층에서 발생하는 추세다. 원인은 아직 정확히 알려지지 않았지만 환경적, 유전적 요인과 소화관에 있는 세균에 대한 과도한 면역 반응 때문으로 생각된다. 흡연도 크론병 발병을 촉진하는 것으로 알려져 있다.

서양의학에서는 완치할 수 있는 치료법이 아직 개발되지 않았으며, 병의 진행 속도를 늦추고 합병증을 예방하는 정도가 치료 목표다. 중증도에 따라 5-ASA(5-aminosalicylic acids), 스테로이드, 항TNF제, 항생제, 생물학적 제제, 수술 등의 치료를 시행한다. 다만 스테로이드, 면역 억제제, 생물학적 제제는 부작용이 커서 사용 시 주의해야 한다. 간혹 출혈, 농양, 장 폐쇄, 협착, 천공 등의 합병증이 발생하거나 내과적 치료에도 불구하고 증상이 조절되지 않는 경우 수술을 하는데, 수술로도 완치되지는 않으며 재발하는 경우도 많다. 대부분 증상이 악화되고 호전되기를 반복되며, 때로는 상당 기간 증상이 나타나지 않을 수도 있다.

한의학에서는 담 독소로 인한 유해균 증식과 사이토카인 변성으로 유발되는 자가면역질환이라는 면에서 크론병을 궤양성 대장염이나 류머티즘성 관절염과 같은 맥락으로 본다. 다만 크론병은 담 독소가 혈관과 림프관을 타고 온몸으로 퍼지지 않게 하는 인체 방어 기능이 상실됐다는 점이 궤양성 대장염과는 다르다. 방어 기능을 상실했다는 것은 몸에서 가장 강력한 해독 능력을 지닌 간장에 문제가 있다는 의미다. 이런 점에서 자가면역질환의 하나인 베체트병과 유사한 면이 있다. 류머티즘성 관절염도 담 독소가 원인이라는 점은 크론병과 같지만, 간장이 아니라 신장과 관련된다는 점이 다르다.

평소 과로와 과음, 방부제 등 독성 음식의 지나친 섭취로 간장의 기능이 약해지면 담 독소가 온몸으로 퍼지는 것을 막을 수 없게 된다. 그래서 한의학에서는 크론병을 치료할 때 담적증후군 치료와 함께 간 정화요법을 시행하고, 간장 기능을 활성화하는 약물인 헤파큐어를 투여한다. 대개 이런 한방 치료로 증상이 개선되는 모습을 보이지만, 증상이 급하고 심하게 나타날 경우 서양의학의 치료 방법을 참고해 담적증후군 치료와 간장 기능 개선제로 병의 배경을 해결해 나가면 좋은 예후를 기대할 수 있다.

궤양

소화성 궤양(위 · 십이지장 궤양)

조직학적으로 점막 괴사가 미란성 위염보다 더 깊은 조직에 발생하는 경우를 궤양이라고 정의한다. 점막이 뚫려 위장 근육층까지 손상되는 소화성 궤양은 소화를 돕는 위산과 펩신이 너무 많이 분비돼 점막을 공격해서 발생한다. 역학조사에 따르면, 국내의 경우 유병률이 2~3% 정도로 예전과 큰 차이가 없다.

소화성 궤양은 대개 위와 십이지장에서 발생하는데, 위산과 펩신의 과다 분비 외에 강한 스트레스, 술, 담배, 각종 화학적 독소 등이 원인으로 작용한다. 최근에는 헬리코박터균 감염과 비스테로이드성 소염진통제(NSAIDs)를 소화성 궤양의 중요한

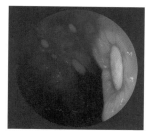

소화성 궤양의 내시경적 특징

원인 인자로 지목하고 있지만, 헬리코박터균 감염이 감소하는 추세인데도 궤양 환자가 줄지 않는 것으로 볼 때 헬리코박터균 감염과의 관련성은 단정하기 어렵다.

증상은 특별한 증상이 없는 경우부터 출혈, 천공 같은 심각한 합병증까지 다양하다. 전형적인 증상은 상복부의 불쾌감과 통증, 속쓰림, 더부룩함, 식욕 부진 등이다. 상부 위장관 출혈이나 천공에 따른 심한 복통과 발열, 반복적 궤양으로 인한 위장관 출구 폐쇄(구토, 체함), 장 출혈, 토혈, 흑색변, 빈혈도 나타날 수 있다.

진단은 내시경 검사로 이루어지며, 내시경 검사 중 출혈성 궤양이 발견되면 국소적 지혈술을 같이 시행한다. 서양의학에서는 합병증이 없는 비출혈성 궤양의 경우, 위산 분비 억제제 위주의 약물을 사용하며 치료 기간은 4~8주다. 약제에 반응이 없는 궤양이나 출혈, 천공, 협착 같은 합병증이 동반될 경우 내시경 치료나 외과 수술이 필요하다. 헬리코박터균과 관련된 경우 제균 치료를 하고, 아스피린이나 비스테로이드성 소염진통제와 관련된 경우 무엇보다 먼저 해당 약물을

중단해야 한다.

한의학의 치료법은 서양의학의 치료법과 뚜렷한 차이를 보인다. 서양의학은 위산 분비를 억제하면서 손상된 궤양을 덮는 데 주력하지만, 한의학은 궤양을 직접 치료하기보다 궤양이 생기는 배경을 개선해 더 안전하고 근원적으로 해결하는 치료법을 추구한다. 이런 이유로 서양의학의 치료법은 신속하고 확실한 효과가 기대된다는 장점이 있지만, 궤양의 배경이 복잡하거나 위장의 방어 기능이 떨어지는 문제는 해결하지 못해 재발 가능성이 높다는 단점이 있다. 반면, 한의학은 궤양의 발생 원인을 위장 점막뿐 아니라 몸 전체에서 찾는 시스템적 접근법으로 치료한다. 위장 점막은 위장 외에 간장, 심장, 신장 같은 이웃 장기의 영향을 받기 때문이다.

궤양의 가장 큰 원인은 간장에 있다. 간장은 위산, 펩신, 담즙 같은 소화액 분비에 깊이 관여한다. 간장의 기능이 약해지면 위산, 펩신, 담즙 분비가 줄어들어 소화가 되지 않는다. 반대로 울화, 분노, 과음 등으로 간장 기능이 항진되면 위산, 펩신, 담즙이 과잉 분비되어 속이 쓰리고 점막이 손상된다.

과도한 자극, 독성물질, 과도한 위산, 펩신 공격, 강한 스트레스로부터 위장을 보호하는 방어 기능은 심장과 신장의 도움을 받는다. 심장은 어미가 자식에게 젖을 주듯 위장에 좋은 영양과 혈액을 공급하고, 신장은 윤활유 같은 좋은 진액을 저장해 위장에 뮤신이라는 점막 보호 물질을 공급한다. 그런데 지속적인 근심, 걱정, 과로 등 다양한 원인에 의해 심장과 신장이 약해지면 위장에 혈액과 진액이 공급되지 않아 점막이 빈혈 상태에 빠지거나 위축된다. 그로 인해 방어 능력과 회복 능력이 떨어져 궤양이 진행되는 것을 막지 못하게 된다.

이러한 이유로 한의학에서는 심장을 강화해 위장으로 혈액을 활발히 공급하고, 신장의 진액이 위장 점막에 충분히 공급되도록 하며, 간장의 화(火)를 완화해 위산 분비를 억제하는 종합적인 방식으로 궤양에 접근한다. 서양의학의 치료 방법보다 효과가 나타나기까지 오래 걸리는 단점이 있지만, 궤양이 발생하는 배경을 전인적으로 파악해 치료하기 때문에 재발이나 만성화의 우려를 덜 수 있다는 장점이 있다.

종양

위점막하종양

점막하종양(SMT, Submucosal Tumor)은 점막 안쪽에 생긴, 돌출된 병변이나 돌기를 말한다. 위에서 가장 흔히 나타나고 식도, 십이지장, 대장 순으로 많이 발병한다. 한 연구 논문에 의하면, 내시경 검사를 한 4만 8926명 중 707명(1.45%)이 점막하종양

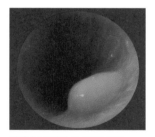

위점막하종양의 내시경적 특징

으로 진단됐는데, 부위별로는 식도 220명(0.45%), 위 434명(0.89%), 십이지장 53명(0.11%)으로 나타났다. 대부분 증상이 없지만, 종양이 크거나 궤양을 동반할 경우 복통 또는 위장관 출혈이 나타난다. 가끔 종양

이 위장관 내강으로 커져서 돌출된 덩어리가 장 중첩을 일으키기도 한다. 종양의 병태는 위치에 따라 다르다. 식도는 평활근종이 주를 이루고, 위는 위장관기질종양이 가장 흔하게 나타난다.

위점막하종양은 대부분 내시경 검사에서 발견되며, 병변 상태와 주위 장기와의 관계, 전이 여부를 판단하기 위해 초음파 내시경 검사나 CT 촬영을 시행한다. 예후는 종양의 크기, 위치, 특성, 진행 단계에 따라 크게 달라진다. 평활근종처럼 양성인 경우는 절제해서 제거하면 큰 부작용 없이 좋은 예후를 기대할 수 있다. 하지만 악성 종양인 위장관기질종양의 경우는 예후가 다양한데, 일반적으로 2cm 이상이면 수술이나 내시경 절제를 하고, 그 이하면 정기적으로 추적 관찰하는 방식으로 접근한다.

서양의학에서 점막하종양은 주로 외과적 수술로 치료한다. 진단을 위해 조직을 채취하는 것이 어려워 대부분은 조직학적 진단 없이 외과적으로 제거해버린다. 전이가 없으면 환자의 85%는 종양을 완전히 제거할 수 있다. 전이는 주로 혈행을 통해 이루어지고 림프 전이는 매우 드물기 때문에 대규모 제거는 필요 없고 부분 절제를 시행한다. 단, 전이되거나 절제 후 전이 또는 재발이 일어난 경우는 수술하지 않고 약물요법으로 치료한다. 악성으로 진행되거나 침윤되어 전이되면 예후가 매우 나쁘고 재발률이 90%에 달한다. 이 경우, 5년 생존율은 50~65%다.

한의학에서는 점막하종양이 발생하는 이유를 담 독소가 미들존으로 침투했기 때문이라고 설명한다. 담 독소가 미들존에 담 결절을 만들고 지속적으로 염증을 일으켜 조직을 변성, 악화시키면서 종양이 만들어진다는 것이다. 위장관에 종양이 있는 환자에게서 카할세포가 현저히 감소하는 현상이 나타나는 것을 볼 때, 위점막하종양도 장상피화생처럼 담 독소와 관련된 것으로 생각할 수 있다. 치료법도 장상피화생과 비슷하다. 담적 치료를 하면서 초음파 원리를 이용해 부작용 없이 종양 덩어리를 제거하는 소적 치료를 함께 시행한다.

내시경으로 관찰되지 않는 위장병

분명히 아픈데 검사해도 아무것도 나오지 않는 위장병으로 고통받는 사람들이 많다. 내시경으로 관찰되지 않는 원인 불명의 위장병에 대해 담적증후군과 한의학 이론을 중심으로 원인을 분석하고 임상에서 증명된 치료법들을 소개한다.

잘 체함

내시경상으로는 별 이상이 없는데 툭하면 체하는 환자들이 있다. 그럴 때마다 명치끝이 꽉 막히거나 경련성 통증이 일어나 힘들다고 호소한다. 환자들은 참기 힘든 고통에 괴로워하다가 응급실을 찾아 고비를 넘기지만, 이런 상황이 반복되면서 먹는 것 자체가 두려워져 아예 식사량을 줄여 간신히 허기를 면할 정도만 먹으며 살아간다. 갖은 치료법을 동원해도 시원하게 뚫리지 않으니 어떤 환자들은 위에 손가락을 집어넣어 체물을 꺼내는 원시적인 방법을 동원하기도 한다. 의학이 발달한 오늘날, 이 같은 무허가 시술에 몸을 맡기는 사람이 여전히 많은 건 왜일까?

먼저 체기란 무엇인지 살펴보자. 체기는 서양의학에는 없는 한의학 용어다. '막힐 체(滯)'와 '기운 기(氣)'가 합쳐진 용어로, 막혀서 풀리지 않는 기운이란 뜻이다. 흔히 먹은 음식이 내려가지 않고 막히면 체했다고 하는데, 일반적으로 생각하는 체기와 필자가 정립한 체기는 의미가 다르다. 체기는 위 전체가 아니라 식도에서 위로 넘어가는 위의 입구, 즉 위의 대문 격인 분문(噴門)이 꽉 막힌 것을 뜻한다. 분문 부위가 체기로 막히면 명치끝이 답답하고 경련성 통증, 역류, 구토가 발생한다. 손으로 눌러보면 딱딱하고 만질 수 없을 정도로 아프다.

분문이 막히는 이유는 다음과 같다. 첫째, 분문 부위가 굳기 때문이다. 과식이나 폭식을 하면 담 독소가 생기면서 분문 부위가 굳어진다. 증상이 오래되지 않은 경우, 유동식을 먹으면서 체기 내리는 침을 맞으면 얼마든지 회복된다. 하지만 선천적으로 위가 약한데 잘못된 식습관이 반복되면 분문 부위가 심각하게 굳는 조직 변성이 나타날 수 있다. 이렇게 되면 조금만 먹어도 잘 체하고 음식을 내려보내지 못한다. 이런 경우, 일반 소화제로는 해결되지 않는다. 굳은 분문 부위를 정상 상태로 개선하는 담적 치료를 받아야 한다. 체기는 내시경으로는 알아낼 수 없으며, 서양의학에는 굳은 조직을 해결한다는 개념이 없다.

둘째, 위무력증과 위하수 때문이다. 위의 근력이 약하거나 위가 아래로 처져 있으면 연동운동이 잘 이뤄지지 않아 음식물을 내려보내지 못하고, 각종 소화효소 분비 기능이 떨어져 음식물을 분해하지 못해 분문 부위가 막힌다.

셋째, 위가 마른 장작처럼 건조해졌기 때문이다. 자동차의 엔진오일처럼 위에도 진액이 많다. 뮤신으로 불리는 진액은 맵고 짠 자극성 음식, 술, 담배, 화학적 독소 등과 위산의 공격을 방어하고 미들존의 각종 소화기관을 건강하게 지키는 중요한 기간(基幹) 물질이다. 신경세포를 윤택하게 만들어 심한 스트레스를 이겨내게 돕기도 한다. 그래서 진액이 부족해지면 자극적인 음식과 위산, 스트레스에 민감해져 속쓰림, 통증 같은 증상이 자주 발생한다. 이런 증상은 주로 공복일 때나 새벽에 나타나고 뭔가를 먹어야 완화되는 특징이 있다. 진액이 부족하면 또한 각종 소화기관이 경직되어 잘 체하고, 소화 흡수 장애로 체중이 줄어들기도 한다. 진액 부족이 만성화되면 점막이 얇아지는 위축성 위염에 잘 걸리고, 암이 발생하기 쉬운 환경이 만들어진다.

위의 진액이 감소하는 원인으로는 맵고 짠 음식, 술, 담배, 화학적 독소 등이 있다. 분노와 화병, 지속적인 근심과 걱정 등 스트레스, 지나친 과로와 식은땀도 진액 생산에 영향을 미친다.

한의학에서는 위의 진액이 신장에서 공급된다고 본다. 신장은 남성의 정액과 여성의 생식 관련 호르몬 같은 정수(精髓) 물질인 진액을 저장했다가 몸 곳곳에 공급하는 기관이다. 안구 건조를 막기 위해 눈에 진액을 공급하고, 무릎 관절이 마르지 않도록 관절액을 공급하며, 뇌에 진액을 보내 뇌가 찌든 호두처럼 위축되지 않도록 한다. 마찬가지로 위장에도 진액을 보내서 위장을 강하고 부드럽게 만들어 소화 활동을 원활히 하도록 돕는다. 서양의학에는 진액의 개념이 없어서 치료법도 없지만, 한의학은 신장의 진액 생산을 활성화하고, 이 진액이 위장에 공급되도록 해서 위장병을 치료한다.

넷째, 성격이 예민한 사람은 스트레스를 받으면 잘 체한다. 조금만 신경 쓰이거나 긴장하고 예민해지는 상황에서 잘 체하는 것은 심장이 약하기 때문이다. 심장이 약하면 사소한 스트레스에도 예민하게 반응한다. 스트레스를 받으면 순간적으로 심장의 혈액 공급 기능이 위축되어 혈액이 위장에 공급되지 않는다. 위장이 따뜻한 혈액을 공급받지 못하면 위장세포가 빈혈 상태가 되고 배가 냉해지면서 체하기 쉽다. 이와 함께 위장 외벽에서 세로토닌 분비가 감소해 위 운동 장애가 나타나거나 우울증에 쉽게 빠지기도 한다.

이런 경우 서양의학에서는 신경안정제나 항우울제를 사용하는데, 길게 보면 오히려 좋지 않은 치료법이다. 한의학에서는 신경을 조절하는 인위적인 방식이 아니라 심장 자체를 강화하는 치료법을 사용한다. 스트레스를 받아도 위장으로 공급되는 혈액이 감소하지 않게 만드는 것이다.

김ㅇㅇ(여성, 56세)

물만 먹어도 쉽게 체하고 항상 명치가 답답하고 메슥거린다는 환자가 있었다. 체할 때마다 머리가 아프고 어지러워 먹는 것 자체가 고통스럽다고 했다. 동네 내과부터 대학병원, 한의원 등 유명하다는 병원은 다 찾아다니며 수많은 검사와 치료를 받았지만, 전혀 효과를 보지 못해 불안과 무력증에 빠져 있었다.

담적증후군을 치료한 후 항상 체기가 있는 듯 답답하던 증상들이 해소됐다. 어지럼증, 메스꺼움, 불안감 등도 사라졌다. 환자는 묵은 덩어리가 쑥 빠진 것 같아 편안하고 가벼워진 기분이라고 했다. 내가 언제 환자였나 싶을 정도로 먹는 즐거움이 뭔지 알게 됐다며 기뻐했다.

역류

가슴에서 목까지 꽉 막힌 듯 갑갑하다며 뚫어달라고 하소연하는 사람들이 많다. 누우면 증상이 더욱 심해져 똑바로 눕지도 못하고 앉은 채로 잠을 청할 정도인데, 심장 정밀검사나 위·식도 검사를 해도 별다른 이상을 발견할 수 없다. 서양의학은 물론 한의학의 방법을 시도해보지만 증상이 개선될 기미가 보이지 않아 속수무책으로 지내고 있다고 호소한다. 얼마 전까지만 해도 소화불량이라고 하면 위장에 문제가 있는 경우가 대부분이었다. 그런데 최근 들어 가슴과 흉부, 목과 식도 부위에 발생하는 위식도 역류 질환 환자가 급증하고 있다. 건강보험심사평가원에 따르면, 위식도 역류 질환 환자는 2016년 417만 명

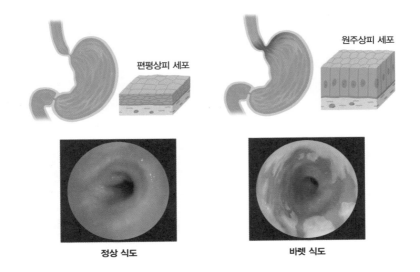

편평상피 세포

원주상피 세포

정상 식도

바렛 식도

에서 2020년 465만 명으로 증가해 4년 새 48만 명이나 늘어났다. 600만 명에 육박한다는 통계 자료도 있다.

역류가 반복되면 식도 점막이 손상되고, 이런 증상이 지속되면 정상 세포인 편평상피세포(납작한 형태)가 원주상피세포(키가 큰 형태)로 바뀌는 바렛 식도(Barrett's esophagus)로 이어질 수 있다. 이 경우, 식도암으로 발전할 가능성이 커지기 때문에 역류 질환은 결코 간과하면 안 되는 중요한 질병이다.

그런데 위식도 역류 질환은 의학적으로 정확한 개념이 정립되지 않아 치료에 한계가 있는 게 사실이다. 무엇보다 신경성 위장병처럼 원인을 모르는 경우가 많다. 위식도 역류 질환 증상을 보인 환자 1161명을 내시경으로 관찰한 결과, 996명(86%)은 정상 소견을 보였고 165명(14%)만 미란성 식도염을 앓고 있는 것으로 확인됐다. 치료 또한 약을 먹을 때만 괜찮고 증상이 근본적으로 해결되지 않아 대부분 심각한 고통에 시달리고 있었다. 2020년 건강보험심사평가원 통계 자료에 따르면, 증상이 호전된 위식도 역류 질환 환자를 6개월간 추적 관찰했더니 70~80%가 재발했고, 1년 안에 재발한 경우는 80~90%로 추정됐다.

위식도 역류 질환에 대한 새로운 병리 분석이 필요한 것은 물론, 이에 따른 치료법을 재정립해야 한다. 잘 치료되지 않아 심각한 고통에 시달리는 위식도 역류 질환 환자들의 한의학적 병태를 살펴보자.

고통스러운 역류, 다른 이유가 있다

위식도 역류 질환은 음식물이나 위산이 식도로 역류해 여러 불편한 증상을 초래한다. 위식도 역류 질환으로 진단받은 환자들의 증상을 살펴보면 다음과 같다.

- 위산이나 음식물이 가슴 부위로 역류한다.
- 가슴이 화끈거리거나 쓰리거나 타는 듯하다.
- 목에 무언가 걸린 느낌 또는 이물감이 느껴지거나 답답하다.
- 목에 가래가 생기고, 기침을 한다.
- 목소리가 쉬거나 변한다.
- 목이 칼칼해서 쿵쿵 헛기침을 한다.

- 입안이 시고 쓰다.
- 심장 검사에서 별 이상이 없는데도 가슴이 답답하고 흉통이 있다.
- 자다가 가슴이 쓰려 역류하지 않게 하려고 앉아서 잔다.
- 목 조임이 심해 숨을 쉬기 힘들다.

이러한 증상들이 나타나면 병원에서는 위식도 역류 질환으로 분류해 치료한다. 하지만 좀처럼 증상이 개선되지 않아 만성적으로 고생하는 환자들을 보면서 다른 데서 이유를 찾아봐야 할 것 같다는 생각이 들었다. 의학적인 한계에 부딪친 역류 증세의 정확한 실체를 분석해 치료 대책을 찾았다. 다음은 필자가 찾아낸 역류의 새로운 원인이다.

첫째, 식도 괄약근의 조임 기능이 약해졌기 때문이다. 서양의학에서는 식도 괄약근이 느슨해진 탓이라고 지적하지만, 식도 괄약근이 왜 느슨해지는지는 설명하지 못했다. 느슨해진 식도 괄약근은 약으로 잘 치료되지 않아 역류가 심한 환자는 위저부(위의 윗부분)로 괄약근 주위를 둘러싸 압력을 주는 항역류 수술(복강경 위저추벽 성형술)을 무리하게 시도했다. 그런데 이 수술은 심각한 후유증이 수반되는 데다 음식물을 아래로 내려보내는 위저부의 연동운동을 방해해 오히려 만성 소화불량을 유발하기 때문에 두고두고 고생하게 된다. 실제 임상에서도 항역류 수술을 받은 환자가 고통받는 모습을 종종 보는데, 복원 수술은 어려워 잘 권장하지 않는다.

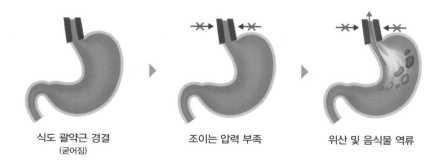

식도 괄약근 경결
(굳어짐)

조이는 압력 부족

위산 및 음식물 역류

식도 괄약근의 조임 기능에 이상이 생기는 것은 괄약근이 담적으로 굳어지면서 탄력이 떨어져 음식물이 위로 내려갔을 때 조여주지 못하기 때문이다. 괄약근 부위를 한의학에서는 '거궐(巨闕)'이라고 하는데, 이곳에 축적된 담적을 없애고 약해진 괄약근 기능을 강화하는 소적 치료와 약침요법을 적용하면 증상이 아주 쉽게 개선된다. 서양의학에서 치료하는 데 오랜 시간이 걸리고 자꾸 재발하는 것은 역류 질환을 치료하는 게 어려워서가 아니라 담적증후군을 모르기 때문이다.

둘째, 위체(stomach body)의 담적 때문이다. 괄약근이나 분문이 아닌 위 자체가 굳어지면 음식이 잘 내려가지 않아 위 속에 오래 머무르고, 그로 인해 지나치게 많은 부패 가스가 발생한다. 가스는 가벼워서 위로 올라가는 성질이 있는데, 그 과정에 음식과 위산이 함께 올라가는 것이다. 이 경우 역시 위의 담적을 치료하면 금방 해결된다.

셋째, 담즙이 역류하기 때문이다. 쓴 물이 올라와 항상 입이 쓰다. 약을 써도 낫지 않고, 입 안이 써서 밥맛도 없다. 왜 이런 증상이 나타

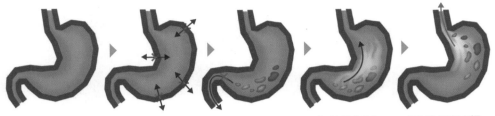

위와 식도 괄약근
경결 (굳어짐)

위 담적으로
연동운동 장애

음식물의
장시간 저류

과도한 부패 가스
생성과 상충(上衝)

위산 및 음식물 역류

나는 걸까? 쓴 물은 위산이 아니라 담즙이다. 그런데 왜 담즙이 올라오는 걸까? 간, 담낭(쓸개), 십이지장의 관계를 살펴보면 그 이유를 알수 있다.

십이지장으로 분비되는 담즙은 3가지 기능을 수행한다. 분비된 담즙 중 일부는 지방 소화를 돕고, 일부는 대장으로 내려가 장 내 환경을 정화한다. 대변이 누런 것은 이 때문이다. 그리고 일부는 다시 간장으로 돌아가 간장의 해독과 소화 기능을 돕는다. 그런데 담즙이 계속 십이지장에 남아 있는 경우가 있다. 내려가지도 않고 간장으로 돌아가지도 않는다. 담즙이 십이지장에 남는 것은 십이지장이 담적으로 굳어져 담즙이 원활하게 순환하지 못하고 저류(일부 고이는 상태)하기 때문이다. 이렇게 고인 담즙은 쉽게 역류한다. 십이지장의 담적을 치료하면 담즙 순환이 정상으로 돌아와 더 이상 담즙이 역류하지 않는다.

넷째, 위와 장의 담 독소가 심장으로 역류해 심장이 굳어지기 때문이다. 서양의학에서는 이 같은 증상을 파악하기 어려워 환자가 죽을

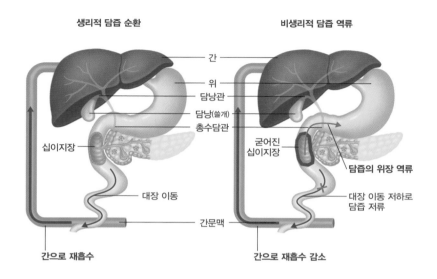

것 같다고 고통을 호소해도 제대로 된 진료가 이뤄지지 않았다. 당연히 오진 사례도 많았다. 그 실체를 필자가 밝혀냈다. 새롭게 제시하는 내용이지만, 임상에서 흔히 찾아볼 수 있는 증상이다. 이런 경우 대부분 위식도 역류 질환으로 진단하고 치료하는데, 잘 낫지 않고 자칫 위험한 결과로 이어질 수 있어 이에 대해 알아두는 것은 매우 중요하다.

앞에서 역류 질환으로 분류한 증상들이 과연 모두 위식도 역류 질환 증상인지 점검해볼 필요가 있다고 지적했다. 특히 목의 이물감, 목 막힘이나 조임, 심장 검사에선 이상이 없는데 숨을 쉬지 못할 것 같은 증상, 가슴 부위의 답답함과 타는 듯한 통증 등이 나타날 경우, 그 원인을 다시 찾아봐야 한다. 이 같은 증상을 호소하는 환자들이 위식도 역류 질환 약을 오랫동안 먹어도 증상이 전혀 개선되지 않는 것은 그 같은 증상이 식도 이상과 관계가 없기 때문이다. 그럼 과연 무슨 이유로 이런 증상이 발생하는 것일까?

중요한 사실이 있다. 역류에도 2가지 형태가 있다는 것이다. 하나는 일반적으로 알려진, 위에서 식도로의 역류다. 다른 하나는 위에서 심장으로의 역류다. 약을 먹어도 낫지 않는 환자들을 EAV 검사 결과, 모두 심장 근육이 담적으로 굳어져 있다는 것을 확인하면서 이 같은 사실을 알게 됐다. 식도가 아니라 심장에 문제가 있었던 것이다.

위의 담 독소나 위산이 식도로 역류한다는 것은 쉽게 이해된다. 하지만 어떻게 멀리 떨어진 심장까지 역류하는 걸까? 여러 가지 원인에 의해 심장의 추동력이 약해진 환자가 위에 담적이 있을 경우, 가스가 심하게 차면서 역행하는데 심장이 위에서 올라오는 압력을 이기지 못해 역류하는 것이다. 이런 경우, 담 독소로 심장 근육이 굳어지면서 호흡 장애, 가슴 답답함, 목 막힘이 나타나고, 위산이 역류하면서 타는 듯한 통증이 발생한다. 소화기의 내 독소가 심장으로 흘러 들어가 심부전을 일으킬 수 있다는 독일의 연구 결과(The European Journal of Heart Failure, 5(2003);609-14)도 있다. 역류와 심장의 관계성에 관한 연구는 지금도 활발히 진행되고 있다.

심장 정밀검사로 관상동맥, 판막, 전기적 이상은 발견할 수 있지만 심장 근육이 굳어지는 현상은 찾아내기 어렵다. 이런 상황에서 무작정 식도염 약만 썼으니 증상이 개선되기는커녕 병만 악화됐던 것이다. 필

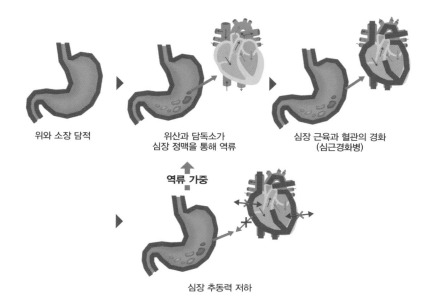

위와 소장 담적

위산과 담독소가
심장 정맥을 통해 역류

심장 근육과 혈관의 경화
(심근경화병)

역류 가중

심장 추동력 저하

자는 이 질환을 위장이 굳어지는 병과 비슷하다고 보고 '심근경화병(心筋硬化病)'이라고 이름 붙였다.

심장 근육이 굳어지는 심근경화병에 걸리면 호흡이 원활하게 이뤄지지 않아 가슴이 답답하면서 숨이 차고, 목소리도 잘 쉬고, 습관처럼 한숨을 쉬거나 딸꾹질을 자주 하게 된다. 특히 심장박동이 불규칙하고 빨리 뛰면서 빈맥이나 부정맥, 공황장애 비슷한 증상이 나타나기도 한다. 사실 공황장애는 정신 질환이라고만 보기 어렵다. 본원을 찾은 공황장애 환자들을 살펴보니 80% 정도는 스트레스를 많이 받는 사람이 음식을 불규칙하게 먹어서 생긴 심장 담적병일 가능성이 컸다. 아무리 물리치료를 받아도 증상이 개선되지 않고 흉통 등 통증이 있고, 후두에 이상이 없는데 목소리가 쉬어서 말하거나 노래하는 데 지장이 있다면 한 번쯤 심근경화병을 의심해봐야 한다. 한의학에서는 심장이 목소리를 주관한다고 본다. 다시 말해, 목소리가 변성되는 것도 심근경화병 때문이다. 무엇보다 심근경화병은 원인 모르는 심장마비를 초래해 돌연사를 일으키는 핵심 원인이기도 하다.

심근경화병은 위장에 생긴 담적을 치료하는 동시에 심장 근육에 낀 담과 어혈을 제거하고 심장을 강화하는 방법으로 치료한다. 위장과 심장의 담적이 제거되면 목 막힘 등 역류 때문에 나타나는 증상이라고 오해했던 증상들이 대부분 호전되어 편히 누워서 잘 수 있게 된다.

끝으로 위식도 역류 질환으로 고생하는 환자들 가운데 코, 인후, 후두 이상을 호소하는 경우가 많다. 목이 칼칼하게 아프면서 큼큼 헛기침을 하거나 만성 기침으로 고생하고, 목에 뭔가 낀 듯해서 계속 뱉어내려고 하지만 아무것도 나오지 않는다. 약을 먹으면 처음엔 좀 낫는 듯싶지만 나중엔 별 반응도 없고 증상은 만성화된다. 왜 이런 결과가 나타나는 걸까? 위식도 역류 질환이 아니기 때문이다. 코와 인후와 후두 부위에 이비인후과에서 확인하기 힘든 미세한 염증이 있어서 이런 증상이 나타나는 것이다. 미세먼지와 황사 등 대기 환경이 나빠지면서 이 같은 증상을 호소하는 환자가 급격히 증가하고 있는데, 제산제나 항생제를 쓰면 증상이 잠시 좋아지지만 면역 기능이 떨어질 수 있어 길게 보면 좋지 않다.

코에 만성 염증이나 위축성 변화가 있어도 콧속 염증 물질이 목으로 넘어가는 후비루 현상이 나타나 인후가 손상될 수 있다. 만성 비염은 의학적으로 치료가 쉽지 않다. 하지만 코에 쌓인 담 독소를 제거하면 오래된 비염도 치료할 수 있다. 담적 약과 함께 코와 인후의 염증을 없애고 면역 기능을 활성화하는 천연 스프레이를 사용하면 부작용 없이 비교적 쉽게 해결된다.

치료 사례

장○○(여성, 62세)

환자는 가슴을 칼로 도려내는 것처럼 속이 쓰리고 신물이 올라오며, 목에 이물감이 느껴지고 명치가 답답하다고 호소했다. 식사를 하고 나면 숨이 차고 두근거리며 불안한 증상이 있어 공황장애와 역류성 식도염이라는 진단을 받았다. 46년 동안 각종 위장병에 시달리며 살았다는 환자는 2년 전부터는 물도 제대로 삼킬 수 없고, 겨우 넘기면 다시 역류해 토하기 일쑤라며 울상을 지었다. 배 전체가 돌덩어리처럼 딱딱하게 뭉쳐 숨쉬기 힘들다는 환자는 1년 만에 체중이 30kg이나 빠졌으며, 엉덩이에 욕창까지 생겼다. 대학병원에서 소장 내시경 검사를 받았는데, 검사 도중에 수술까지 해야 하는 응급 상황이 와 3개월 넘게 거의 혼수상태로 병원에서 지냈다. 유명하다는 병원은 모조리 가서 여러 가지 검사를 해봤지만 이상이 없다는 말만 들었다. 심지어 한 병원에서는 몇 달을 넘기기 힘들다는 얘기도 들었다.
모든 것을 포기한 환자는 마지막으로 실낱 같은 희망을 품고 본원을 찾았다. 치료를 받은 지 2주 후, 환자는 칼로 베는 듯한 통증이 거의 없어지고, 밥을 넘길 수 있게 됐다. 계속된 치료로 딱딱한 덩어리가 많이 없어지고 증상도 90% 정도 사라졌다. 삶의 의욕을 되찾은 그녀는 지금 제2의 인생을 살고 있다.

끊임없이 꺽꺽대는 트림

온종일 꺽꺽대느라 사회생활을 포기한 사람이 있다. 속이 답답해 트림을 해도 그때뿐, 곧 다시 답답해진다. 끊임없이 꺽꺽 트림을 하니 주위 사람들을 보기 민망하고, 음식을 먹는 것도 조심스럽기만 하다. 그런데 검사를 받아봐도 아무런 이상이 없다고 한다. 당연히 어떤 약도 듣지 않는다.

간혹 되새김과 역류를 트림으로 오인하는 경우가 있는데, 되새김은 먹은 음식을 다시 올려 되씹는 행위이고, 역류는 음식, 위산, 담즙이 올라오는 현상을 말한다. 트림은 음식은 올라오지 않고 가슴과 배가 답답해서 이를 해소하기 위해 하는 행위로, 되새김이나 역류와는 분명히 다르다.

트림은 크게 생리적 트림과 병리적 트림으로 구분할 수 있다. 위장관에 가스가 많이 생기면 위와 장이 팽팽해지면서 소화 연동운동이 방해받기 때문에 가스를 없애기 위한 반응이 나타난다. 상부 위장관의 가스를 내보내는 반응은 트림이고, 하부 장관의 가스를 내보내는 반응은 방귀다. 이런 트림과 방귀는 생리적인 것이다.

반면, 가스가 차 있지도 않은데 끊임없이 꺽꺽 트림하는 사람이 있다. 가슴이 막힌 듯한 느낌이 들어 억지로 트림을 해보지만 금세 다시 막히는 것 같아 계속 트림을 하게 된다. 실제로는 아무것도 없는데 막히는 느낌이 계속 드는 것이다. 아무것도 없는데 왜 막힌 느낌이 드는 것일까? 갑갑해서 하루에도 수백 번 하는 트림, 치료도 안 되는 트림에 대해 알아보자.

비슷해 보이지만 구분해야 할 증상

- 되새김: 먹은 음식을 다시 올려 되씹는 행위
- 역류: 음식, 위산, 담즙이 올라오는 현상
- 트림: 음식은 올라오지 않고 가슴과 배가 답답해 이를 해소하기 위해 하는 생리적 행위

멈추지 않는 병리적 트림의 5가지 원인

첫째, 위가 담적으로 굳어졌기 때문이다. 위가 굳으면 연동운동이 이뤄지지 않아 조금만 먹어도 배가 부르고 소화가 느려진다. 또한 음식물이 고이면서 가스가 많이 생겨 이를 제거하기 위해 트림을 하게 된다. 굳은 위가 해결되지 않으면 이러한 트림을 극복할 수 없다. 담적 치료를 하면 쉽게 해결되는 문제다.

둘째, 위하수나 위무력, 소화효소와 위산 분비 기능의 저하 때문이다. 소화효소가 잘 분비되지 않아 음식을 제대로 분해하지 못하면 유

해균이 증식하고 부패 가스가 생겨 트림을 자주 하게 된다. 또한 연동운동을 하는 위 근육이 무력하면 소화가 느려져 가스가 발생하고, 이를 해결하기 위해 트림을 하게 된다. 위무력으로 인한 트림은 식후 한참 지난 뒤 하게 되는데, 아무리 트림을 해도 시원하지 않다. 위하수가 심하면 위가 하부 장관을 누르게 되는데, 장이 눌리면 장운동을 할 수 없어 가스가 찬다. 방귀로 빼야 하는데 나오지 않으니 아랫배가 유독 튀어나오고, 가스가 위로 올라가 방귀가 아닌 트림을 하게 된다. 위를 끌어올리는 한방 치료와 함께 운동요법을 꾸준히 시행하면 치료할 수 있다.

셋째, 하부 장관이 담적으로 굳어져서 발생한다. 소장과 대장이 굳으면 배변이 안 되고 방귀도 나오지 않아 가스가 거꾸로, 심하면 머리까지 올라간다. 이를 해결하려고 트림을 하는데, 아무리 트림을 해봤자 전혀 시원하지 않다. 특히 하복부에서 목까지 꽉 막혀 혹시 장폐색이 아닌가 검사해도 가스가 차 있다는 결과만 나올 뿐이다.

대장과 소장에 담적이 쌓여서 하부 장관의 운동성이 떨어지고 담독소로 인해 유해균이 증식해 부패 가스가 너무 많이 생성되어서 이런 증상이 나타나는 것이다. 이 경우, 소장과 대장의 담적을 치료하면 쉽게 해결할 수 있다. 이 외에 하행결장이나 직장의 괄약근이 무력하면 대변을 잘 볼 수 없어 숙변이 쌓이고, 그로 인해 가스가 많이 생겨 트림을 하게 되기도 한다.

넷째, 심장에 문제가 있어서 트림하는 경우다. 최근에 관련 연구 결과들이 나오고 있지만, 아직 의학적으로 모든 것을 밝혀내지는 못했다. 한의학이든 서양의학이든 갖은 방법을 동원해 아무리 치료해도 좀처럼 낫지 않아 난치에 해당하는 경우로, 최근 부쩍 증가하고 있다. 대개 가슴이 막히는 듯한 느낌이 들어 억지 트림을 하는 증상을 호소한다. 한의학에 '열격'이란 병이 있다. '목멜 열(噎)'과 '가슴 격(膈)'이 합쳐진 이름처럼 가슴에 뭔가가 꽉 막혀서 위로 나오지도 않고 아래로 내려가지도 않는 병으로, 심장에 문제가 있어서 발생한다. 억지로라도 뚫어보려고 트림을 하지만, 다시 막혀 수없이 꺽꺽댄다. 심한 사람은 하루에 수백 번도 더 트림을 한다고 하소연한다.

환자들은 똑바로 눕지도 못하고 숨을 쉬기도 힘들어 심장 정밀검사를 받아보지만 별다른 이상이 발견되지 않는다. 당연히 진단도, 치료도 안 된다. 《동의보감》에도 치료가 어렵다고 씌어 있는 이 질환의 원인이 심장에 있다는 새로운 사실을 알게 된 것은 EAV 진단 덕분이었다. 심장 근육이 굳어지면 빈맥이나 과호흡이 발생하는데, 과잉 흡입된 공기를 내보내려고 억지로 트림을 하게 되는 것이다. 담 독소로 심장 근육이 굳어지기 때문에 지나치게 잦은 트림이 발생하는 것으로 밝혀지면서 치료의 길이 열렸다.

끝으로 빨리 먹으면 트림을 하게 된다. 소화효소는 주로 음식 표면에 작용하는 한계가 있다. 음식을 빨리 먹어서 큰 덩어리가 그대로 위에 내려오면 완전히 분해되지 않고 미즙이 남는다. 폭식이나 과식, 급식으로 인해 소화효소의 도움을 충분히 받지 못해 생긴 미즙은 위장에 많은 부패 가스를 만들어 수없이 트림을 하게 만든다. 또한 침이 덜 섞이거나 어금니로 충분히 씹지 않으면 탄수화물이 소화되지 않아 트림의 양이 늘어나는데, 이는 음식을 꼭꼭 씹어 먹으면 자연스럽게 해결된다.

트림을 많이 하는 사람은 생활 습관을 고칠 필요가 있다. 과식하지 말고, 천천히 꼭꼭 씹어 먹으며, 탄산음료와 껌을 피해야 한다. 트림이 심하고 가스 배출이 어려울 때는 가스가 나올 때까지 옆으로 눕거나 무릎을 가슴에 대고 있으면 도움이 된다.

치료 사례

이○○(여성, 22세)

하루에도 100번 넘게 꺽꺽 트림을 한다며 늘 명치끝이 답답하다는 환자가 있었다. 4년 전부터 물만 마셔도, 심지어 공기만 들이켜도 가슴에 가스가 차서 억지로 트림을 하고, 심할 때는 구토도 한다. 매일 설사를 하고, 소변을 너무 자주 봐서 불면증에 시달린다. 내과에서 치료받고 침도 맞아봤지만 소용없었다. 어느 병원을 가도 그저 신경성이라는 말만 할 뿐이다.

환자는 유튜브에서 똑같은 증상을 봤다며 본원을 찾아왔다. 담적약을 복용하면서 담적을 녹이는 물리치료를 몇 번 실시하자 가슴이 뚫리고 트림이 줄기 시작했다. 4년 동안 그녀를 괴롭히던 증상이 80% 이상 사라졌고, 무엇보다 배에 딱딱하게 잡히던 덩어리가 부드러워졌다. 지금은 트림을 거의 하지 않고, 잦은 소변도 초음파 소적 치료로 많이 좋아졌다.

입안에서의 소화와 바른 식습관

음식이 입으로 들어오면 먼저 혀, 치아, 침에 의해 소화가 진행된다. 이 과정은 물리적 소화와 화학적 소화로 나눠볼 수 있다. 입안에서의 소화는 아주 중요하다. 좋은 음식 문화를 가지고 있으면서도 우리나라 사람들에게 소화기 암이 세계에서 가장 많이 발생하는 것은 입안에서의 소화가 충분히 이뤄지지 않기 때문이다. 음식을 꼭꼭 씹는 등 올바르게 먹으면 많은 병을 예방할 수 있다.

입안에서의 소화 과정

침과 침샘

침은 입안에서 화학적 소화를 담당한다. 침의 작용은 음식이 입에 들어오기 전부터 시작된다. 음식을 보거나 냄새만 맡아도 침이 분비된다. 침의 분비량은 맛에 따라 다르다. 적당히 짠 음식에 잘 분비되고, 신 음식엔 더 늘어난다. 신 음식의 강한 산 때문에 치아 표면과 입 안이 손상되는 것을 막기 위해서다.

침은 맑은 수분과 끈적거리는 점액 성분으로 구성된다. 대표적인 침샘(타액선)으로는 장액성 액체(점액이 들어 있지 않은 맑은 액체)만 분비하는 귀밑샘(이하선), 장액성 액체와 점액성 액체를 모두 분비하는 혀밑샘(설하선)과 턱밑샘(악하선)이 있다. 침샘은 이 외에도 수없이 많아 하루에 1~1.5L의 침이 분비된다. 침의 수분은 혈액에서 공급된다. 뇌가 보내는 신호를 받으면 침샘 부근에 있는 모세혈관의 혈류량이 증가하면서 혈액의 수분이 침의 원료를 만드는 선방(샘꽈리)세포로 들어간다. 여기에 소화효소와 점액 성분이 더해져 침이 만들어진다.

침의 소화 작용

침의 소화효소는 대부분 아밀라아제다. 아밀라아제는 단백질과 지방은 분해하지 못하고, 오직 탄수화물만 분해한다. 밥이나 빵 등 녹말 음식은 많은 포도당이 연결된 분자 덩어리로 이뤄져 있다. 아밀라아제는 2개의 분자로 된 엿당이 될 때까지 탄수화물을 계속 잘라낸다. 엿당은 탄수화물의 최종 분해 형태는 아니지만 그에 거의 근접한 것으로, 계속 씹다 보면 단맛이 느껴진다. 아밀라아제 외에 프티알린도 당을 분해한다.

침에는 또한 오피오르핀이라는 강한 진통 성분이 포함되어 있다. 극소량이어서 최근까지 발견되지 않았었는데, 모르핀보다 진통 효과가 6배 정도 뛰어나다고 한다. 입안에 생긴 상처의 통증이 쉽게 사라지는 것은 바로 오피오르핀 덕분이다.

치아의 역할

음식을 치아로 씹어 잘게 자른 뒤 침과 잘 섞는 것이 소화의 1단계다. 치아와 턱 근육 운동으로 음식물을 작고 부드럽게 쪼개면 섬유질이 작아지고 단면이 늘어나 소화효소의 효과가 커진다. 씹는 동작에는 입안의 혀와 얼굴의 수많은 근육이 관여한다. 가장 바깥쪽의 교근(깨물근), 측두근(관자근), 외측익돌근, 내측익돌근이 대표적이다. 이를 악물 때 뺨과 귀 부근에 톡 튀어나오는 근육이 교근이다.

혀의 역할

혀는 맛을 느끼는 부위로만 생각하기 쉽지만, 사실 치아 못지않게 중요한 역할을 한다. 음식물을 앞뒤로 밀어 원활히 씹을 수 있게 하고, 삼키는 것을 돕는다. 침과 치아로 잘게 분해된 음식물이 혀 뒤쪽으로 옮겨지면 삼킴반사가 작동해 음식물이 목으로 내려간다. 인두가 열리고 음식물이 목을 통해 식도로 넘어가는 것이다. 후두개는 음식물이 기도로 들어가는 것을 막아 호흡과 소화를 조정한다.

건강을 지키는 바른 식습관

위는 자신의 주먹 정도 크기로, 식사량은 배가 70~80% 부른 정도가 좋다. 이처럼 소식하려면 오래 씹어 먹어야 한다. 포만감이 뇌에 전달되는 데는 시간이 걸리기 때문에 빨리 먹으면 뇌가 포만감을 느끼기 전에 과식하게 된다. '333 식습관'을 잘 지키면 며칠만 지나도 건강이 좋아지는 것을 느끼게 될 것이다. '333 식습관'은 하루 세끼 규칙적으로 식사하고, 한 입에 30회씩 침을 섞어가며 꼭꼭 씹어서, 30분간 천천히 식사하는 것이다. 단, 담적증후군 환자는 40~50번 씹는 것을 권장한다. 음식을 꼭꼭 씹어 먹으면 다음과 같은 효과를 얻을 수 있다.

- **구강 질병을 예방한다**: 침이 살균 작용을 해 잇몸병을 예방한다.
- **영양물질을 잘 흡수한다**: 음식이 잘게 쪼개지고 소화효소가 잘 섞이면 영양물질이 쉽게 흡수되어 온몸의 영양 상태가 좋아진다. 마른 사람이나 암 환자에게 꼭 필요한 식습관이다.
- **위장병이 줄어든다**: 음식물을 잘게 부수면 위장의 부담이 줄어 위장 건강에 좋다.
- **비만과 당뇨병에 도움이 된다**: 빨리 먹으면 많이 먹게 되고, 담적이 생겨 복부 비만과 인슐린 저항성이 만들어지기 때문에 당뇨병이 악화된다.
- **얼굴 미용에 매우 좋다**: 빨리 먹으면 안면 근육, 연골과 치아 등 얼굴에 있는 각 기관이 퇴화하고 약해져 아름다운 얼굴을 유지할 수 없다.
- **시력 유지에 매우 좋다**: 씹는 근육이 무력해지면 안구의 수정체 조절 기능이 떨어져 시력에 영향을 미친다. 특히 어린이의 시력에 큰 영향을 미친다.
- **중풍과 치매를 예방한다**: 씹을 때 아래턱 근육이 혈관을 자극하고

뇌의 혈액순환을 촉진해 중풍과 치매 예방에 도움을 준다.

- **암 예방에 매우 좋다**: 침에는 다양한 호르몬과 15종의 소화효소가 포함되어 있는데, 그중 특히 과산화효소는 활성산소를 분해하고 음식의 발암물질을 제거한다. 침이 음식물의 니트로소아민, 황곡곰팡이, 벤조피렌 등 발암물질의 독성을 분해한다는 실험 결과도 있다.

- **노화를 막는다**: 나이가 들면 위장 기능과 삼키는 반사작용이 감퇴한다. 꼭꼭 씹으면 소화가 잘되고 목메임과 사레도 덜해 노화를 막을 수 있다.

빈번한 방귀

방귀가 심해 괴로워하는 사람이 많다. 시도 때도 없이 나와 참으면 가스 팽만으로 고통스럽고, 방귀를 뀌면 독한 냄새가 주위 사람에게 피해를 준다. 검사상 별 이상이 없어 치료를 받을 수도 없다.

방귀는 트림처럼 생리적인 것과 병리적인 것이 있다. 하부 장관에 가스가 많이 생기면 연동운동에 방해가 되기 때문에 가스를 없애기 위해 나타나는 반응이 방귀다. 이런 방귀는 생리 현상이다. 하지만 가스가 없는데도 수없이 방귀를 뀌거나 방귀를 뀌어도 가스가 안 빠지면 병일 수도 있다.

방귀는 가스가 너무 많이 생겼기 때문에 나타나는 반응인데, 가스 생성은 장내 미생물 상태나 장관 운동과 관계 있다. 장에 유해균이 많으면 부패 가스가 많이 만들어져 방귀를 계속 뀌게 되고 냄새도 고약해진다. 또한 장관 운동이 약해지면 대변이나 가스가 배출되지 않고 쌓여 방귀를 뀌게 된다. 장내 유해균 증식, 장 무력이나 굳어짐 등이 문제가 되는 방귀의 원인이다.

의학적으로 방귀에 대한 특별한 치료 방법은 없다. 하지만 장 무력을 제외하면 모두 담적 때문에 발생하는 것이므로 담적증후군 치료와 유산균 복용으로 쉽게 개선할 수 있다. 문제는 장 무력이다. 장이 무력하면 대변을 시원하게 보지 못해 숙변이 쌓이고, 그로 인해 부패 가스가 생긴다. 오래 앉아서 일하거나 운동하지 않고 변비약을 장복하는 사람에게 장 무력이 잘 온다. 장운동을 주관하는 경혈은 복결(腹結)이다. 장 무력으로 인한 방귀는 복결 부위를 활성화하는 약침요법과 약해진 괄약근을 강화하는 초음파 치료로 개선할 수 있다. 또한 방귀를 많이 뀌는 사람은 육류나 고단백·고지방 음식, 인스턴트 음식, 유제품 등의 섭취를 줄이고, 신선한 채소를 많이 먹는 것이 좋다.

명치 통증과 답답함

명치 바로 아래쪽에 답답함과 뻐근함, 경련성 통증이 느껴져 힘들어하는 사람이 많다. 이런 증상은 주로 식사 후에 나타나는데, 공복이거나 신경을 많이 써도 나타난다. 내시경으로 위염이 관찰되면 위산 분비 억제제나 한방 침으로 해결할 수 있지만, 염증이 관찰되지 않아 약으로 치료하기 어려운 경우가 많다. 췌장과 담낭 등 여러 부위를 검사해도 이상이 없는 경우 소화제나 위산 분비 억제제, 혹은 진통제로 그때그때 넘어가지만 근본적인 치료가 아니어서 재발하기 쉽다.

검사를 해봐도 원인을 알 수 없는 명치 통증에는 2가지 원인이 있다.

첫째, 위 분문부의 담적이다. 체했는데도 음식을 조심하지 않아 체기가 만성화되면 분문 조직 자체가 굳어지는 담적증후군이 생긴다. 담적 치료로 대부분 쉽게 치료되지만, 소식하는 등 음식을 조심하는데도 명치 부위가 답답하고 통증이 나타나는 경우가 많다. 이는 굳은 분문부 조직이 되돌릴 수 없는 상태가 되거나 운동세포인 카할세포가 죽었기 때문이다.

이런 사람은 대개 수십 년간 소화불량으로 고생하느라 체중이 줄고 수시로 응급실을 찾는 등 심한 고통을 호소한다. 내시경으로는 그 무엇도 발견되지 않아 문제를 해결하기도 어렵다. 그러나 EAV 검사와 복진으로 분문의 담적 정도를 정확히 알아내 굳은 조직을 정상화하고 죽은 세포를 활성화하는 담적증후군 패키지 치료를 하면 수십 년 된 문제도 해결할 수 있다.

둘째, 과음이나 분노 등 과도한 스트레스로 간장에 화가 발생해 통증이 생길 수도 있다. 한의학은 위와 장의 상태가 간장, 담낭과 직결된다고 본다. 간장은 담즙을 분비해 지방 소화를 돕는다고 알려져 있는데, 그보다 더 중요한 역할이 있다. 바로 위와 장에 부패한 환경이 생겨날 경우 이를 해독해 담적증후군이 생기지 않게 하는 것이다. 또한 해독과 대사를 거쳐 소장과 대장에서 흡수된 영양물을 피와 살이 되게 한다. 이처럼 위와 장이 소화, 흡수, 영양 공급을 하는 과정에는 간장, 담낭이 밀접하게 연관되어 있다.

그런데 간장의 기능이 좋지 않으면 위에 직접적인 영향을 미쳐 많은 소화 장애가 생기기 쉽다. 과음이나 분노는 간장에 울화를 만들고, 이 울화는 주위의 장기를 공격한다. 공격 당하는 대표적인 장기는 폐와 위장이다. 한의학에서는 이를 '간화작폐(肝火灼肺)'와 '간기횡역(肝氣橫逆)'이라고 한다. 간화작폐는 간의 울화가 폐를 졸여서 폐의 진액과 면역 기능을 말려 만성 기침이나 폐암을 일으키는 환경을 만든다는 뜻이다. 비흡연자가 폐암에 걸릴 경우, 담배보다 간의 울화를 더 큰 원인으로 본다. 간기횡역은 말 그대로 간장의 강한 울화가 위장을 때려 경련과 통증을 일으킨다는 뜻이다. 이 경우, 어떤 약도 듣지 않는다. 간장의 울화를 풀어야 통증이 완화된다.

치료 사례

황○○(여성, 40대)

이 환자는 체질적으로 위가 약해 늘 소화가 안 됐는데, 5년 전 축농증 수술을 받고 항생제를 두 달 동안 복용한 뒤 심한 체증과 복부팽만감이 생겼다. 게다가 두통, 식도염, 인후염, 자궁근종, 폐렴, 장염, 가슴 답답함, 췌장염, 담석 등 이런저런 병이 환자를 끊임없이 괴롭히고 있었다. 몇 가지 병은 수술과 약으로 해결했지만, 체증은 점점 더 심해졌다. 마치 명치에서 가슴까지 큰 철판을 끼워 넣은 것처럼 꽉 막히고 숨쉬기가 힘들며 눈과 머리, 어깨 근육 통증에 시달렸다. 정밀검사를 받아도 특별한 병이 발견되지 않아 소화제와 함께 항우울제, 신경안정제를 처방 받았으나 아무런 소용이 없었다.

담적증후군에 대해 들었다며 본원을 찾아온 환자는 위장이 굳어졌다는 진단을 받자 병의 근원을 찾았다며 기뻐했다. 담적 치료를 2주 정도 하자 배가 부드러워지고 몸이 맑아지는 것 같다고 했다. 체증, 두통과 인후 통증, 가슴 답답함이 없어지고 눈도 맑아졌다. 지금은 건강하고 유쾌한 시간을 보내고 있다.

속 쓰림

공복일 때나 새벽에 속이 쓰리고 아파서 잠을 이루지 못하는 사람이 많다. 내시경으로는 별다른 문제를 발견하지 못해 위산 과다로 진단받아 제산제나 위산 분비 억제제를 복용하지만 좀처럼 증상이 개선되지 않는다. 새벽에 일어나 뭐라도 먹어야 나아지다 보니 습관적으로 과식하게 된다. 최근에는 위산 분비 억제제의 문제점이 드러나면서 오래 복용할 수도 없는 상황이 됐다.

위산 분비 억제제를 사용하지 않는 한의학에서는 속 쓰림, 특히 공복이나 새벽에 발생하는 속 쓰림을 어떻게 치료할까? 한의학은 서양의학과 달리 위산이 과다 분비되고 방어인자인 진액이 부족한 이유를 위 자체가 아니라 온몸에서 찾는다. 몸 전체에서 그 배경을 찾아 해결함으로써 근본적인 치료를 하는 것이다. 주로 염산 성분으로 구성된 위산이 과다 분비되는 배경에는 아세틸콜린, 가스트린, 히스타민 같은 인자가 관여한다. 이러한 인자가 지나치게 작용하면서 위산이 많이 분비되는 것이다. 위산 분비를 촉진하는 인자들이 과잉 분비되는 것은 스트레스, 분노, 과음으로 생긴 간화(肝火)가 뇌하수체를 충동한 결과다. 간화를 내리는 약을 쓰면 위산 분비를 촉진하는 호르몬들이 정상화되어 위산의 과다 분비가 해결된다. 이러한 치료는 위산 분비 억제제처럼 현상을 치료하는 것이 아니라 배경을 치료하는 것이어서 보다 근원적이고 부작용이 없다.

속 쓰림의 또 다른 원인은 위산이나 자극인자에 대한 방어 기능이 손상된 것이다. 방어 기능이 손상되는 이유를 한의학적으로 살펴보면 심장과 신장이 약해졌기 때문이다. 심장과 신장은 강한 물질로부터 위를 보호하기 위해 영양물질과 점막 보호 물질을 공급한다. 심장과 신장이 약해지면 이러한 물질들이 제대로 공급되지 않아 점막이 빈혈 상태가 되고, 방어 기능이 손상되어 궤양이 진행되고 속 쓰림이 발생한다.

치료 사례

김〇〇(여성, 50세)

오래전부터 공복 상태가 되면 심한 속 쓰림과 위경련이 나타나 응급실을 자주 드나들었다는 환자는 "그럴 때마다 정말 위를 통째로 잘라내고 싶을 정도로 괴롭다"고 했다. 검사 결과 표재성 위염으로 진단받아 제산제 등을 먹으며 치료했지만 그때뿐이었다.

환자를 살펴보니 위 외벽 조직이 담 독소로 손상된 담적증후군인 것으로 나타났다. 위산과 진액은 외벽에서 분비되기 때문에 외벽의 담적을 치료했다. 치료한 지 7일이 지나자 속 쓰림이 조금씩 가라앉았다. 무엇보다 위가 뻐근하고 돌덩이가 들어 있는 것 같은 증상이 해소됐다. 6주째가 되자 수년 동안 끼고 살았던 위 통증과 속 쓰림이 모두 사라졌다. 환자는 위가 좋지 않은데도 음식을 먹기 시작하면 멈출 줄 모르고 폭식하는 습관이 있었는데, 치료 후 소식해도 배부름을 느끼고 적당히 먹게 됐다.

심한 복부 팽만_팔다리는 가늘고 배만 나온 체형

조금만 먹어도 배가 금방 불러와 더는 먹을 수 없는 이들이 있다. 식사량이 제한되다 보니 팔다리는 가늘어지고 유독 배만 볼록 튀어나

온다. 복부팽만은 한의학에서 '고창'이라고 한다. '북 고(鼓)'와 '부을 창(脹)', 말 그대로 배가 부어올라 북처럼 빵빵해진 상태를 말한다. 이는 가스가 빠지지 않아서 그런 것으로, 이유는 2가지가 있다.

대부분 담적 때문이다. 부패 가스가 계속 발생하는데 원활히 배출하지 못해 임산부처럼 배가 불러온다. 그러나 담적만으로 이렇게 되지는 않는다. 위장의 근력이 약하거나 소화효소와 위산의 분비가 줄어드는 문제가 가세하면 팔다리가 가늘어지고 배만 볼록 나오게 된다. 담적 치료와 함께 위장 기능을 강화하면 소화력이 좋아져 식사량이 늘고 가스 배출이 잘 돼 배가 들어간다.

단, 장폐색으로 인해 배가 빵빵하게 튀어나온 경우는 응급치료가 필요하다. 응급조치를 취한 후 장폐색을 유발한 담적을 치료해 재발하지 않게 해야 한다.

치료 사례

서○○(여성, 34세)

싱가포르에서 살던 환자는 배가 부풀어 현지 병원과 한의원에서 처방 받은 위 운동 촉진제 등의 약과 유산균을 먹었다. 하지만 배는 계속 부풀어올랐다. 한국에서 종합검진을 받아봤으나 큰 이상이 없었다. 3개월간 약을 먹었지만 상황은 전혀 나아지지 않았다. 배는 외계인처럼 부풀고, 팔다리는 제대로 먹지 못해 날로 가늘어지고, 얼굴은 통통 부었다. 한 대학병원에서 장 기능 저하로 인한 장 마비로 진단받고 장 기능을 활성화시키는 약과 장의 나쁜 세균을 없애는 항생제를 처방받아 복용했지만, 역시 일시적으로 증상이 나아질 뿐 상황은 점점 더 심각해졌다.

본원에서 EAV 등 각종 기능 검사를 한 결과, 장이 담적으로 굳어 전혀 움직이지 않는 것으로 나타났다. 약물 치료와 함께 아로마 고주파 치료, 초음파 치료를 병행하자 배가 조금씩 꺼지기 시작했다. 혈색도 좋아지고 밤마다 가슴이 타는 듯한 증상과 불면증도 사라졌다. 배가 고파서 밥을 먹게 되고 배가 움직여 대변을 보게 됐다는 환자는 이제 예쁜 옷을 입을 수 있게 됐다며 운동도 시작했다고 한다.

다이어트를 해도 들어가지 않는 복부 비만

조금만 먹어도 배가 불룩 나오거나 유독 뱃살만 찌는 경우, 다이어트를 해도 살이 빠지지 않는 경우, 많이 먹지 않는데도 살이 찌고 잘 부으며 부기가 그대로 살이 되는 경우 등 비만 때문에 고민하는 사람이 많다. 뱃살을 빼기 위해 지방 흡입을 해보고 다이어트 약도 먹어보지만 배는 들어갈 생각을 하지 않는다. 오히려 지방 흡입을 하면 피부가 울퉁불퉁해지고, 식욕 억제제를 먹으면 구토, 두통, 불안 등의 부작용이 나타나 고생만 할 수도 있다. 몇 년 전 선풍적인 인기를 누렸던 다이어트 주사제는 갑상선 암과 췌장염의 발병률을 높인다는 연구 결과가 나오기도 했다.

대부분 배가 나오는 것을 단순히 지방 때문이라고 생각한다. 하지만 지방 외에 다른 원인도 있다. 가스가 차서 또는 물살처럼 부어서 팽만해지는 것이다. 가스가 차는 이유는 위와 장이 굳어지는 담적증후군 때문이다. 위와 장이 굳어지면 음식물이 오래 머물어 부패 가스가 만들어져 배가 나온다. 이런 경우 소식하거나 가스가 빠지는 약을 먹어도 배가 들어가지 않는다. 붓고 굳은 상태로 모양이 잡혀버리기 때문이다. 이런 경우, 담적 치료를 하면 금방 배가 들어간다.

또한 아무리 다이어트를 해도 배가 들어가지 않는 것은 위장이 아니라 복부지방에 담 독소가 쌓여 있기 때문이다. 지방이 딱딱해지면 소식하고 운동하고 비만 치료를 받는 등 어떤 노력을 해도 살이 빠지지 않는다. 근육과 지방에 담 독소가 쌓여 굳어지면서 두껍게 변성됐기 때문이다. 지방층과 근육층에 쌓인 담을 제거해야 딱딱하게 굳은 지방과 근육이 부드러워지면서 살이 빠진다.

지방 조직에 담 독소가 축적되는 현상은 유독 배가 나온 환자들에게 담적 치료를 하면서 알게 됐다. 담적 치료법 중 하나인 아로마 고주파 요법을 시행하면서 담적 약을 투여해 지방층과 근육층에 쌓인 담을 제거하자 금방 배가 말랑말랑해지면서 쑥 들어가는 것을 볼 수 있었다. 그동안 복부의 지방과 근육이 담 독소로 굳어지는 사실을 몰라 다이어트만 했던 것이다.

많이 먹는 것도 아닌데 살이 찌는 경우도 있다. 혈장에서 지방세포로 유입된 지방산과 포도당은 주로 중성지방 형태로 지방 조직에 쌓이는데, 이것이 지나치면 비만이 된다. 섭취한 열량을 태우는 에너지 대사 시스템에 장애가 왔기 때문이다. 에너지 대사가 활발하게 이뤄지지 않으면 조금만 먹어도 그대로 살이 된다. 대사를 주관하는 간장과 독소를 배설하는 신장의 기능, 대장의 배설 기능이 떨어졌기 때문이다. 간장의 대사 기능을 촉진하고 신장과 대장의 담적을 제거해 해독과 배설 기능을 활성화하면 살이 빠지기 시작한다.

잘 붓고 부은 게 그대로 살이 되는 사람은 신장 기능이 저하됐을 가능성이 있다. 신장 기능이 떨어져 수분 대사에 장애가 오면 몸의 수분이 소변으로 빠지지 않고 살에 축적되어 물에 분 것처럼 된다. 이때 환자가 담까지 많으면 수분과 담이 엉기면서 살이 단단해져 아무리 노력해도 살이 빠지지 않는다. 신장의 이뇨 기능을 촉진하고 담 독소를 제거하면 부기가 빠지면서 체중이 줄어든다.

이처럼 복부 비만은 단순히 지방의 문제가 아니다. 복부지방과 근육의 담적, 간장의 대사 기능과 신장의 수분 처리 기능 저하, 대장의 담적 등이 복합적으로 어우러져 나타나는 것이다. 이런 문제를 해결하지 않고 다이어트와 운동만 해봤자 해결되지 않는다. 복부 비만의 복잡한 배경을 잘 살펴 하나하나 해결하다 보면 뱃살은 물론 요요 없이 건강하게 살을 뺄 수 있다.

비만과 담적증후군, 장내 미생물의 상호관계

예전에 우리나라에서 비만은 그다지 중요한 문제가 아니었다. 식생활이 서구화되면서 비만 인구가 빠르게 증가하고 관련 질환들이 늘어나 비만은 이제 많은 병의 원인으로 지목되고 있다. 비만이 당뇨병 등 대사 질환, 고지혈증, 동맥경화 같은 혈관 질환의 위험성을 높인다는 것은 잘 알려져 있는 사실이다. 최근에는 위식도 역류 질환, 기능성 소화불량, 과민성대장증후군과 비만의 관계성이 주목받고 있다. 아직 그 메커니즘은 밝혀내지 못했지만, 담적증후군의 발견으로 비만과 원인 미상의 위장병, 각종 전신 질환의 관련성을 설명할 수 있게 됐다.

그뿐 아니라 많은 실험을 통해 장내 유해 미생물의 증식이 비만의 중요한 원인이라는 것이 밝혀지고 있는데, 이 또한 담 독소와 관련 있을 것으로 추정된다. 다음은 미생물과 비만의 관련성에 대한 실험을 다룬 논문의 내용이다.

적게 먹어도 살이 안 빠지는 이유는 '뚱보균'이라고도 불리는 장내 미생물 피르미쿠테스 때문이다. 비만인 사람의 장내 세균 구성은 정상인과 다르다. 장내 유해균 중 하나인 피르미쿠테스가 대표적이다. 피르미쿠테스는 몸속 당분의 발효를 촉진해 지방을 지나치게 생성하며, 식욕 억제 호르몬인 렙틴의 활성화도 방해한다. 포유동물과 소화관이 유사한 제프리피시를 연구한 결과, 지질 방울의 수와 크기를 증가시키는 것으로 나타났다. 이에 반해 장내 미생물 중 프레보텔라가 많으면 식이섬유를 잘 소화해 체중 감량에 유리하고 혈당 반응에도 긍정적인 영향을 미친다.

이처럼 장내 미생물은 대변, 혈장 대사체에 관여한다. 아미노산과 탄수화물 대사, 식후 혈당 수치, 인슐린 수치, 간 수치, 지질 수치, 복부 내장지방의 양, 섭식 패턴 등 다양한 부분에 영향을 미쳐 비만을 초래하는 것이다.

과민성대장증후군

조금만 신경 써도 아랫배가 살살 아프면서 설사를 하고, 여러 번 배변해도 시원치 않은 잔변감으로 고생하는 사람이 많다. 찬 음료에 민감해 출장을 가서 물이 바뀌거나 긴장한 채 업무를 볼 때면 장을 진정시키는 약을 미리 먹는 사람도 있다. 또 뭔가를 먹고 외출하면 배가 아플까 봐 아무것도 먹지 않고, 심하면 성인용 기저귀를 착용하고 나가기도 한다.

과민성대장증후군은 기질적 문제가 없는데 복통, 불편감, 복부팽만, 잔변감 등이 나타나는 장 질환이다. 스트레스를 받거나 긴장하면 설사나 변비가 반복되고, 변을 보면 복통이 가라앉는다. 크든 작든 삶의 질을 떨어뜨리는 요인으로 작용하는 과민성대장증후군은 임상에서 가장 흔히 접하는 소화기 질환의 하나로, 여성 환자가 남성 환자보다 2배 정도 많고, 성격이 예민한 사람이나 30~40대 직장인에게 잘 나타난다. 전 세계 인구의 20%가 겪고 있으며, 우리나라는 매년 150만 명이 넘는 사람들이 과민성대장증후군으로 인한 고통을 호소하고 있다. 과민성대장증후군은 다음과 같은 기준으로 진단한다.

- 설사나 변비가 반복되고, 배변하면 복통이 가라앉는다.
- 다음 중 2가지 이상의 배변 장애가 있다.
  - 불규칙한 배변 횟수
  - 대변의 굳기 이상(설사나 변비 또는 교대로)

– 대변 배출의 이상(찔끔하거나 뒤끝이 묵직한 잔변감)

 – 반복적인 복통과 점액 성분 배출

• 이 외에 장이 꼬이듯 아프거나 살살 아픈 통증이 있고 가스가 차
  는 경우, 찬 음료에 민감하게 반응하는 경우, 조금만 신경 써도
  아랫배가 살살 아프면서 설사하는 경우, 새벽에 하복통과 설사로
  고생하는 경우 등이 과민성대장증후군의 범주에 해당한다.

과민성대장증후군은 대장 내시경 검사에선 정상으로 나타나 장염
으로 분류하지 않는다. 장염은 세균 등의 감염으로 발생하며, 주로 설
사 형태로 배변을 하고 심한 복통이 수반되지만 만성 질환은 아니다.
반면 과민성대장증후군은 설사와 변비가 교대로 오고 만성 질환이다.

서양의학에는 과민성대장증후군에 대한 근본적인 치료 방법이 없
다. 단지 증상을 조절해 사회생활이 가능한 상태로 만드는 것 정도가
목표다. 치료가 어려운 이유는 원인을 찾아내지 못했기 때문이다. 원
인으로 면역 과잉 활성, 장내 미생물 불균형, 감염 후유증 등이 언급되
고 있지만 이를 개선할 치료책은 아직 없다. 대체로 평활근 이완제, 신
경안정제 등 장을 진정시키는 약을 쓰는데, 대부분 일시적인 효과만
있을 뿐 근본적으로 문제가 해결되지 않아 환자는 계속 고생하게 마련
이다.

과민성대장증후군의 4가지 원인

담적증후군의 발견으로 발생 배경이 밝혀지면서 과민성대장증후군도 얼마든지 해결할 수 있게 됐다. 과민성대장증후군의 배경은 단순하지 않다. 대장이 왜 '과민'하게 반응하는지 장내 환경을 면밀히 살펴볼 필요가 있다. 병태를 분류하면 대장의 운동 장애, 스트레스에 대한 대장의 예민한 반응, 배가 찬 경우, 대장 미생물의 병적인 변화 등으로 요약할 수 있다. 사람에 따라 다르지만 이들 4가지 원인이 병합되기도 한다. 각각의 원인을 살펴보자.

• 대장의 운동 장애

대장에 운동 장애가 생기면 대변을 원활하게 내려보내지 못한다. 운동 장애의 원인은 대장의 담적이다. 대장 평활근에 담적이 쌓이면 굳어져서 연축(攣縮), 신전(伸展), 확장 등 장운동이 제대로 이뤄지지 않아 배변 장애가 발생한다. 이것이 과민성대장증후군의 첫 번째 요인이다. 대장 담적약을 투여하고 굳어진 조직을 풀어주는 고주파와 초음파 원리의 물리치료를 시행하면 근본적으로 개선할 수 있다.

• 스트레스에 대한 대장의 예민한 반응(간장과 심장의 문제)

스트레스를 받으면 간장과 심장이 힘들어진다. 분노·울화 등의 스트레스는 간장에 영향을 주고, 불안·근심·걱정·예민함·긴장 등의 스트레스는 심장에 영향을 준다.

분노와 울화는 간장에 간화라는 열성 환경을 만든다. 간화는 교감 신경을 강하게 자극해 경련성 운동을 일으킴으로써 설사, 변비, 통증을 유발한다. 또한 스트레스 호르몬인 코르티솔이 지나치게 분비되게 만들어 대장 평활근을 강하게 수축시키면서 쥐어튼다. 이는 응어리진 울화를 제거하는 한방 처방으로 치료할 수 있다.

심장이 스트레스를 받으면 심장의 기능이 순간적으로 위축돼 대장에 따뜻한 혈액을 공급하지 못한다. 따뜻한 혈액을 공급받지 못하면 대장이 냉해져 배가 살살 아프면서 배변 장애가 생긴다. 심장을 튼튼히 하는 처방으로 대장에 혈액이 잘 흘러가게 하고 불안과 긴장도를 낮춰 자율신경계의 반응을 정상화하면 스트레스에 대한 대장의 민감도를 낮출 수 있다.

● 배가 찬 경우

예전부터 어른들은 더운 여름날에도 잘 때는 배를 꼭 덮으라고 했다. 장은 항상 따뜻해야 한다고 생각한 것이다. 장은 수분을 관리하는 기관이다. 불은 양(陽)이고 성질이 뜨거운 데 비해, 물은 음(陰)이고 성질이 차다. 성질이 찬 수분으로 인한 문제를 해결하려면 장이 따뜻해야 한다. 그래서 어른들이 잘 때 꼭 배를 덮으라고 한 것이다.

한의학에서는 심장과 신장이 장을 따뜻하게 한다고 설명한다. 심장은 따뜻한 혈액을 보내 장을 따뜻하게 한다. 양기(陽氣), 즉 정력을 주관하는 신장은 양 에너지를 공급해 장을 따뜻하게 한다. 심장이 약하면 긴장할 때마다 장이 과민해진다. 신장의 양기가 약하면 새벽에 배가 아파 깨고 추운 날씨, 날 음식이나 찬 음식에 민감해진다. 수분 관리가 안 돼 배에서 물소리가 나며, 추위에 약하고, 정력과 기력이 떨어진다. 신장의 양기를 높이는 치료를 하면 이 모든 증상이 신기할 만큼 쉽게 낫는다.

● 대장 미생물의 병적인 변화

대변을 처리하는 대장은 세균들이 살기 좋은 곳이다. 장내 세균은 면역 기능을 강화해 외부의 병원균을 이겨내고, 소화관의 조직을 발달시키고, 대장이 정상적인 기능을 하는 데 꼭 필요한 역할을 한다. 그래서 유익균을 활성화하면 과민성대장증후군을 예방하고 치료할 수 있다. 반면 유해균은 대장의 환경을 오염시켜 장내 미생물의 균형을 깨뜨리고 많은 대장 질환을 유발한다. 장내 미생물의 병적인 변화, 즉 유익균이 적어지고 유해균이 우세해지는 원인으로는 3가지를 들 수 있다.

첫째, 위의 문제가 대장의 환경에 영향을 미칠 수 있다. 위는 상류, 대장은 하류라고 할 수 있다. 따라서 위에 좋지 않은 물질이 있으면 이것이 대장으로 내려가 대장을 오염시킨다. 위에서 만들어진 담 독소는 장으로 내려가 유해균의 증식을 부추긴다. 위의 담적을 치료하는 것은 과민성대장증후군을 근본적으로 치료하는 비결이기도 하다.

둘째, 대장 자체에 부패한 담 독소가 쌓이면 자연히 좋은 세균이 감소하고 유해균이 증식한다. 또한 담 독소가 미세한 염증 반응을 만들고 담 독소로 경화된 대장이 정상적인 연동운동을 하지 못해 과민성대장증후군의 모든 증상을 초래한다.

끝으로 항생제 같은 화학 약물에 의해 장내 미생물의 균형이 깨지거나 비타민과 미네랄이 부족해도 유해균이 증식한다. 담적 치료와 함께 꼭꼭 씹어 먹는 등 바른 방법으로 식사하고, 부가적으로 소장과 대장의 장내 미생물 환경에 도움을 주는 유산균을 섭취해 유익균에게 우세한 환경을 만들면 과민성대장증후군을 치료할 수 있다.

치료 사례

박○○(남성, 52세)

환자는 화장실에 갔다 와도 뒤끝이 묵직해 하루 10회 이상, 심하면 30회까지 대변을 보러 가지만, 대장 내시경이나 복부 CT 등 정밀검사를 해도 아무런 이상을 발견할 수 없었다. 10년 이상 유명하다는 병원은 다 쫓아다니며 서양의학과 한의학 치료를 받아봤지만 나아질 기미가 보이지 않았다. 오히려 증상이 점점 심해져 지하철을 탔다가 도중에 내려야 하는 등 일상생활이 어려워져 결국 직장까지 그만뒀다. EAV 검사를 해보니 대장의 미들존이 심한 담 독소로 굳어지고 오염되어 있었다. 대장의 미들존에 쌓인 담 독소를 제거해 병원성 미생물을 줄이고, 굳은 장 근육을 풀어주면서 대장을 따뜻하게 하는 치료를 했다. 그 결과, 환자는 하루 한두 번 정상 변을 보는 상태로 회복됐다. 이처럼 그동안 치료되지 않는 병으로 알려져 있던 과민성대장증후군도 담적 치료와 함께 종합적으로 장내 환경을 개선하면 얼마든지 극복할 수 있다.

만성 변비

현대 의학에서 변비는 큰 비중을 차지하는 병이다. 만성 변비가 소화기 질환에 머물지 않고 대사 질환이나 치매 같은 신경계 질환을 초래하기 때문이다. 그런데 변비 치료를 쉽게 생각해 배변에만 초점을 맞춘 탓에 근본적인 치료가 이뤄지지 않을 뿐 아니라 약물에 의존하면서 문제가 더 심각해지고 있다. 근원적인 치료 대책이 마련되어야 변비로 인해 초래되는 많은 질병을 예방할 수 있다.

변비는 대변이 심하게 굳고 딱딱해서 잘 나오지 않는 경우, 배변 횟수가 1주일에 3회 이하이거나(하루 2회, 혹은 이틀 1회 정도가 정상이다) 배변량이 적은 경우, 대변을 봐도 잔변감과 하복 불쾌감이 있는 경우를 가리킨다. 복통이나 복부팽만, 잦은 방귀, 오심, 수면 장애, 우울증도 나타난다. 만약 혈변을 본다면 치질, 치열 등 항문 질환과 대장암 또는 직장암을 검사해야 한다.

전체 인구의 2~10%가 변비로 설사제를 복용하고 있으며, 여성이 남성보다 3배 정도 많다. 교육 수준이 낮고 경제적으로 취약한 계층에서 많이 발생하고, 60세 이상 되면 급증하는 경향을 보인다.

서양의학에서는 변비의 원인을 원발성과 2차성으로 구분한다. 원발성 변비는 기질적 질환 없이 대장의 운동 장애나 항문, 직장의 기능 이상에 의한 경우다. 변비의 90% 이상이 원발성인데, 이를 기능성 또는 특발성 변비라고도 부른다. 2차성 변비는 대장의 기질적 문제나 전신 질환, 약물 사용에 기인한다. 기질적 원인으로는 대장 종양, 대장

협착, 허혈성 대장염, 게실염, 장축 염전증, 탈장, 치질, 치열, 항문 협착 등이 있다. 당뇨병, 요독증, 저칼륨증, 고칼슘증 같은 대사질환과 뇌하수체 기능 저하, 갑상선 기능 저하 같은 내분비 질환, 또한 뇌종양, 파킨슨병, 다발성 경화증, 근위축증 같은 신경계 질환도 주요 원인이다. 신경 차단제, 콜린 억제제, 제산제, 항우울제, 조혈제, 이뇨제, 아편 등의 약물도 변비의 원인으로 꼽힌다.

원발성 변비 중 가장 많은 형태는 정상통과형(59%)이다. 정상통과형 변비는 배변 횟수와 대장 통과 시간은 정상인데, 스트레스를 받거나 긴장할 때 증상이 나타나 환자 스스로 변비라고 생각하는 경우다. 과민성대장증후군의 변비형 중 가장 많은 유형이다. 여성이 남성보다 2배 많고, 90%가 50세 이하에서 발생한다. 환자는 배변의 어려움으로 복통, 하복부 불편감, 복부팽만감을 호소한다. 서양의학에서는 치료를 위해 식이섬유, 하제 등을 사용하며, 환자를 안심시키는 심리치료와 함께 신경안정제, 항우울제를 처방하기도 한다.

대장 운동이 약해서 변을 밀어내지 못하고 직장에 담고 있는 이완성 변비도 있다. 노인이나 오래 누워 있는 환자, 허약 체질인 사람, 대장이 처진 대장 하수가 있는 사람에게 잘 나타나며 복근, 직장, 항문 근육, 골반저 근육이 제대로 기능하지 못해 발생한다. 배변 시 힘이 들고, 며칠 동안 변을 보지 못해도 불편한 줄 모르며, 왼쪽 복부에서 딱딱한 변이 만져지기도 한다. 이런 사람은 함부로 변비약을 먹어선 안 된다. 아침에 일어나 찬물을 2컵 정도 마시고 운동을 한 다음, 식사 후 배변을 시도하는 것이 좋다.

이완성 변비의 일종인 직장형 변비는 항문의 괄약근이 약해지거나 경련성 변화가 있을 때 발생한다. 변이 직장까지 내려왔지만 직장의 힘이 부족해 내려보내지 못하는 것으로, 노인이나 변비약을 오래 복용한 사람, 오래 서서 일하는 사람, 산후 여성에게 잘 발생한다. 이런 경우, 변비약을 함부로 먹으면 도리어 악화된다. 의학적으로 난치인 변비다.

대장에는 문제가 없는데 내용물의 통과 시간이 72시간 이상 지연되는 변비도 있다. 이를 서행성 변비라고 하는데, 심할 경우 대장무력증이라고 한다. 배변 욕구가 적고 1주일에 한 번 정도 배변하며 두통, 우울증, 불면증이 동반되기도 한다. 서행성 변비는 대부분 사춘기 이후에 시작되고, 여성에게 많이 나타난다. 수술이나 사고 또는 어릴 때 겪은 정신적인 사고나 성적인 사고의 후유증으로 발생한다. 이 경우는 변비를 치료하기에 앞서 심리분석과 정신 치료가 선행되어야 한다.

경련성 변비는 대장에 경련이 일어나 변을 항문으로 밀어내지 못해 생기는 변비다. 이완성 변비와 다르게 배가 꼬이면서 변을 보고 싶다는 욕구가 강하게 들지만 힘을 줘도 나오지 않는다. 토끼 똥처럼 한두 덩어리가 떨어지다가 나중에는 연필같이 가늘게 무른 변이 나온다. 항상 배가 냉하고 잔변감이 심하며 가스와 장명, 잦은 방귀가 나타난다. 하제나 관장도 별로 효과가 없으며, 변비약을 자주 복용해 내성이 생기거나 장염으로 인해 고생하는 사람이 많다. 경련성 변비는 젊은 여성에게 많이 나타나는데, 생활환경이 바뀌면서 변을 제때 보지 못하고 참다가 생기는 경우가 많다. 땀을 흘릴 정도의 운동이나 목욕을 하면 도움이 된다.

서양의학의 다양한 치료법과 부작용

서양의학에서는 일반적으로 고섬유소 식사요법, 행동요법, 약물요법 등을 병용해 변비를 치료한다. 약물요법에는 굳은 변을 부드럽게 만들어 내보내는 연변완하제, 장내에서 수분을 흡수시켜 내용물의 양을 늘림으로써 배변 운동을 유도하고 변을 무르게 만드는 팽변완하제, 장벽의 수분 흡수를 막아 설사를 일으키는 염류하제, 장운동을 증강해 설사를 일으키는 자극성 하제, 변에 수분을 흡수시켜 하루에 1회 이상 부드러운 변을 보게 하는 삼투성 하제 등을 사용한다. 이런 약물을 사용할 경우, 복통이나 구역질, 가스가 차오르는 부작용이 나타날 수 있으며 당뇨병 환자는 신장에 부담을 줄 수 있으니 주의해야 한다.

식이요법에는 대장 운동을 촉진하는 음식, 대장의 점액 분비를 자극하는 음식, 대장 운동이 반사적으로 일어나게 하는 음식을 이용한다. 대장 운동을 촉진하는 음식은 섬유소가 많은 채소와 과일, 양배추, 삶은 고구마와 감자 등이 있다. 꿀, 흑설탕은 대장의 분비를 자극하고, 식전에 찬물과 찬 우유를 마시면 반사적으로 대장 운동이 일어나 배변을 쉽게 할 수 있다. 대장 운동은 아침과 식후에 가장 활발하다. 아침 식사를 한 뒤 10분 정도 변기에 앉아 배변하도록 노력하고,

변비가 심하면 일시적으로 설사제를 사용해 배변 습관을 기르는 것이 좋다.

이완성 변비를 치료할 때는 생체되먹임요법(bio feed back)을 적용한다. 직장의 압력이나 항문거근의 이완을 모니터로 보여주는 교육 훈련으로, 80% 정도 효과가 있다고 한다. 1970년대 이전에는 자율신경에 의한 생리 작용은 의지로 조절할 수 없다고 생각했다. 하지만 이 치료법은 모니터에 나타나는 자신의 신체 정보를 보면서 스스로 항문거근을 열고, 심장박동 수를 낮추고, 피부 온도를 높이게 한다. 이러한 학습을 몇 차례 계속하면 생리적 반응인 반사궁(reflex arch)이 형성되어 좋은 생리 반응이 일어난다.

서양의학은 전신적 또는 기질적 원인이 있는 변비의 경우 정확한 진단으로 선행 원인을 제거해 치료할 수 있지만, 기능성 변비는 치료하는 데 한계가 있다. 비교적 무난하게 처방할 수 있는 약은 식이섬유가 주성분인 팽창성 제제와 대장 안의 삼투압을 높임으로써 수분을 흡수시켜 변을 부드럽게 하는 삼투성 제제다. 하지만 변비약은 장 점막을 자극하는 성질이 있어 무분별하게 복용했다가는 장이 무력해질 수 있고, 변비약에 길들면 약 없이는 대장이 운동하지 않는 '게으른 장 증후군'이 나타날 수 있다. 변비약을 습관적으로 복용하면 증상이 악화돼 건조하고 딱딱한 변이 직장에 정체되는 '분변 매복' 현상도 자주 나타난다. 특히 변비약을 오래 복용하면 우리 몸에 필요한 비타민 등의 영양소가 흡수되기도 전에 빠져나가 영양소의 균형이 깨지기 쉽다.

부작용 없고 효과적인 한방 치료

변비 중 가장 치료가 어려운 것은 원인 없이 발생하는 원발성 변비(기능성 변비)다. 정상통과형 변비, 이완성 변비, 직장형 변비, 서행성 변비, 경련성 변비를 부작용 없이 효과적으로 치료하는 방법을 한의학적으로 살펴보자.

정상통과형 변비는 장에 문제가 없는데 스트레스를 받거나 긴장하거나 우울하면 배변이 어려워지는 것이다. 서양의학에서는 심리치료와 함께 신경안정제, 항우울제를 투여하지만 이런 방법으로는 근본적으로 해결되지 않는다. 스트레스가 왜 장의 운동 장애를 초래하는 것일까? 스트레스는 간장과 심장에 영향을 준다. 간화가 장을 공격하면 교감신경을 자극해 경련성 운동을 일으키고, 스트레스는 심장을 위축시켜 대장으로 따뜻한 혈액이 공급되지 못하게 만든다. 그 때문에 장이 차가워져 장운동이 원활하게 이루어지지 않는다.

이완성 변비는 대장 무력이나 하수가 있어서 대장을 짜주는 근육이 약하기 때문에 발생한다. 배변은 대장 운동으로만 이뤄지는 것이 아니라 대장 주위의 근육이 대장에 압력을 가해 진행되기 때문이다. 장 근육과 항문 주위의 근육이 약해진 경우, 한의학에서는 2가지 방법을 쓴다. 우선 근 무력을 '중기하함(中氣下陷)'이라는 병증으로 보고 무력해진 하행결장의 평활근과 주위 근육을 강화하는 중기하함 약침을 주입한다. 그리고 담 독소로 대장 근육이 굳어지거나 운동세포인 카할세포가 비활성화됐다고 보고 대장 담적 치료를 하고, 미세 전류 자극으로 무력해진 카할세포를 활성화한다. 대장 무력으로 인한 서행성 변비도 비슷하게 치료한다.

직장과 항문의 괄약근이 약해지거나 경련성 변화가 있을 때 발생하는 직장형 변비는 환자의 고통이 큰 만큼 치료하기도 매우 어렵다. 한의학에서는 그 원인을 3가지로 파악해 접근한다. 첫째, 직장 부위를 만져보고 굳어 있으면 직장이 담적으로 경화된 것이다. 이는 담적 치료로 쉽게 개선할 수 있다. 둘째, 직장으로 가는 진액과 혈류가 감소해 직장이 마른 장작처럼 변했을 수 있다. 이는 대개 노화와 심장 기능이 약해졌기 때문이다. 직장에 진액을 공급하는 약침과 심장을 강화하는 한약을 처방하고 초음파 치료로 말라서 굳어진 직장을 풀어주면 증상이 크게 개선된다. 셋째, 노화, 과로, 변비약 남용, 출산 등으로 직장의 괄약근이 무력해진 경우다. 이 경우 변비약을 먹으면 오히려 증상이 악화된다. 직장을 강화하는 약침을 주입하고 무력해진 세포를 강화하는 전기 에너지를 공급하는 방식으로 치료한다.

경련성 변비는 대장에 경련이 일어나 발생한다. 쉽게 말해, 대장 근육에 쥐가 나는 것이다. 한의학에서는 대장에 경련이 일어나는 원인을 2가지로 꼽는다. 먼저 간장에서 원인을 찾을 수 있다. 간장은 대장에서 소화된 영양물과 수분을 공급받는다. 그런데 울화로 간장에 화가 쌓이면 간화가 역으로 대장을 공격해 장이 꼬이면서 경련성 통증이 발생한다. 담적으로 대장과 대장 주위의 근육이 굳어지면 쥐가 잘 나면서 배변 장애가 생긴다. 대장에 담적이 있는 사람에게 간화가 작용하면 증상이 빈번하고 심해진다. 이 경우 간화를 풀어주는 약물 치료와 담적 치료를 적용한다.

양○○(남성, 77세)

6년째 변비약을 먹어온 환자가 있었다. 그런데도 겨우 3일에 한 번 배변하고, 약을 안 먹으면 10일 이상 변을 보지 못한다고 했다. 약을 자주 먹는 게 좋지 않다는 것은 알지만, 아랫배의 가스가 머리까지 올라와 온종일 머리가 멍하고 메슥거리면서 신물이 역류해 변비약을 안 먹을 수 없다. 검사상 아무런 문제도 없다고 하니 변비약을 먹는 정도로 대처해왔는데, 최근에는 약도 잘 듣지 않는다며 본원을 찾아왔다. 검사해보니 대장이 담적으로 굳어 있고 직장이 무력해서 변을 짜주지 못하는 상태였다. 우선 변비약을 줄이면서 굳은 대장의 담적을 치료하니 장이 부드러워지고 가스가 덜 찼다. 그리고 직장 괄약근을 강화하기 위해 전기 에너지를 공급하고, 약침을 직장에 주입했다. 케겔 운동도 하게 했다. 처음에는 개선되는 속도가 더뎠지만, 4주간 집중 치료하니 직장이 스스로 움직여 조금씩 배변하기 시작했다. 지금은 운동하고 유산균을 먹기만 하는데도 정상으로 배변하게 됐다.

만성 설사

배변 횟수가 하루 4회 이상이거나 하루 250g 이상 묽은 변이 나오는 것을 설사라고 한다. 성인의 경우 2~4주 이상 지속되면 만성 설사, 그 이하면 급성 설사라고 정의한다. 만성 설사는 그 증세가 장염보다

가볍다. 서양의학에서는 만성 설사의 병태를 과민성, 염증성, 허혈성, 세균성으로 구분한다. 이처럼 만성 설사는 과민성대장증후군이나 염증성 대장 질환과 겹쳐서 설명하는 부분이 많다. 서양의학에서 말하는 만성 설사의 원인은 급성 장염 후유장애, 위무산증(胃無酸症), 췌장 기능 저하, 잦은 음주, 소장이나 췌장의 흡수 장애 등이 있다. 과민성대장증후군의 원인과 상당히 유사하다.

하지만 만성 설사로 고통받는 환자들은 병원에서 과민성대장증후군도 아니고 염증도 없다고 하는데 하루에도 10차례 이상 설사하는 일이 수개월 동안 계속되고 있다며 고통을 호소한다. 과민성도 염증성도 아니면서 만성적으로 설사하는 증상을 한의학적으로 살펴보자(세균성 설사는 서양의학의 진단과 치료를 받는 것이 좋다).

좀처럼 치료되지 않는 만성 설사 환자를 많이 접하면서 알게 된 사실이 있다. 배가 차든, 과민성이든, 어떤 원인에 의해서든 설사를 한다면 만성적으로 미세한 장염이 있다는 사실이다. 대장 내시경으로 관찰되지 않을 정도의 미세한 염증이다. 담 독소가 대장의 미들존에 쌓이면 면역 기능이 손상되거나 병원성 미생물이 증식해 항상 염증에 시달리는 것이다. 이런 경우, 염증이 있다고 해서 무조건 항생제를 사용하면 좋은 세균까지 죽어 장기적으로 볼 때 좋지 않다. 좋은 세균을 죽이지 않고 염증을 없애는 약이 필요하다. 이에 필자는 장의 면역 기능을 높이면서 염증을 없애는 천연 처방을 개발했다. 이 처방과 함께 담적 치료로 장내 환경을 개선해 유익균을 활성화하면 자연스럽게 미세한 염증이 사라진다.

평생 위장병 때문에 고생해왔다는 환자는 가끔 한 번씩 열이 나면서 두통이 있고 며칠 동안 40차례 이상 설사를 하는데, 그때마다 병원에 가면 장염약만 한 보따리 주더라고 했다. 몇 년 전에는 매일 10여 차례나 설사를 했지만, 대장 내시경 검사를 받아봐도 정상이라고 하고, 약을 먹어도 듣지 않았다. 일상생활이 어려워져 급기야 직장도 그만 뒀다. 하루 한 끼, 죽 몇 숟가락 먹는 게 고작이다. 그것도 등을 한참 쓸어줘야 겨우 내려갔다. 살이 점점 빠지고 불안, 초조, 불면증까지 와서 신경정신과 치료도 받았다. 간 수치가 높아 한방 치료는 엄두도 내지 못했다는 환자는 반쯤 실신한 상태로 본원에 입원했다.

검사를 해보니 위장 담적 때문에 소화가 안 되고 있었다. 특히 대장에 담 독소가 많아 병원성 미생물이 증식하면서 미세염증이 계속되고 있었다. 담적 치료를 2주 정도 하자 설사가 멈추고 소화가 잘되기 시작했다. 4개월이 지난 지금은 소화도 잘되고 하루 한 번 정상적으로 대변을 보고 있다.

위무력증

어려서부터 위장의 근력이 약해 조금만 먹어도 더부룩하고 음식이 잘 내려가지 않아 평생 맘껏 먹지 못하고 사는 사람들이 많다. 특히 우리나라 사람들은 위장이 약한 편으로, 선천적으로 위가 무력한 경우가 많다. 이런 경우, 과식이나 폭식이 반복되면서 후천적으로 위무력증이 유발되기도 한다.

위무력증은 위 근력이 약하고, 소화효소 분비 기능이 떨어져 발생한다. 근력이 약하니까 연동운동이 안 돼 음식을 내려보내지 못하고, 소화효소가 부족해 음식을 잘 분해하지 못한다. 그러다 보니 스트레스를 받거나 평소보다 조금만 더 먹어도 잘 체한다. 오심, 구토, 조기 포만감, 공복감 지연, 복부팽만감, 답답함, 그득함 등의 증상 때문에 식사를 제대로 하지 못해 살도 안 찌고 근력과 체력도 떨어진다. 그러나 현재까지 위무력증에 대한 의학적인 치료 방법은 없다.

서양의학에서는 위무력증이라는 용어를 사용하지 않고, 이를 기능성 소화불량증의 범주로 파악한다. 위장에 기질적 문제가 없으면 위의 배출 능력이나 내압 검사, 위전도 검사 등을 시행해 진단한다. 위 운동이 저하되는 원인으로는 미주신경 이상으로 인한 배출 지연, 위의 평활근을 이완시키는 산화질소의 분비 감소, 위 운동세포인 카할세포의 비활성을 꼽는다. 이 외에 혈당의 급격한 상승도 위의 수축력을 감소시킨다.

서양의학에서는 위무력증 치료에 위장관 운동 촉진제를 가장 흔히 사용한다. 운동이 마비되는 정도에 이르면 운동 촉진제와 항구토제를 투여하고, 심하면 내시경을 통해 유문부에 보툴리눔 독소를 주입하거나 전기 자극 치료를 한다. 이처럼 서양의학에서는 위무력증의 효과적인 치료법을 찾아보기 힘들다.

보양 개념이 잘 발달한 한의학은 서양의학과 다른 관점에서 접근한다. 위장 근력이 약해지고 소화 생리 기능이 떨어지는 것에 대해 한의학에서는 몇 가지 원인을 제시한다. 먼저 위장 근력이 약해지는 데는 3가지 요인이 있다. 평활근 자체가 약하거나, 담적으로 굳어지거나, 평활근의 운동을 이끄는 카할세포에 이상이 생긴 것이다.

평활근의 근력이 약한 것은 선천적인 경우가 많다. 몸의 모든 기(氣)를 생산해 공급하는 비위(脾胃)의 기운이 약해지면 후천적으로 평활근의 근력이 약해지기도 한다. 한의학은 이를 '중기하함(中氣下陷)'이라고 하는데, 위장 근육에 에너지와 자양분을 공급하지 못하는 것이다. 이럴 때는 비위의 기운을 올리는 보약을 쓴다. 담적과 카할세포 이상은 담적을 치료하면서 위장 부위에 전기 에너지를 공급해서 카할세포를 활성화해 치료한다.

위산이나 소화효소의 분비가 감소하는 것은 이웃 장기인 심장과 간장 때문이다. 음양오행에 화생토(火生土)라는 이론이 있다. 화(火)인 심장은 토(土)인 위장의 어머니 같은 역할로 둘은 상생 관계라고 본다. 심장은 위장에 따뜻한 혈액을 공급해 위장 기능과 소화효소의 분비를 활성화한다. 간장은 위산 분비와 강한 활동을 주도한다. 심장과 간장의 기능이 약해지면, 소화에 절대적 요소인 소화효소의 활성과 위산 분비 기능이 떨어져 소화력이 약해진다. 이런 경우, 심장을 강화하고 손상된 간장을 치료한다.

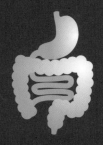

2장

담적증후군과
전신 질환

소화가 안 될 때마다 머리가 아파 진통제로 겨우 견디거나, 메슥거림과 어지럼증 때문에 고생하는 환자가 많다. 신경과와 이비인후과에서 정밀검사를 해봐도 별 이상을 찾지 못해 제대로 된 치료를 받지 못하고 그때그때 증상만 가라앉히면서 지낸다. 이런 증상은 왜 생기는 걸까?

의사들은 두통이나 어지럼증은 위장과 관계없다고 생각한다. 하지만 최근 담적증후군의 발견으로 많은 전신 질환이 위장의 문제와 관계 있다는 새로운 사실이 밝혀졌다. 이로써 그동안 원인을 몰라 고민하던 많은 질환을 치료할 수 있는 길이 열렸다.

새로운 위장병 '담적증후군'. 위장 점막이 아닌 점막 이면 조직이 손상되는 새로운 형태의 위장병. 이것이 그동안 진단의 사각지대에 숨어 있던 만병의 근원이었다. 이제 위장 문제와 전신 문제의 관계를 과학적으로 밝혀 세계 의학계에 알려야 한다.

담적증후군을 발견한 2002년부터 40만 명의 환자를 치료하면서 위장과 전신의 관계를 증명하고 문제를 해결해왔다. 이를 통해 얻은 새로운 정보들을 소개한다. 오랫동안 원인을 몰라 고통 속에서 살아온 환자들에게 희망이 되길 바란다.

미들존이 손상되면
온몸이 망가진다

　현대인이 두려워하는 질병들이 있다. 암, 치매, 고혈압과 중풍, 어지럼증과 편두통, 당뇨병, 고지혈증과 동맥경화, 심근경색과 협심증, 아토피성 피부염을 비롯한 각종 피부병, 역류성·과민성·신경성 위장 질환, 여성의 자궁 질환과 방광 질환, 우울증과 공황장애 등이 대표적이다. 믿기 어렵겠지만 이런 질병의 많은 부분이 위장에 뿌리를 두고 있다. 심지어 우울증이나 공황장애 같은 정신 질환도 많은 부분 위장에서 비롯된다. 이러한 주장은 임상에서 사실로 증명됐다. 이는 곧 위장을 잘 다스리면 이런 병들을 예방하거나 치료할 수 있다는 뜻이다.

　그렇다면 위장의 어떤 문제가 이런 병들을 유발하는 것일까? 우리가 알고 있는 위염이나 위궤양 같은 위장 점막 병은 이들 질환과 관계가 없다. 내시경으로는 보이지 않는 위장 이면 조직인 미들존을 살펴봐야 한다. 음식물 찌꺼기가 부패해서 생긴 담 독소가 미들존에 쌓이고 퍼지면서 온몸이 손상되는 것이기 때문이다.

최근 서양의학에서도 위장 질환으로 인해 병발하는 전신 질환에 대한 임상 논문이 발표되어 주목받고 있다. 대표적인 이론이 '장누수증후군(leaky gut syndrome)'이다. 장 점막 일부가 손상되어 방어막이 뚫리면서 독소가 점막 이면 조직으로 들어가 전신 질환을 만든다는 내용이다.

이스라엘의 아미 스퍼버 박사가 2010년 〈신경위장학 및 운동학회지〉에 보고한 논문에 따르면, 과민성대장증후군 환자를 대상으로 조사한 결과 30~70%가 섬유근통증후군을 같이 앓고 있었고, 35~92%는 만성피로증후군, 29~79%는 만성 골반통, 32~52.4%는 성기능 장애를 겪고 있었다. 불안장애 증상은 5.84배 높게 나타났다.

두뇌와 장이 서로 영향을 미친다는 뇌-장축(brain-gut axis) 이론은 스트레스, 감정, 생각 등이 소화 과정에 영향을 미치고, 소화와 관련된 문제가 지속되면 다시 두뇌에 부정적인 영향을 미친다고 주장한다. 뇌-장축 이상은 소화 장애, 피로, 우울증, 불안, 과민성대장증후군 등을 포괄한다는 것이다. 향후 치매, 중풍, 파킨슨병 등 난치성 뇌 질환 치료와 예방에 있어 위장과 관련된 새로운 치료법이 개발될 것으로 기대되는 이유다. 위장의 문제가 위장에 영향을 미치는 데 그치지 않고 온몸에 파급된다는 주장은 임상 관찰을 통해 제기됐다. 하지만 위장의 문제가 어떻게 전신 질환이나 뇌 질환을 유발하는지 구체적인 기전을 밝히지 못해 확실한 치료 방법을 찾지는 못했다. 담적증후군의 발견은 이 모든 궁금증을 한번에 해결해주었다. 담 독소라는 새로운 병리 물질을 발견하고, 이것이 위장 외벽에 축적되어 혈관과 림프관을 통해 온몸으로 퍼진다는 사실을 알게 된 것이다. 이 같은 깨달음에 확신을 얻은 것은 담적증후군을 발견한 후 3년이 지난 2002년, 어떤 환자를 통해서였다.

담적 치료로 위장병은 물론 당뇨병, 고혈압까지

2005년 69세 남성 환자가 찾아왔다. 위가 항상 더부룩하고 가스가 차오르는 느낌이라고 했다. 이밖에도 공복 시 속쓰림, 메스꺼움, 간헐적 위통, 신물이 목까지 올라오는 증상을 호소했다. 내시경 검사를 해보니 식도와 위, 십이지장에 염증이 보여 약물 치료를 받자 증상이 완화됐으나 곧 재발했고, 다음 해 출혈성 위염과 십이지장염으로 15일간 입원 치료를 받았다. 하지만 증상이 좀처럼 개선되지 않고 최근에는 30분 간격으로 극심한 위 통증이 나타나 고통받고 있다며 본원을 찾아왔다.

이 환자는 소화기 증상 외에 30년 전부터 당뇨병을 앓고 있었다. 14년 전부터는 고혈압이 있었고, 6년 전에는 협심증으로 수술을 받았으며, 2년 전에는 신부전증 진단을 받아 3개월마다 추적 진료를 받고 있는 중이었다. 한마디로, 모든 장기가 심각하게 손상된 종합병원 같은 환자였다.

5일 단식 치료와 함께 담적 치료를 실시했다. 그 결과, 위장의 증상 뿐만 아니라 혈당과 혈압도 안정됐다. 당뇨병 약과 고혈압 약을 끊었 는데도 혈압이 낮아졌고, 공복 혈당도 정상을 유지하게 됐다. 무엇보 다 신부전 수치가 떨어졌다. 이 환자는 소화기내과, 심장내과를 수시 로 왔다 갔다 하고 당뇨병과 고혈압 때문에 약을 한 주먹씩 복용해왔 는데, 담적 치료 하나로 모든 증상이 호전된 것이다. 모든 환자가 이렇 듯 드라마틱한 효과를 볼 수 있는 것은 아니지만 고혈압, 당뇨병, 신장 병 등이 담적으로 인한 것이라면 기대 이상의 결과를 얻을 수 있다.

처음엔 환자의 지병인 당뇨병, 고혈압, 협심증, 최근 발생한 신부 전증이 위장과 관련 있을 것이라고는 생각하지 못했다. 이 환자를 통 해 담적증후군이 얼마나 많은 전신 질환을 유발하는지 밝혀졌다. 위장 이 온몸을 도는 혈액과 림프액의 성질을 1차로 결정하는 장기라는 사 실을 알아낸 것이다. 이처럼 위장병과 함께 여러 병이 동시에 발병하 는 것을 '오버랩 신드롬(overlap syndrome)'이라고 한다. 이런 환자는 우 리 주위에 아주 많은데, 진단도 치료도 되지 않아 고통 속에서 여러 병 원을 전전하는 것을 보게 된다.

2011년, 본원에서 담적증후군과 오버랩 증상에 관한 임상 연구를 실시했다. 내원한 환자 991명 중 위궤양, 십이지장궤양, 위암, 대장염 등 기질 문제를 제외한 기능성 위장병 환자 857명이 대상이었다. 연구 결과, 환자의 86.5%가 동반 증상이 있었다. 이 중 65%가 3가지 이상,

28.8%가 5가지 이상 동반 증상을 호소했다. 동반 증상으로는 두통, 어지럼증, 피로감, 근육통, 건망증, 가슴 통증, 안구 통증과 안구건조, 호흡곤란과 숨참, 구취 등이 있었다. 이 같은 연구 결과는 한 사람에게 동시에 나타나는 다양한 증상의 원인이 모두 다른 게 아니라 공통분모가 있다는 것을 보여준다. 그 공통분모가 바로 담 독소다.

이처럼 담 독소는 우리가 가장 무서워하는 질병들의 근본 원인이다. 각종 암, 당뇨병, 동맥경화, 심근경색, 협심증, 치매, 관절염, 피부병, 편두통, 어지럼증, 전립선 질환, 심지어 우울증과 공황장애까지도 위장을 잘 다스리면 대부분 예방은 물론 치료도 가능하다.

위장에 쌓여
온몸으로 퍼지는 담

"소화가 안 되면 왜 뒷목이 뻐근하면서 두통과 어지럼증이 오는 등 온몸이 아픈 걸까요?"라고 묻는 환자들이 많다. 위장의 문제가 왜 머리까지 영향을 미치는 걸까?

외부에서 위장으로 음식이 들어오면 우리 몸은 이를 흡수하기 위해 최대한 작게 만드는 소화 과정을 거친다. 씹는 과정을 거치며 잘게 부서진 음식물은 침 속의 아밀라아제, 위의 펩신, 위산 등의 도움을 받아 더 작게 분해된다. 멀건 죽처럼 된 음식물은 소장으로 넘어가 각종 소화효소들의 작용으로 한 번 더 분해, 흡수되어 문맥을 통해 간으로 보내진다. 그런 다음 간에서의 대사 과정을 거쳐 에너지로 사용되고 근육이나 뼈 같은 몸의 구성 성분이 된다.

그런데 음식을 빨리 먹거나 폭식, 과식, 야식을 자주 하거나 독소

152

가 있는 음식을 많이 섭취하면 위장에 음식 찌꺼기가 남고, 이러한 찌꺼기들이 부패해 잇몸에 생기는 플라크 같은 독소 물질이 만들어진다. 한의학에서는 이를 '담'이라고 한다. 이 담 독소가 위장관의 점막을 뚫고 이면 조직에 침투해 쌓여 있다가 혈관이나 림프관을 통해 그 사람의 약한 곳으로 파급되면서 많은 병을 만들어내는 것이다.

서양의학은 점막 이면 조직에서 손상이 일어난다는 문제를 파악하지 못했기에 당연히 담에 대한 이론도 없어 위장과 전신 질환의 관계에 주목하지 못했다. 그 결과, 병의 근원을 알지 못해 대증요법에만 머물러 있었던 것이다.

한자로 보는 담

그렇다면 '담'이 무엇일까? 한자 사전에는 '가래 담'이라 풀이되어 있지만, 한의학에서는 '노폐물 담' 또는 '독소 담'으로 해석한다. '담'은 '염(炎:불꽃 염, 염증 염)'에 질병을 의미하는 '녁(疒:병들 녁)'이 붙어서 만들어진 글자다. '담(痰)'이라는 글자가 '염(炎)'을 중심으로 이루어진 것은 담이 염증(炎)을 유발하고 악화되면 질병(疒)으로 발전한다는 것을 보여준다.

담을 만병의 근원으로 규정한 허준

한의학의 선현들은 이미 오래전부터 담 독소 이론을 주장해왔다.

조선 중기 의학자인 허준 선생은 '십병구담론(十病九痰論)'을 주장하면서 다음과 같이 말했다.

> 담으로 인해 병이 생기면 가래가 생기고 헛구역질과 구토를 하며 머리가 어지럽고 정신이 이상해지면서 가슴이 두근거리는 증상이 나타난다. 또한 신물이 올라오고 숨이 짧고 가슴이 더부룩한데, 이 모든 게 담에 의한 것이다. 세속의 10가지 병 가운데 9가지가 담으로 인한 것이라 하였는데 바로 이것을 두고 하는 말이다.

허준
- 조선 중기 의학자
- 선조와 광해군 때 어의를 지냄
- 1596년 왕명을 받고 편찬을 시작하여 1610년 《동의보감》 완성
- 《동의보감》은 조선을 대표하는 의학서로, 조선 한방의학 발전에 크게 기여함
- 이후 《동의보감》은 보물로 지정됐으며, 2009년 7월 유네스코 세계 기록유산으로 등재됨

허준과 같은 시대에 살았던 명나라의 어의 장경악도 담에 대해 다음과 같이 이야기했다.

담은 몸 이곳저곳에 이르지 않는 곳이 없어 오장육부 손상을 모두

일으킬 수 있다. 건강한 사람은 먹은 것이 모두 혈기가 되어야 하나 담이 되기도 한다. 열 개 중 한두 개가 소화되지 못하고 굳으면 그것이 담이 되고, 서너 개가 머무르면 그 서너 개가 담이 된다. 심지어 일고여덟 개가 머물러 굳으면 점차 혈기가 쇠약해지고 담이 많아진다. 원기가 허할수록 담은 더 심해진다.

장경악
- 허준과 동시대에 살았던 명나라 어의
- 현대 중의학 처방의 60%가 장경악의 처방일 정도로 큰 영향을 미쳤음
- 《경악전서(景岳全書)》에서 담적병을 설명함

이처럼 한의학의 선현들은 담이 모든 질환의 뿌리라고 주장했다. 하지만 담이 어떤 과정을 통해 전신에 문제를 일으키는지는 구체적으로 알지 못했다.

담이 병을 유발하는
5가지 이유

담이 쌓이면 왜 병이 생기는 것일까? 담 독소의 5가지 병리적 특징을 살펴보자.

- 조직이 돌처럼 굳는다.
- 혈액이 걸쭉해지고 혈관이 딱딱해진다.
- 부패 미생물이 증식한다.
- 활성산소가 발생한다.
- 응집이 잘 된다.

5가지 특징에 대해 하나하나 자세히 알아보자.

조직이 돌같이 굳는다

조직이 굳어지는 과정은 치석이 만들어지는 과정과 비슷하다. 치석은 치아와 잇몸에 쌓이는 끈적끈적한 플라크에 혈중의 칼슘, 인 등 무기질이 달라붙어 만들어진다. 담 독소는 플라크보다 더 부패한 물질로 혈액이나 조직에 축적되는데, 플라크처럼 끈적끈적해 혈액 속에 있는 콜레스테롤, 중금속, 콜라겐, 피브린 같은 혈액 응고 물질은 물론 칼슘, 인 등 무기질이 돌에 이끼가 끼듯 달라붙는다. 플라크가 치석을 만드는 과정과 비슷한 병리 작용을 거쳐 조직이나 근육에 달라붙어 굳거나 응어리지는 것이다.

흔히 뒷목이나 근육이 아프면 '담이 결린다'고 말한다. 이는 담에 대해 정확히 알지 못해도 조직을 굳게 만드는 담 독소의 병리적 특성을 자신도 모르게 짐작하고 있었던 것 아닐까? 이처럼 위와 장이 굳는 담적증후군, 간경변증(간경화), 전신 근육이 굳고 통증을 일으키는 섬유근통증, 기도 평활근이 굳는 천식, 심장 근육이 굳는 심근경화 등도 바로 담 독소로 인해 조직이 굳어진 결과라고 할 수 있다.

혈액이 걸쭉해지고 혈관이 딱딱해진다

우리 몸에는 눈에 보이지 않을 정도로 미세한 모세혈관이 많이 있다. 담 독소가 혈액에 섞이면 혈액이 걸쭉해져서 혈관이 막히거나 순환되지 않는다. 그 때문에 혈액이 모세혈관까지 미치지 못해 손발이 차고 저린 증상이 생긴다.

혈액순환 장애의 대표 질환인 동맥경화의 경우, 서양의학에서는 과도한 지방(콜레스테롤이나 중성지방 등)을 원인으로 꼽지만 직접적인 원인은 담 독소가 더 유력하다. 동맥경화가 무서운 것은 동맥 혈관 벽이 딱딱해지면서 탄력을 잃어 혈압이 높아지거나 혈액순환이 안 되기 때문인데, 지방의 일종인 콜레스테롤이나 중성지방은 혈관 벽에 쌓여 혈행을 막을 뿐 조직을 굳게 만들지는 않는다. 혈관을 굳게 만드는 것은 담 독소다.

최근 동맥경화를 예방하기 위해 콜레스테롤 수치가 조금만 높아도 고지혈증약을 먹는데, 이는 지나친 대응이다. 콜레스테롤은 뇌세포를 비롯해 우리 몸의 모든 세포와 세포막을 구성하는 주요 성분이고, 장기를 정상으로 유지하는 스테로이드 호르몬의 합성 재료이며, 담즙산의 원료가 되는 등 우리 몸에서 중요한 역할을 담당한다. 그뿐 아니라 콜레스테롤이 항산화제 역할을 한다는 연구 결과도 있다. 따라서 콜레스테롤이 너무 줄어들면 장기적으로 볼 때 오히려 몸에 손상이 올 수 있다.

담적증후군에 대해 알게 됐으니 동맥경화의 원인을 다시 한번 살펴볼 필요가 있다. 담 독소는 조직을 굳게 하는 병리 작용을 해서 혈관을 굳게 만들고 혈관의 탄력을 떨어뜨리는 한편 혈관 벽의 자정 기능을 방해하며 미세한 염증을 만든다. 때문에 혈압이 높아지고 혈관 손상이 진행되는 것이다.

부패 미생물이 증식한다

물이 오염되면 각종 세균이 번식하는 것처럼 담이 섞인 혈액은 탁하고 더러워서 불결한 환경을 좋아하는 바이러스나 박테리아 등 많은 부패 미생물이 쉽게 증식한다. 이러한 병리적 미생물들은 항원 역할을 해서 자가면역적인 염증을 유발하는 요소로 작용한다.

현대 의학은 아직 몸속에서 자기들끼리 싸워 염증을 만드는 자가면역질환의 발생 기전을 밝혀내지 못했다. 이런 이유로 류머티즘성 관절염, 크론병, 베체트병, 강직성 척추염 같은 난치성 자가면역질환들을 근본적으로 치료하지 못하고 부작용이 많은 스테로이드로 면역 염증 반응을 억제하기만 해왔다. 그런데 자가면역질환이 담 독소로 인한 체내 환경의 오염과 병리적 인자의 증식으로 유발될 수 있다는 것이 밝혀지면서 이를 근본적으로 치료할 수 있는 길이 열렸다. 실제로 임상에서 류머티즘성 관절염, 크론병, 베체트병 같은 난치성 자가면역질환 환자들이 약을 끊은 상태에서 담적 치료를 받아 호전되기도 했다. 이는 담적증후군이 자가면역질환의 배경임을 방증한다.

비염을 달고 사는 사람들도 담적 치료로 호전되는 경우가 많다. 비염은 담 독소가 코 점막에 축적되면서 부패 인자가 염증을 계속 유발하기 때문에 발생한다. 담 독소를 제거하면 콧속이 정화되어 염증이 생기지 않는다.

활성산소가 발생한다

활성산소는 호흡을 통해 유입된 산소가 영양물질 등을 산화시켜 에너지를 만드는 과정에서 생성되는 부산물로, 과잉 생성되면 생체 조직을 공격하고 세포를 손상시키는 유해한 물질로 알려져 있다. 우리가 호흡하는 완전한 형태의 산소와 달리 불안정한 상태로 환경오염과 화학물질, 혈액순환 장애, 스트레스 등에 의해 잘 발생한다. 활성산소는 공기 중의 산소가 철을 녹슬게 하듯 몸속에서 산화작용을 일으켜 세포막, DNA, 그 밖의 모든 세포 구조를 손상시킨다. 특히 최근에는 핵산을 손상시키고 변이를 일으켜 암, 노화, 각종 질병을 유발하는 주범으로 밝혀졌다.

혈액에 담 독소가 섞여 있으면 세포는 산소를 더욱 많이 요구하게 된다. 물이 썩으면 BOD가 높아지는 것과 같은 원리다. 이 과정에서 활성산소가 많아진다. 자동차를 생각해보면 쉽게 이해할 수 있다. 자동차는 휘발유가 산소에 의해 연소되면서 움직인다. 휘발유가 불량해서 불완전연소되면 산소 요구량이 많아질 수밖에 없고, 이때 불완전 산소들이 다량 발생한다. 우리 몸도 마찬가지다. 인간은 섭취한 영양물질들을 세포에 저장했다가 산소의 도움을 받아 에너지를 만들어 활동한다. 이때 세포에 저장된 각종 유기화합물(포도당, 탄수화물, 단백질, 지질 등)이 불량하면 산소 요구량이 많아지면서 완전대사되지 않아 활성산소가 다량 만들어진다. 불량한 유기화합물은 바로 담 독소에 의해 오염되고 변성된 영양물질이라고 할 수 있다. 담 독소로 인해 활성산소가 과잉 생성된다. 이런 이유로 담 독소가 모든 병의 근원이라고 이야기하는 것이다.

응집이 잘 된다

응집은 응고와 다르다. 응고는 생리적인 현상이지만, 응집은 병리적으로 엉기는 것이다. 응집 현상은 앞에서 말한 모든 병리의 상호 과정을 통해 발생한다. 즉, 혈액이 걸쭉해지고, 부패 미생물이 증식하고, 활성산소가 증가하면서 형성된다.

좌반신 마비와 통증으로 내원한 52세 여성 환자가 있었다. 그 환자는 특히 왼쪽 가슴과 등 쪽의 마비가 심해 숨쉬기가 힘들고 똑바로 누울 수조차 없다며 고통스러워했다. 안 해본 검사와 안 받아본 치료가 없을 정도로 갖은 애를 썼지만 잘 낫지 않다가 가슴과 복부에서 부항으로 피를 빼자 증상이 완화됐다고 했다. 그런데 부항을 하지 않으면 다시 악화돼 10년째 부항요법을 반복하고 있다며, 자신의 몸에서 뺀 피를 휴지에 묻혀 보여주었다(그림 ①). "내 피는 흐르지 않아요"라며 울면서 호소하던 환자의 모습이 생생하다. 그런데 담적 치료를 받은 후 모든 증상이 사라졌다. 치료 후 검사를 받으며 환자는 피가 맑아졌고 다시 흐른다며(그림 ②) 매우 기뻐했다. 담 독소로 오염된 혈액이 병으로 직결될 수 있다는 것을 잘 보여주는 예다.

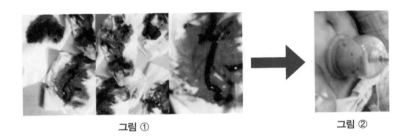

그림 ①   그림 ②

　이처럼 몸이 아픈데도 기존 의학으로는 치료하지 못하는 원인 불명의 난치성 질환들이 아주 많다. 이는 대개 오염된 혈액 때문이다. 담독소로 오염된 혈액은 '침묵 속의 살인자'라는 당뇨병 못지않게 무서운 존재라는 것을 알 수 있다.

임상에서 확인한 담으로 인한 주요 증상과 질환
　다음은 담적증후군을 발견한 후 3년간 1만 2000명의 담적 환자들을 관찰하면서 환자들이 공통적으로 호소한 주요 증상과 질환들을 정리한 내용이다. 이들 환자에게 담적 치료를 적용하자 증상이나 질병이 대부분 없어지거나 완화됐다. 임상 결과 증명된 이 자료를 통해 담 독소가 얼마나 많은 병을 만드는지 명확히 알 수 있을 것이다.

소화기가 나빠진다
- 속이 늘 더부룩하고, 음식을 조금만 먹어도 포만감을 느낀다.
- 잘 체하고, 역류가 자주 일어난다.

- 속이 쓰리거나 위경련이 잘 일어난다.
- 차멀미, 헛구역질, 구토 등의 증상이 나타난다.
- 구취가 심하다.
- 가스가 잘 차고, 배변 후에도 시원하지 않다.
- 의학적으로 신경성·기능성 위장 질환, 위식도 역류성 질환, 과민성대장증후군 진단을 받는다.

탁해진 혈액이 뇌 혈관과 신경세포에 영향을 준다
- 두통, 어지럼증이 나타난다.
- 건망증이 심해지고, 치매로 이어지기도 한다.
- 동맥경화가 잘 생긴다.
- 고혈압이나 중풍에 걸릴 확률이 높아진다.
- 안구건조증이나 안구 통증이 잘 생긴다.

대사 장애와 간 기능 장애가 잘 발생한다
- 담 독소가 인슐린 저항성을 만들어 제2형 당뇨병에 잘 걸린다.
- 항상 피로하고 무기력한 만성피로증후군을 호소한다.
- 간 대사 기능 장애로 고지혈증과 지방간이 발생한다.
- 간염 바이러스가 증식하기 쉬운 환경이 되고, 간경변증으로 이행되기 쉽다.
- 갑상선 기능 저하나 항진, 결절 등 갑상선 질환이 생기기 쉽다.

- 항상 졸리고 의욕이 없다.

면역 체계가 흔들리고, 점막과 피부 등에 염증이 잘 생긴다

- 감기나 감염성 질환에 쉽게 걸린다.
- 피부, 코 점막, 기관지 등에 염증이 잘 생긴다.
- 아토피성 피부염이나 지루성 피부염이 잘 낫지 않는다.
- 베체트병, 관절염 같은 자가면역질환에 잘 걸린다.
- 몸에 멍이 잘 든다.
- 눈빛이 탁하고, 얼굴색이 지저분하게 어둡거나 기미가 잘 낀다.
- 얼굴에 여드름이나 뾰루지가 자주 나고, 다크서클이 생긴다.
- 상처가 생기면 쉽게 곪고, 종기가 잘 생긴다.
- 혀와 입 안이 잘 헌다.

관절과 근육계에 이상이 온다

- 항상 관절이 뻑뻑하고, 움직일 때마다 뼈마디에서 소리가 난다.
- 어깨, 뒷목이 뻣뻣하고 통증이 느껴지며 온몸에 담이 잘 결린다.
- 큰 이유 없이 요통이 생기거나 온몸에 원인 모를 통증이 돌아다닌다.
- 류머티즘성 관절염이나 비특이성 관절염이 생기기 쉽다.

수분 대사 장애가 온다

- 몸이 붓는다.

- 유난히 복부 비만이 심하다.

- 설사나 변비가 불규칙하게 발생한다.

- 신증후군에 잘 걸린다.

여성 질환 혹은 비뇨생식기 질환이 잘 생긴다

- 생리통이 심하다.

- 생리 주기가 불규칙하고 생리가 아예 멈추기도 한다.

- 자궁내막증, 자궁근종, 자궁경부염증 등이 생기기 쉽고, 냉대하와 질염이 잘 발생한다.

- 방광이 굳어 소변이 자주 마렵고 배설 후에도 시원하지 않다.

- 이유 없이 방광염이 잘 발생한다.

- 전립선 비대와 전립선증후군이 자주 발생한다.

- 자궁이 굳어 불임이나 유산이 되기 쉽다.

심폐 기능에 이상이 오고 감정이 흐트러진다

- 가슴이 답답하고 협심증이나 천식같이 숨이 차는 경우가 많다.

- 목 부위에 가래가 잘 끼고, 기침을 자주 한다.

- 우울증에 잘 걸린다.

- 이유 없이 불안하거나 사소한 일에 화가 나고 짜증이 난다.

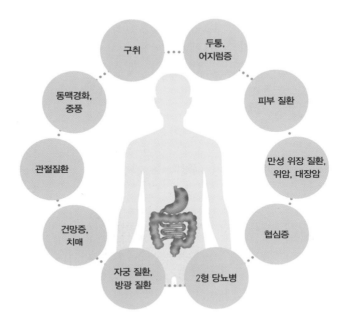

이처럼 담적증후군으로 인해 발생하는 병리와 전신 증상은 헤아릴 수 없을 만큼 다양하다. 담 독소는 그 사람의 허약한 부위에 쌓여 병을 만들어내므로 온몸에 퍼지며 보이는 양상이 제각기 다르다.

담적증후군으로 인한
주요 전신 질환

담적증후군과 인과관계가 있는 질환들을 소개한다. 담적 환자들이 호소하는 질환들 가운데 담적 치료를 통해 증상이 개선된 대표적인 질환들이다.

멈추지 않는 딸꾹질

딸꾹질은 공기를 들이마실 때 횡격막이 수축하면서 연구개가 갑자기 닫혀 발생하는 현상이다. 시간이 지나면 저절로 멈추지만, 멈추지 않고 계속되면 극심한 스트레스와 통증, 불면, 피로감이 느껴지고, 심하면 우울증, 자살 충동 등으로 이어지기도 한다. 심한 딸꾹질로 사망한 예도 있다. 미국에서는 매년 4000명 이상의 암 환자들이 멈추지 않는 딸꾹질 때문에 입원 치료를 받는다.

딸꾹질은 여성보다 남성에게 더 많이 나타난다. 48시간 이상 계속되면 지속성 딸꾹질, 30일 이상 계속되면 난치성 딸꾹질이라고 한다. 서양의학은 일시적 딸꾹질은 위 팽만, 기온의 급격한 변화, 음주, 과다한 흡연 등 흥분에 의한 것이고, 지속적 딸꾹질은 중추신경계의 이상, 종양이나 염증에 의한 횡격막 자극, 복강 내 질환 등이 원인이라고 설명한다.

치료 방법으로는 숨 참기, 물 마시기, 물로 양치질하기, 혀 잡아당겨 비인후부 자극하기, 도구를 사용해 비인후부 직접 자극하기, 설탕을 한 스푼 입에 넣고 있다가 삼키기, 종이봉투를 입에 대고 천천히 깊게 10번 정도 숨쉬기 등 비약물적 방법이 있다. 비약물적 방법으로 해결되지 않으면 항경련제, 항구토제, 진통제, 근육이완제, 진정제, 칼슘채널차단제 같은 약물을 사용한다. 대표적으로 처방되는 약인 항경련제는 뇌신경 회로에 직접 영향을 주기 때문에 부작용이 우려돼 복용량을 최소화하는 것이 좋다. 항구토제는 소화기관 벽의 미주신경에서 세로토닌 수용체를 막아 구토를 조절하는 약제로 두통, 심장 질환 유발 등의 부작용이 꾸준히 지적되어왔다. 약물 치료로 반응이 나타나지 않으면 매우 드물게 횡격막 신경 차단술을 고려하기도 한다.

위와 횡격막이 굳어 호흡이 역행하는 현상

한의학에서는 딸꾹질을 '애역(呃逆)'이라고 한다. 기가 거꾸로 치밀어 올라 인후두부에서 짧게 짖는 듯한 소리가 나는데, 스스로 억제하기가 힘들다. 주된 원인은 위가 냉하고 음식을 아래로 내려보내지 못하며 오래된 체기가 있는 등 위에 장애가 있고, 기력이 쇠했기 때문으로 본다. 그래서 위를 치료하면서 보약을 쓰기도 하는데, 이런 방법을 적용할 경우 치료에 한계가 있고 반응이 전혀 없는 경우도 있다.

담적증후군의 발견으로 딸꾹질의 근본적인 원인을 알게 됐다. 위와 횡격막 부위가 담 독소로 굳어 호흡이 순조롭지 못하고 불규칙하게 역행해서 딸꾹질을 하는 것이다. 원인을 찾아내면서 부작용 없이 대부분의 증상이 사라지고 더 이상 재발하지 않는 치료법도 개발했다.

멈추지 않는 딸꾹질 환자에게 EAV 검사를 한 결과, 심장 근육이 굳어 이 같은 증상이 나타난다는 사실을 알게 됐다. 심장에 담이 쌓여 가슴 부위가 굳어진 상태에서 스트레스로 울화가 상충하는 현상이 겹치면 연구개가 압박받으며 딸꾹질이 발생한다. 이는 심장의 담적을 치료하면서 울화를 내려주는 치료로 해결할 수 있다. 이 외에 스트레스가 풀리지 않고 쌓여서 기 순환이 막히거나, 몸이 차거나 날씨가 추워도 횡격막에 불규칙한 경련이 일어나 딸꾹질을 하게 된다.

알코올중독과 음식 중독

정도의 차이는 있지만 성인의 90%가 술을 마시며, 40~50%의 남성이 알코올로 인해 일시적인 문제를 겪는다. 특히 10%의 남성과 3~5%

의 여성이 알코올중독 등 심각한 문제를 겪고 있다. 현재 우리나라의 알코올중독자 수는 250만 명에 이른다.

미국정신과학회는 알코올중독을 알코올 남용과 알코올 의존으로 분류한다. 알코올 남용은 알코올로 인해 삶이 손상된 경우고, 알코올 의존은 알코올에 대한 내성이 증가하거나 금단 시 신체적 증상이 나타나는 경우, 안 마시면 안 된다는 강박증이 있는 경우를 포함한다. 알코올 남용이나 의존 상태에 이르면 직업적, 사회적인 기능 장애와 법적 문제, 여러 사고를 유발할 가능성이 높아지고 가족 구성원과의 마찰도 커진다. 생활을 유지하기 위해 상당한 양의 술을 매일 마셔야만 하는 경우, 주말 등 특정 시간에 집중해서 과음하는 패턴을 규칙적으로 보이는 경우, 수주에서 수개월간 폭음한 후 일정 기간 금주하는 패턴을 반복하는 경우 등을 알코올 남용이나 의존으로 의심한다.

알코올 남용은 일반적으로 수명을 10~12년 단축할 뿐 아니라 가정 문제와 빈곤, 질병을 유발하고 도덕관을 황폐화하는 결과를 초래한다. 과음하면 중추신경에 일시적 장애가 일어나 알코올성 기억상실이 발생한다. 쉽게 말해, 음주 전후에 일어난 일을 잊어버리는 것이다. 중독에 이르면 중추신경계가 손상되어 알코올성 치매가 생길 수도 있다. 치매 환자의 20% 이상이 알코올중독 경험자라는 조사 결과도 있다. 알코올로 인해 영양 장애도 발생할 수 있다. 특히 비타민 B_1이 흡수되지 않고, 12~27%는 소뇌 퇴화가 일어나 불균형한 자세와 걸음, 경미한 안구 진탕 등의 증상을 보이기도 한다.

적당량의 알코올은 남성의 성적 충동을 증가시키지만 지나친 알코올 섭취는 오히려 발기 능력을 감소시킨다. 비가역적 전립선 위축과 세정관 위축, 정자세포 상실이 발생하는 경우도 있다. 여성의 경우 무월경, 난소 크기 감소, 황체 형성 결여로 인한 불임, 자연유산 가능성이 높아진다. 특히 임신 중에 술을 마시면 에탄올이 급속히 태반을 통과해 태아의 발육에 심각한 결과를 초래할 수 있다. 태아알코올증후군은 안면 변화, 작은 치아, 심방과 심실중격 결손, 손금 변형, 관절 운동 제한, 정신지체를 동반한 소두증을 일으킨다. 임신한 여성은 반드시 금주해야 하는 이유다.

　알코올중독자의 10%는 간경변증에 시달리고, 53%는 공포 장애, 인지 장애, 우울증 등의 정신 질환을 앓는다. 또한 10~15%는 자살에 이르는데, 이는 일반인의 60~100배에 달하는 수치다. 사망률도 3배나 높다. 알코올중독자의 사망 원인 중 가장 많은 것은 심혈관계 질환이다. 적당한 음주는 심장 근육의 수축을 감소시키고 말초혈관을 이완시켜 일시적으로 혈압을 떨어뜨리는데, 이를 보상하기 위해 심박동과 혈액 배출량이 늘어난다. 그러나 과도한 음주는 오히려 고혈압을 유발하고 부정맥 등 심근 질환을 일으킨다. 알코올중독자의 두 번째 사망 원인은 암이다. 알코올중독자는 일반인보다 암 발생률이 10배나 높다. 가장 많이 발병하는 부위는 뇌와 경부, 식도, 위, 간, 췌장, 유방이다. 알코올은 조혈계에도 영향을 미친다. 빈혈과 백혈구 감소를 일으켜 염증이나 간 손상, 암 발생 위험성을 증가시킨다. 또한 혈소판 생성을 감소시켜 혈소판 감소증(출혈과 무관)을 초래하는데, 이는 비장 기능 항진과 간경변증으로 인한 결과다.

술로 인한 문제는 어제오늘 일이 아니지만, 최근에는 그 심각성이 도를 넘어서고 있다. 지나친 음주로 인한 조기 사망과 생산성 감소 등 음주로 인한 사회경제적 비용은 연간 20조 원을 웃돈다. 가정의 황폐화와 사회 범죄의 주요 원인으로도 손꼽힌다. 알코올중독자는 날로 증가하는 추세인데, 그들의 가족까지 감안하면 전 국민의 20% 정도가 알코올중독으로 고통받고 있다는 보고도 있다.

술에 뇌가 조종당하는 알코올중독

알코올중독자가 술을 안 먹고는 견디지 못하는 이유는 무엇일까? 일반 음식은 소화, 발효 과정에서 포만감이 느껴져 어느 수준 이상에 이르면 더 이상 먹지 못한다. 하지만 술은 발효된 상태로 마시기 때문에 세포 내 흡수가 빨라 포만감을 느끼지 못하고 지나치게 많이 마시게 된다.

술을 마시면 위장 외벽에서 술을 감지해 신경전달물질인 사이토카인을 분비하고, 사이토카인은 마신 술의 양을 뇌에 보고한다. 그러면 뇌는 혈중 알코올 농도와 간장의 분해 능력을 고려해 지나치다고 판단될 경우 구역질 등의 증상을 유발해 더 이상 술을 마시지 못하게 하는 자가 방어 과정을 진행한다. 그런데 많은 양의 술을 반복적으로 마시면 사이토카인이 알코올에 의해 변성되기 시작한다. 변성된 사이토카인은 뇌에 정확한 정보를 보내지 않고 술을 공급받기 위해 거짓 정보를 보내 비정상적인 반응을 이끈다. 술이 뇌를 조종해 몸의 주인 행세를 하면서 몸을 알코올에 맞추는 것이다.

알코올중독의 치료율은 매우 낮고 본질적인 치료가 이뤄지지 않는 게 현실이다. 서양의학에서는 중추신경을 억제하고 신경 증상, 금단 증상 등을 치료하는데, 근본적으로 해결하는 데 한계가 있다.

담적 치료의 원리를 적용한 5가지 방법을 적용하면 알코올중독을 성공적으로 치료할 수 있다. 우선 담적약으로 사이토카인의 변성을 개선해 술에 대한 정상 반응을 이끈다. 그리고 유근피로 과음으로 손상된 위장 점막 문을 치료한다. 세 번째로 간장 해독요법과 알코올 분해 한방 처방으로 간 손상을 치료한다. 네 번째로 영양불량과 전해질 이상을 영양수액과 비타민요법으로 개선한다. 끝으로 운동요법, 산소 공급, 정신 상담 등을 종합적으로 적용한다. 말기가 아니면 이 방법으로 간을 어느 정도 회복시킬 수 있다. 실제 임상에서도 대부분의 환자가 술 생각이 나지 않는다고 했고, 간 기능 검사에서도 정상 수치를 보였으며, 몇몇 환자는 일상으로 복귀하는 등 치료 성과가 있었다.

알코올중독과 꼭 닮은 음식 중독

중독은 술에만 해당하는 게 아니다. 음식 중독도 알코올중독과 거의 유사한 양상을 보인다. 스트레스를 받으면 음식을 전혀 먹지 못하는 사람이 있는가 하면, 마구 먹는 사람도 있다. 후자는 식욕을 억제하는 기능이 상실된 것이다. 알코올중독 환자가 술을 마시지 않으려고 해도 저절로 술에 손이 가는 것처럼 폭식과 과식에 길든 몸은 의지와 상관없이 음식을 찾게 된다.

지속적으로 폭식과 과식을 하면 담 독소가 많이 생겨 미들존에 넘쳐나게 된다. 이때 미들존에 있는 내장 신경계에 담 독소가 쌓이면 비정상적인 신경 반응을 일으킨다. 먹으면 안 되는 상황에서도 음식을 먹도록 뇌에 거짓 정보를 보내 먹지 않으면 못 견디게 만드는 것이다. 이것이 음식 중독이다.

음식 중독 환자는 만성 소화불량뿐만 아니라 비만과 각종 성인병 발생 위험도가 높다. 건강을 위해서는 반드시 폭식과 과식하는 습관을 고쳐야 하는데, 이 또한 담적 치료로 해결할 수 있다. 미들존의 신경계에 축적된 담 독소를 제거하고 해독해서 변성된 신경을 정상으로 되돌린다. 최근 제시되고 있는 이런저런 해독법들은 겉치레 해독에 그쳐 미들존의 신경계에 침투한 독소를 제거하기 어렵다. 필자는 특수 미생물로 발효 처리해 미들존으로 스며들게 함으로써 변성된 미들존의 기관을 정상화하는 담적약을 개발했다.

치료 사례

김ㅇㅇ(남성, 55세)

노숙자 의료 봉사를 하던 중, 안주 없이 하루에 소주를 28병이나 마시는 환자를 만났다. IMF 때 가정불화로 이혼하고 노숙자 신세가 됐다는 그는 술을 마시지 않으면 어지럽고 불안해서 날마다 술을 찾게 된다며, 이러다 죽을 것 같다고 했다. 그는 식사도 거의 하지 않아 바짝 마르고 얼굴이 창백했다.

환자에게 담적약과 간을 보호하고 알코올 분해 능력을 높이는 약제인 알코올방을 1개월간 투여했다. 한 달 후 다시 만난 환자는 놀라울 만큼 변해 있었다. 한 달 동안 술을 딱 한 번 마셨는데, 이상하게도 술이 받지 않아 한 병을 채 마시지 못했다고 했다. 치료 원리는 간단했다. 몸이 스스로 술을 싫어하게 만드는 것이었다.

여성 불임

최근 불임과 난임 시술 환자가 크게 늘어났다. 건강보험심사평가원의 조사에 따르면, 불임 환자 수는 2018년 22만 7922명에서 2022년 23만 8601명으로 4.7% 증가했다. 난임 시술 환자 수는 12만 1038명에서 14만 458명으로 16% 늘어났다.

불임은 원발성과 속발성으로 나뉜다. 피임하지 않고 1년 넘게 정상적인 부부생활을 했는데 임신이 되지 않으면 원발성 불임이라고 하고, 임신 경험이 있는 여자가 유산 또는 분만 후 무월경이 끝나고 1년이 지나도 임신이 되지 않으면 속발성 불임이라고 한다. 여성의 불임 원인은 원발성과 속발성을 합해 배란 장애가 20%, 자궁근종, 골반염증, 자궁내막증, 난관 폐쇄, 자궁 유착 등 난소와 자궁 인자가 25~30%,

자궁경부 이상과 경관 점액 이상이 5% 정도다. 그 밖에 질 인자, 항정자항체 같은 면역 인자, 갑상선 질환, 당뇨병, 심각한 영양 장애 등도 주요 원인으로 꼽힌다.

서양의학에서는 과배란요법, 인공수정, 시험관아기 시술 등으로 불임을 치료하는데, 각각 부작용과 한계가 있다. 과배란요법은 난소의 기능을 떨어뜨리고, 인위적인 과배란으로 난소가 자극받아 지나치게 비대해지는 과자극난소증후군을 유발한다. 배아를 이식한 후에 놓는 프롤루텍스 주사는 졸음, 어지럼증, 기억 장애, 구토, 실신 등의 부작용이 있다. 시험관아기 시술은 임신되어도 착상이 안정적이지 못해 유산 확률이 높다.

자궁이 굳어 발생하는 불임과 유산

자궁과 난소 등 기질적 문제가 없는데도 임신이 되지 않거나, 시험관아기 시술을 해도 매번 실패하거나, 어렵게 임신되어도 유산하는 경우가 종종 있다. 이유가 뭘까?

위와 장이 굳어지듯 자궁도 굳어진다. 자궁이 굳으면 착상이 잘 되지 않아 임신하는 것이 힘들고, 시험관아기 시술을 해도 실패할 가능성이 높아진다. 유산이 잘되는 것도 자궁이 굳어 견고하게 착상하지 못하기 때문이다. 다행히 임신이 유지되어 출산하더라도 건강한 아기를 낳지 못할 수도 있는데, 이는 자궁에 쌓인 더러운 담 독소가 태아에게 공급될 수 있기 때문이다.

서양의학에서는 그동안 자궁이 굳어지는 현상(자궁경화)을 알지 못했다. 초음파 등 자궁 검사에서 관찰되지 않기 때문이다. 자궁의 담적은 유일하게 EAV 기계로 진단할 수 있다. 자궁이 굳어지는 것으로 인한 난임을 극복하고 태아의 건강을 지킬 수 있는 실마리를 찾은 것이다.

난임의 원인은 담적 외에 또 있다. 담적이 70% 정도의 원인을 차지한다면 신장 문제는 20%, 간장 문제는 10% 정도로 추정한다. 신장은 오줌을 걸러내는 기능 외에 생식 기능을 주관하는 사령탑 기능을 한다. 한의학적으로 볼 때 신장은 자궁과 고환의 생식 능력을 지원한다. 선천적으로 신장이 허약하거나 과로, 스트레스로 약해지면 여성의 경우 자궁이 냉해지고 생식 능력이 떨어진다. 남성 역시 정자 생성 능력과 정자의 질, 성 기능이 떨어진다. 남녀의 생식 능력에서 이처럼 중요한 신장 기능을 살리는 것이 한의학의 장점이다.

불임의 세 번째 원인으로 꼽히는 간장은 해독, 대사, 소화뿐만 아니라 뇌하수체와 전신 호르몬의 순환을 조절한다. 스트레스로 인해 간장의 기운이 응결되면 호르몬 분비 등의 대사가 원활하지 않아 자궁과 난소의 호르몬 분비에 장애가 오고, 그 때문에 난임이 될 수 있다. 또한 강한 스트레스로 생성된 코르티솔, 에피네프린(아드레날린), 노르에피네프린 등의 호르몬이 성호르몬을 관장하는 뇌하수체의 기능을 떨어뜨려 난임을 유발하기도 한다. 간장의 응결된 기운을 풀고 간화를 조절하면 호르몬이 정상화되어 난임 치료에 도움이 된다.

이○○(여성, 38세)

정상적으로 부부관계를 하고 있는데도 임신이 되지 않는다는 결혼 3년차 여성 환자가 있었다. 검사 결과, 부부 모두 이상이 없었다. 비만인 그 환자는 평소 소화가 잘 안 되고 아랫배에 가스가 차면서 변비와 두통으로 힘들었다고 했다. 20대 때부터 생리불순이 있었고, 생리 때마다 아랫배가 아팠다고 했다. 게다가 급식, 폭식, 빵이나 인스턴트 음식 위주의 식사 등 잘못된 식습관을 가지고 있었다.

EAV 검사 결과, 환자의 대장과 자궁에서 심한 담적이 관찰됐다. 식습관을 교정하면서 담적 치료와 간 정화요법, 그리고 대장을 청결하게 하는 커피 관장요법을 적용했다. 치료를 시작한 지 15일쯤 지났을 때부터 환자는 살이 빠지기 시작했다. 3주 후에는 생리혈이 정상으로 돌아왔으며, 생리통과 두통이 없어졌다. 3개월간 담적 치료를 한 결과, 생리 주기가 정상화됐으며, 몸무게도 8kg이나 빠졌다. 이후 자궁을 강화하는 온포종옥탕(溫胞種玉湯)을 1개월간 투여하면서 임신을 준비했다. 7개월 후 임신이 됐다는 기쁜 소식을 전해왔다.

방광 질환 - 빈뇨, 잔뇨, 빈발성 방광염, 요실금

소변을 자주 보는 사람을 보고 옛날에는 오줌소태에 걸렸다고 했다. 오줌소태는 방광염을 말한다. 물론 방광염에 걸리면 소변을 자주 보지만, 소변을 자주 본다고 해서 무조건 방광염이라고 할 수는 없다. 방광염은 요도로 침입한 세균이 방광 벽에 염증을 일으키는 병으로 참을 수 없이 소변이 자주 마렵고, 소변을 보고 나도 시원하지 않아 조금 있으면 또 소변이 마려우며, 소변을 볼 때 요도가 찌릿하게 아프고 피나 고름이 섞여 나온다.

방광염은 항생제를 먹으면 쉽게 치료된다. 하지만 증상이 비슷해서 혼동하기 쉬운 다른 방광 질환이 있으니 주의해야 한다. 과민성 방광이 대표적이다. 이 경우, 세균 감염이 아니어서 항생제를 먹어도 아무런 소용이 없다. 간혹 과민성 방광 환자가 방광염으로 자가 진단해 소염제를 몇 년간 복용하다가 만성화되거나 증상이 호전되지 않는 경우를 볼 수 있다. 정확한 치료를 위해서는 증상을 주의 깊게 관찰할 필요가 있다. 다음은 방광염의 주요 증상이다.

- 배뇨 시 찌릿찌릿한 통증이 있다(배뇨통).
- 하루에 8회 이상 소변을 본다(빈뇨).
- 소변이 마려우면 참기 어렵다(급박뇨).
- 소변을 보고 나도 시원하지 않고, 아랫배가 묵직하며 개운하지 않다(잔뇨감).
- 잠을 자다가 소변이 보고 싶어서 깬다(야간뇨).
- 허리와 아랫배, 골반 쪽에 통증이 있거나 성교통이 동반되기도 한다.
- 혈뇨나 혼탁뇨가 나타나기도 한다.

건강보험심사평가원의 통계 자료에 따르면, 2022년 방광염으로 진료받은 환자는 163만 1313명이며, 이중 93.9%(153만 2355명)가 여성이었다. 연령별로는 폐경기에 접어든 50대가 73만 2495명으로 가장 많고, 다음은 60대(71만 9309명), 40대(51만 7728명) 순으로 나타났다.

방광염이 여성에게 많이 나타나는 것은 남성보다 요관이 짧고 요도가 항문 가까이 있어 세균에 감염되기 쉽기 때문이다. 성인 여성의 25%가 매년 한 번쯤 급성 배뇨 장애를 경험하는데, 성적으로 활발한 젊은 여성에게 더 많이 발생한다. 저항력이 떨어지거나 질염, 자궁경부염 등으로 질 분비물이 증가하면 균이 쉽게 번식하기 때문이다.

급성 방광염은 결혼 초기의 여성에게 많이 발생해 밀월성 방광염 또는 신혼 방광염이라고도 부른다. 주로 세균 감염으로 생기며, 항생제로 치료할 수 있고 예후도 좋은 편이다. 만성 방광염은 1년에 3회 이상 방광염이 발생하는 경우로, 항생제로는 잘 낫지 않고 장기간 복용으로 항생제 내성이 생겨 치료가 어려운 편이다. 과로하면 쉽게 재발하고 치료해도 효과가 없어 환자의 고통이 심하며, 증상이 없어도 언제 다시 재발할지 모른다는 불안감과 두려움으로 우울증이 오는 사람도 많다.

과민성 방광은 빈뇨와 요실금 분야에서 새롭게 제기되는 진단명이다. 증상은 방광염과 비슷하지만, 배뇨통이 덜하고 드물게 혈뇨가 나타난다. 소변을 참기 어려운 절박뇨가 특징이다. 성인의 16%에서 발생하는 흔한 질환으로, 생명의 위험은 없지만 삶의 질을 현저히 떨어뜨려 중요한 건강 문제라 할 수 있다.

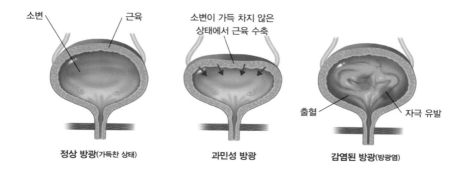

정상 방광과 질환이 있는 방광

소변　근육　소변이 가득 차지 않은
상태에서 근육 수축

출혈　자극 유발

정상 방광(가득찬 상태)　과민성 방광　감염된 방광(방광염)

　세균에 의한 급성 방광염은 치료도 잘 되고 예후도 양호한 편이다. 그러나 만성 방광염과 과민성 방광은 다르다. 방광염이 만성화되는 것은 방광의 면역력 저하와 방광 내 유해균 증식 때문이다. 이런 방광 상태가 만들어지는 주요 원인으로는 과로와 항생제 남용을 꼽을 수 있다. 방광이 과민하게 반응하는 것은 방광 근육과 괄약근이 약해져서 오줌을 충분히 담아 힘 있게 배출하지 못하기 때문이다. 방광 근육이나 괄약근이 굳으면서 과도하게 수축해 이런 증상이 나타난다. 또한 신경이 예민하면 긴장할 때마다 방광 신경이 자극되어 배뇨 활동이 비정상적으로 이루어지기도 한다. 그로 인해 빈뇨와 잔뇨감, 야간 빈뇨와 절박성 요실금이 동반된다. 이 모든 배경에는 노화와 전립선 비대, 골반 근육 장애 등의 문제가 수반된다.

　치료가 잘되는 급성 방광염과 달리 만성 방광염은 장기간 항생제를 투여해야 치료 효과를 볼 수 있다. 그런데 항생제는 소화 장애를 일으키고 좋은 균까지 죽여 증상이 만성화되기 쉬운 환경을 만들어낼 뿐만 아니라, 복용할수록 내성이 생겨 정작 필요할 때 적절한 치료를 받지 못하는 경우가 생길 수도 있으니 신중하게 접근해야 한다.

과민성 방광의 주된 치료법은 약물 치료와 행동 치료로 나눌 수 있다. 약물 치료에는 주로 항콜린제를 사용한다. 방광을 수축시키기 위해 신경은 아세틸콜린을 분비하는데, 아세틸콜린의 작용을 약하게 만들어 방광의 수축을 억제하는 것이다. 전립선 비대로 하부 요도관이 좁아져도 과민성 방광이 발생한다. 이때는 항콜린제보다 α1 수용체 차단제가 더 효과적이다.

문제는 약물 치료에 사용되는 모든 약물이 항생제처럼 부작용이 있다는 것이다. 항콜린제는 잠이 오게 하고, 건망증을 유발하며, 입이 마르게 하고, 소변과 대변이 나오는 것을 방해한다. α1 수용체 차단제는 기립성 저혈압 등의 순환 부작용과 사정 장애, 코막힘, 두통, 졸음, 홍채긴장저하증후군 등의 부작용이 있다.

약물 치료로 기대하는 효과를 얻지 못하면 방광이나 요도에 분포한 신경 가지를 자극하는 시술(후경골 신경 자극술, 천수 신경 조정술 등)로 방광의 감각을 조절해 치료한다. 이러한 자극술을 약물 치료나 행동 치료와 병행하면 좋은 효과를 얻을 수 있다.

행동 치료에는 배뇨 시간을 늘리는 방광 훈련과 골반 근육을 강화해 배뇨를 조절하는 케겔 운동법이 있다. 대부분 단독으로는 효과가 부족해서 약물 치료와 병행한다.

그릇된 식습관으로 쌓인 담 독소가 원인

과민성 방광, 급성·만성 방광염의 원인을 한의학적으로 분석해 치료법을 찾았다. 우선 방광이 과민해지는 이유는 2가지로 보인다. 첫째, 방광이 담 독소로 경화되면 탄력이 떨어지기 때문에 소변을 충분히 담지 못해 자주 배뇨하고, 배출하는 힘이 약해져 잔뇨감이 생긴다. 둘째, 평소 심장이 약하면 긴장할 때마다 심장 기능이 위축되어 신경이 과민해지고, 과민해진 신경이 방광을 자극해 소변을 자주 보게 된다. 이럴 경우, 담적 치료와 함께 심장과 방광을 강화하는 약침을 놓으면 효과를 볼 수 있다.

방광염을 달고 산다는 환자들이 있는데, 이는 그릇된 식습관으로 형성된 위장의 담 독소가 방광과 자궁에 파급됐기 때문이다. 방광과 자궁이 담 독소로 더러워지면 세균이 증식하기 좋은 환경이 조성된다. 이런 경우, 과로하거나 면역 기능이 떨어지면 세균이 자생해 방광염이 유발된다. 청결하지 못한 관리와 불결한 성관계도 감염 요인으로 작용한다. 이런 경우, 담적 치료와 함께 방광의 염증을 없애는 약물과 약침을 적용한다.

끝으로 방광 근육과 괄약근이 무력해지는 요인으로 노화와 잦은 방광염, 임신 후유증과 항생제 남용을 들 수 있다. 이런 경우에는 행동 요법 외에는 치료 방법이 없다. 방광을 강화하는 약침 치료와 방광 괄약근을 강화하는 소적 치료를 적용하고, 심하면 골반 기저근육을 강화해 빈뇨와 요실금을 치료하는 매선요법을 병행한다.

최근 전 세대에 걸쳐 증가하고 있는 빈뇨, 잔뇨감, 야간 빈뇨, 요실금, 만성 방광염 등을 근본적으로 치료하는 것은 의학계에서 손꼽히는 난제 중 하나다. 그런데 담적증후군의 발견으로 방광 조직이 굳어지거나 약해지고 방광 내 세균이 자생하는 근본적인 원인을 알게 됨으로써 새로운 치료의 길이 열렸다.

치료 사례

김○○(여성, 53세)

오래전부터 빈뇨와 방광염이 빈발하고 그때마다 혈뇨가 나왔다는 환자가 찾아왔다. 하루에 두 번이나 속옷을 갈아입을 만큼 냉이 심하고, 냄새가 나며, 질 통증이 있다고 했다. 자궁 검사 결과, 질염으로 진단받았다. 복통과 더부룩함, 두통, 숨참, 무기력증도 호소했지만, 위 내시경 검사를 해봐도 아무런 이상이 없었다.

환자는 면류와 육류를 선호하고 급식, 과식, 폭식, 불규칙한 식사 등의 식습관을 가지고 있었다. 또한 고혈압약과 위장약을 복용하고, 방광염과 질염이 발생하면 항생제를 복용했다. EAV 검사에서 환자의 방광이 담 독소로 굳어진 것을 확인했다. 좋지 않은 식습관으로 인해 생긴 담 독소가 방광과 자궁으로 내려가 쌓인 것이 근본 원인으로 분석됐다. 담적 치료와 함께 아로마 고주파 치료와 소적 치료로 굳어진 방광을 정상화하고 방광에 낀 담 독소를 제거하는 한편, 방광의 면역 능력을 제고하는 약침을 주입했다. 3개월 만에 자궁과 방광이 깨끗하고 강해져 정상적인 생활이 가능해졌다.

담낭 질환 – 담즙 분비 장애, 담석증, 담낭염

담즙 분비 장애, 담석증, 담낭염에 대한 의학적 소견이나 치료에 관한 내용보다는 현대 의학에서 아직 파악하지 못한, 담낭 질환이 위장과 어떤 관련성을 가지고 있는지 그 기전을 살펴보자. 이러한 의학적 시도는 담낭 질환의 예방과 치료에 있어 한 걸음 더 나아갈 수 있는 계기가 될 것이다.

모든 담낭 질환은 담즙 분비와 간 기능과 관련되어 있으므로 먼저 빌리루빈 대사에 대해 살펴보자. 혈액의 주원료인 적혈구는 노화하면 비장 등에서 파괴되고 골수에서 다시 생성되는 과정이 반복된다. 파괴된 적혈구에서 빌리루빈의 원료가 만들어진다. 처음 만들어진 빌리루빈은 효소와 결합해야 제 기능을 할 수 있다. 효소와 결합하기 전의 빌리루빈은 '불포합 빌리루빈'(간접 빌리루빈)이라고 한다. 불포합 빌리루빈은 간으로 이동해서 효소(글루쿠론산)와 결합해 '포합 빌리루빈'(직접 빌리루빈)으로 전환된 후 기능을 발휘하기 시작한다. 포합 빌리루빈은 간세포에서 담관으로 분비되어 담도에 일시적으로 저장됐다가 십이지장으로 배출되어 각종 소화작용에 기여한다.

소화작용에 기여한 후 빌리루빈은 소멸하지 않고 3가지 행보를 보인다. 첫째, 대변을 통해 배설된다. 대변이 노란색인 이유다. 일부는 소장에서 불포합 빌리루빈 형태로 간에 재흡수된다. 둘째, 재흡수된 불포합 빌리루빈은 다시 포합 빌리루빈으로 전환되어 담즙을 통해 배

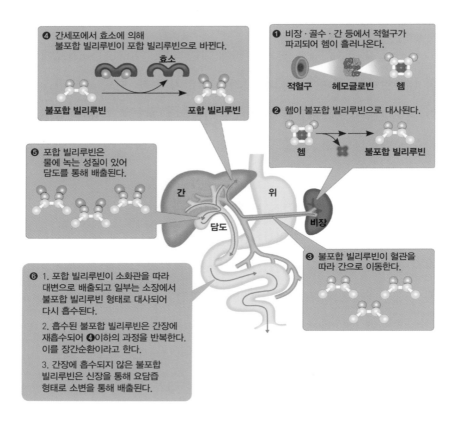

❹ 간세포에서 효소에 의해 불포합 빌리루빈이 포합 빌리루빈으로 바뀐다.

효소

불포합 빌리루빈   포합 빌리루빈

❺ 포합 빌리루빈은 물에 녹는 성질이 있어 담도를 통해 배출된다.

❶ 비장·골수·간 등에서 적혈구가 파괴되어 헴이 흘러나온다.

적혈구   헤모글로빈   헴

❷ 헴이 불포합 빌리루빈으로 대사된다.

헴   불포합 빌리루빈

간   위

담도   비장

❻ 1. 포합 빌리루빈이 소화관을 따라 대변으로 배출되고 일부는 소장에서 불포합 빌리루빈 형태로 대사되어 다시 흡수된다.
2. 흡수된 불포합 빌리루빈은 간장에 재흡수되어 ❹이하의 과정을 반복한다. 이를 장간순환이라고 한다.
3. 간장에 흡수되지 않은 불포합 빌리루빈은 신장을 통해 요담즙 형태로 소변을 통해 배출된다.

❸ 불포합 빌리루빈이 혈관을 따라 간으로 이동한다.

설되는 과정을 반복한다. 이를 장간순환이라고 한다. 셋째, 간으로 흡수되지 못한 불포합 빌리루빈은 온몸을 순환하다가 신장을 통해 요담즙(유로 빌리노겐) 형태로 배설된다. 그래서 소변 색이 노란 것이다. 소변이 심하게 노랗다면 간에서 흡수가 제대로 이뤄지지 않았다는 뜻이다. 담즙의 생리적인 순환과 기능은 적혈구, 간장, 위장관과 관련돼 있다.

담낭에서 발생하는 주요 질환으로는 담즙 분비 장애와 담석증, 담낭염을 들 수 있다. 이러한 질환의 배경은 풀리지 않는 스트레스 등 여러 가지 원인으로 간세포의 담즙이 분비되지 않는 것, 담즙이 탁해지거나 걸쭉해지는 것, 담낭 내 세균이 자생하는 것, 염증이 생긴 것 등이 있다. 각 문제의 원인을 분석하면 치료법을 찾을 수 있다.

먼저 담즙 분비 장애의 원인을 살펴보자. 담즙은 간세포에서 생성, 분비되는데 스트레스와 과로, 술, 경구 피임약 복용 등으로 간장의 기능이 응결되면(한의학에서는 이를 '간기울결(肝氣鬱結)'이라 한다) 담즙이 나오지 않는다. 담즙이 분비되지 않으면 더부룩함, 지방 소화 장애 같은 소화 장애가 나타나고 담즙이 정체된다. 담즙 정체가 지속되면 담즙이 쌓이면서 결석이 생길 수 있으므로 응결된 간장의 기운을 풀어주는 소간법(疎肝法, 막히고 응결된 상태를 풀어주는 치료법)을 적용해 담즙 분비를 정상화한다.

담석은 담낭에 생기는 담석과 간에 생기는 간 내 담석이 있다. 담낭에 담석이 생기는 데는 4가지 원인이 있다. 첫째, 담즙 찌꺼기 때문이다. 간에서는 매일 0.5~1L의 담즙이 생성된다. 담즙은 평소 담낭에 저장되는데, 5~20배 정도 농축되어 30~60mL 용량의 담낭에 저장된다. 농축된 담즙은 지방 음식이 십이지장에 도달할 때 분비된다. 그때 담낭이 비워지는데 불규칙한 식사나 단식으로 담낭을 비우는 데 문제가 생기면 담낭에 찌꺼기가 끼고, 그 찌꺼기가 칼슘이나 콜레스테롤 같은 유기물을 만나 담석이 만들어진다. 그래서 담즙 성분 중 콜레스테롤이 많아지면 담석이 생겨날 가능성이 높아지는 것이다. 콜레스테롤 담석은 여성(female), 다출산(fertile), 비만(fatty), 40대(forties), 즉 4F에 해당하는 사람에게 잘 생긴다.

둘째, 담즙이 탁해져도 담석이 잘 생긴다. 담즙의 탁도는 앞에서 설명한 담즙 분비의 정체 정도와 과잉된 콜레스테롤에 의해 결정된다.

이 외에 알려지지 않은 원인이 있다. 바로 담적이다. 위장관에서 생성된 담 독소가 문맥을 통해 간장으로 전달되면 간장이 담 독소로 오염되면서 담즙이 걸쭉하고 탁해진다. 담즙이 탁해지면 담낭 내 유기물이 엉겨 담석이 생긴다. 간 내 담석도 이런 과정을 거쳐 생겨난다. 걸쭉하고 탁해진 담즙은 담적 치료로 정화할 수 있다.

끝으로 십이지장이 담 독소로 굳어지면 담즙이 장으로 내려가거나 간으로 재흡수되는 과정에 이상이 생기면서 위로 역류해 입에서 쓴맛이 느껴진다. 이 과정에서 담관의 압력이 증가해 담즙 분비에 장애가 오고, 그로 인해 담낭 내 담즙이 정체되면서 담석이 생긴다. 이런 경우, 간 정화요법을 시행하고 십이지장 부위의 굳어진 담적을 치료하면 증상이 크게 개선되는 것을 볼 수 있다.

담낭의 담석보다 치료가 더 어려운 간 내 담석

간 내 담석은 반복적인 화농성 미세담관염으로 인해 생기는데, 흔히 복통, 발열, 황달 등의 증상을 수반한다. 우상복부 통증과 압통을 가장 흔히 호소하는데, 일부는 심와부(명치 부위) 통증 때문에 고통스럽다고도 한다. 통증은 수 시간에서 수일간 지속되며, 만성적 소화불량이 함께 나타난다. 또한 담즙 정체를 일으켜 황달과 가려움증을 유발하고, 간농양 같은 합병증을 만든다. 심하면 혈압 저하와 의식 저하가 동반되는 등 매우 좋지 않은 예후를 보이기도 한다.

우리나라의 경우 간 내 담석증이 전체 담석증의 14.1%로 일본의 1.5~4.9%보다 발생 빈도가 높은데, 치료가 쉽지 않다. 담낭 결석과 총 담관 결석은 수술이나 내시경으로 쉽게 제거할 수 있지만, 간 내 담석은 제거 후 재발이 잦고 재발하면 수술 외에는 치료 방법이 없어 재발할 때마다 수술해야 하는 어려움이 있다.

간 내 담석 치료와 관련, 한의학적 접근법에 주목해볼 필요가 있다. 우선 간 내 담석은 간장의 담즙 배출 능력이 떨어져 생기는 것이므로, 간장 기능의 응결을 치료하는 소간법으로 해결할 수 있다. 또한 부패한 담 독소로 인해 세균이 증식해서 발생하는 화농성 담관염은 담적 치료와 함께 부패한 간장 환경을 개선하는 간 정화요법을 적용하면 치료는 물론 예방도 가능하다. 담낭에 염증이 발생하는 문제 역시 유해균 증식에 기인한 것으로, 담 독소와 직결된다는 것을 알 수 있다.

담즙 분비 장애, 담석증, 담낭염은 서구화된 식생활과 과도한 스트레스, 담즙 분비 장애를 유발하는 약물 남용 등과 관련 있다. 불규칙한 식사나 폭식, 지나친 육류 섭취, 음주, 화학적 약물 사용 등이 담적증후군을 만들어 담낭 환경을 더럽히면서 담석이나 염증이 생긴다. 따라서 담적 치료로 미들존을 정화하면 담낭 질환을 치료, 예방할 수 있다.

나○○(남성, 45세)

전신 황달, 소화 장애와 더부룩한 팽만감, 오심이 있고, 한 달에 두세 번 40℃ 이상 고열이 2~3일간 지속된다는 환자였다. 1995년 담석증으로 담낭 제거 수술을 받았고, 2002년 간 내 담석으로 간우엽 절제 수술을 받았다. 이후 간 내 담석이 재발해 두 차례 수술을 받았는데, 1년 후 증상이 다시 나타나 병원 치료를 받다가 본원에 입원했다.

담적 치료와 함께 헤파큐어와 간 정화요법을 실시했다. 특히 간 정화 후 담석으로 추정되는 여러 가지 형태의 작은 결정체가 배설된 것을 확인할 수 있었다. 소화 장애는 입원한 지 1주일째부터 사라졌고, 입원해 있는 18일 동안 발열이 나타나지 않았다. 황달은 혈액검사에서 절반 정도로 감소했다. 퇴원 후에도 계속 외래 치료를 받았다. 그 결과, 대부분의 증상과 검사 결과가 개선됐다.

간경변증

간경화라고도 하는 간경변증은 광범위한 간세포 괴사가 장기간 진행되어 섬유화되고 정상 간세포의 구조가 파괴되면서 재생결절이 생기는, 간 질환의 최종 단계다. 간경변증의 원인은 다양하지만, B형이나 C형 간염 바이러스 감염과 지나친 음주가 가장 흔한 원인이다. 우리나라에선 만성 B형 간염이 70% 정도로 가장 많이 나타난다. 그다음은 알코올성 간염, 만성 C형 간염 순이다.

간경변증은 나이가 들수록 발병률이 높아진다. 대한간학회의 《한국인 간 질환 백서》에 따르면, 2012년 성인의 간경변증 유병률은 전체 인구의 0.5%며, 65세 이상에서는 1% 정도로 파악된다. 2013년 간경변증으로 진료받은 환자는 총 7만 6038명으로 2009년에 비해 8.7% 증가했는데, 이러한 증가세는 70~80대 환자가 늘었기 때문이다. 70대 미만에서는 점점 줄어들고 있지만, 70대에서는 4년간 5.8%가, 80대 이상에서는 16.6%가 늘었다.

간경변증이 진행되면 정상 간세포의 파괴로 인한 정상 기능 소실과 섬유화, 재생결절에 의한 문맥압항진증으로 많은 합병증이 초래된다. 진행 상태에 따라 별다른 증상이 없는 경우부터 황달, 복수, 간성뇌증, 정맥류 출혈 등 심각한 합병증까지 다양한 증상이 나타난다. 합병증이 없으면 '대상성(compensated)', 합병증이 있으면 '비대상성(decompensated)'이라고 부른다.

초기에는 전신쇠약, 만성피로, 식욕부진, 소화불량, 복부 불쾌감이 느껴진다. 그러다가 병이 진행되면 얼굴이 검게 변하고 어깨, 등, 가슴에 확장된 모세혈관(지주상 혈관종)이 나타나며, 호르몬 이상으로 손바닥이 유난히 빨개진다. 병세가 더 심해지면 위와 식도에 정맥류가 생기고, 정맥류가 터져 토혈이 나타나기도 한다. 정맥류 출혈은 사망률이 50%에 이를 정도로 심각한 증상이다. 병이 더 진행되면 간에서 혈액의 유독물질을 해독하지 못해 간성뇌증(혼수)이 생길 수 있다. 또한 복수가 차거나 하지부종이 나타나고, 남성의 경우 유방이 여성처럼 커지거나 고환이 작아질 수 있으며, 여성은 월경이 불규칙해진다.

서양의학에서는 B형 간염에서 간경변증으로 병이 진행된 환자를 항바이러스제로 치료한 후 간 섬유화가 의미 있게 호전되면 적어도 일부는 경구 항바이러스 치료제로 조직을 어느 정도 되돌릴 수 있다고 본다. 우선 간경변증의 원인이 된 기저질환을 치료하고 2차로 항섬유화 치료를 하는데, 간 섬유화를 막는 효과적인 치료제가 아직 개발되지 않은 상태여서 간경변증의 원인인 B형 간염과 C형 간염 치료제를 악화 방지 목적으로 사용하기도 한다. 그 외에 복수나 부종, 간성뇌증, 식도정맥류 출혈, 혈액 응고 장애, 빈혈, 자발성 세균성 복막염, 간신증후군 등 합병증이 있는 경우 대증치료를 시행한다.

위와 장이 간을 오염시킨다

한의학에서는 간경변증의 주원인을 외부 요인의 침투로 보며, 그 외에 잘못된 식습관, 분노, 과로, 과음이 겹쳤을 때 발생한다고 설명했다. 특히 간경변증은 위장병과 다름없다고 주장해왔다. 간장은 문맥을 통해 위장에서 모든 물질을 받기 때문에 위장의 상태가 간장의 상태와 직결된다고 본 것이다. 그러나 간경변증이 위장에서 비롯되는 기전을 밝혀내지는 못했다. 그런데 담적증후군과 미들존의 발견으로 그 실체가 드러났다. 즉, 위장의 미들존에 축적된 담 독소가 문맥을 통해 간장으로 유입되어 간장이 오염되고 굳어지는 병변이 진행되는 것이다.

임상에서 B형·C형 간염 혹은 간염 보균이 간경변증으로 진행되는 것을 볼 수 있는데, 이 과정에 담적증후군이 영향을 미친다. 간염 바이러스가 침투해 간이 약해졌을 때 담적이 있으면 간장으로 담 독소가 퍼져 간 손상이 가중되고, 담적이 없으면 간장이 스스로 극복해 간경 변증으로 진행되지 않는다. 단순 간염 보균자로 판정받고 큰 걱정 없이 지내다가 갑자기 말기 간경변증으로 발전해 사망하는 경우도 위장의 담적이 간을 악화시켰기 때문이라고 볼 수 있다. 이런 의미에서 미들존의 오염은 간경변증으로 진행되는 데 가장 핵심적인 요인이라 할 수 있다.

2005년 간경변증 말기 환자에게 처음으로 담적 치료를 적용했다. 당시 종합병원에서 오래 버티기 힘들 것이라는 이야기를 들었던 환자는 현재까지 건강하게 잘 생활하고 있다. 이후 모든 간경변증 환자에게 담적 치료를 적용하면서 미들존을 정화하면 간에 공급되는 혈액이 맑아지면서 간장의 기능이 좋아지는 것을 관찰할 수 있었다. 이후 필자는 독소가 제거되어 간장으로 깨끗한 혈액이 가면 말 못 하는 간도 춤을 춘다고 농담처럼 말하곤 한다.

간경변증이나 간암 환자들을 진찰해보면 대부분 심각한 담적을 가지고 있어 식습관이 간 건강에 얼마나 중요한지 알 수 있다. 간장은 우리 몸에서 재생 기능이 가장 뛰어난 장기다. 간경변증 환자도 식습관을 개선하고 간장으로 유입되는 담 독소를 제거하면 남은 기능이 최대한 살아나 스스로 회복할 수 있는 길이 열릴 것이다.

헤파큐어의 탁월한 치료 효과

간경변증에 대해 필자는 4가지 종합적인 치료법으로 접근한다. 담적 치료를 통해 간에 맑은 혈액을 공급하는 것, 간세포 내 혈액순환을 촉진해 혈액 유통망을 확보해서 회복 능력을 극대화하는 것, 간장의 담즙 분비나 해독 배설 기능을 활성화하는 것, 간장의 면역 기능을 강화하고 영양을 공급하는 것이다. 간경변증 말기만 아니면 이런 방법을 종합적으로 적용하면 좋은 치료 효과를 기대할 수 있다.

면역 기능 개선, 담즙 배설과 해독 능력 강화, 간섬유화 억제 등을 목표로 개발된 헤파큐어는 보건복지부 연구 용역 사업으로, '간경변에 한약과 양약 복합 투여 시 안전성과 유효성 연구'를 시행한 결과 간경변에 탁월한 효과가 있음이 증명됐다. 임상 연구를 통해 효과를 검증한 후, 치료 기전을 확인하기 위해 의과대학에서 동물실험을 진행했다. 간경변 유발 물질을 투여한 흰쥐에게 인진(茵陳), 백출(白朮), 신선초(神仙草), 운지(雲芝) 등 생약 추출물로 조성된 헤파큐어를 3주간 같은 처방으로 투여했을 때 간장 내 섬유질인 교원질(collagen)의 축적을 억제하는 효과가 가장 탁월한 것으로 나타났다. 안전성에도 문제가 없었다. 이 실험 결과는 보건복지부 기자 회견을 통해 대중에게 알려졌고, 이로써 한약을 먹으면 간이 나빠진다는 오해를 불식할 수 있었다.

베체트병

베체트병은 전신 다발성 만성 염증 질환으로 피부 궤양, 구강 궤양, 외음부 궤양, 소화기계 궤양, 결막염, 포도막염, 전신 관절염, 여드름 같은 좌창, 혈전성 정맥염(종아리에 자주 발생한다), 마비, 반신불수 같은 중추신경 이상 등 매우 고통스럽고 위험한 증상을 보인다. 심한 경우 실명과 뇌 장애를 일으키는 희귀 난치성 질환이다. 국내에서는 1961년 첫 환자가 보고됐고, 1980년대 이후 환자 수가 매년 증가하는 추세다. 건강보험심사평가원에 따르면, 환자 수는 2022년 1만 9211명을 기록했으며, 30세 전후에서 가장 많이 발생했다. 베체트병의 국제 진단 기준은 다음과 같다.

1	반복되는 구강 점막의 아프타성 궤양(12개월 내 3회 이상 반복)
2	① 외음부궤양
	② 전형적 눈 증상
	③ 전형적 피부 증상
	④ 피부의 바늘 반응

1 + 2의 ①~④ 중 2가지가 충족되면 베체트병으로 진단한다.

발병 여부를 알아보는 대표적인 검사는 피부의 바늘 반응 검사다. 멸균한 주사침을 피부에 찔러 멸균 생리 식염수를 주입하고(페설지 반응 검사) 24~48시간 후 피부에 발적과 농포가 나타나면 양성으로 판

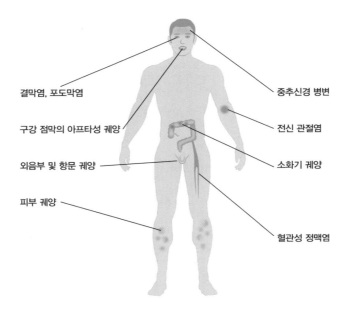

결막염, 포도막염

구강 점막의 아프타성 궤양

외음부 및 항문 궤양

피부 궤양

중추신경 병변

전신 관절염

소화기 궤양

혈관성 정맥염

단한다. 또한 혈액검사에서 백혈구, C-반응 단백 검사(CRP, C-reactive protein test), 적혈구 침강 속도(ESR, Eythrocyte sedimentation rate), 감마글로불린(γ-globulin) 등의 수치가 상승하고 HLA-B51이 양성(약 60%)이면 베체트병을 의심한다. 이 외에 소화관 조영 검사, 동정맥 조영 검사, 두부 CT 검사, 자기공명영상(MRI, Magnetic Resonance Imaging) 검사로 온몸의 상태를 확인한다.

베체트병이 생기는 이유와 관련해서는 바이러스에 의한 발병설, 살충제나 중금속 중독설, 유전 관련설, 면역 장애설 등이 제기되고 있는데, 자가면역질환으로 보는 면역 장애설이 가장 유력하다. 치료는 효과가 입증된 약제가 없고 근본적인 치료 원칙이 정립되어 있지 않아 자가면역질환 치료 원칙을 따른다. 치료의 기본 목표는 질환에 대한 근본적인 치료가 아니라 급성 염증 발작을 진정시키고 재발을 저지하는 것이다. 급성 염증 발작을 억제하기 위해 백혈구의 일종인 호중구를 억제하는 콜히친을 기초 치료제로 사용하고, 구강 궤양이나 음부 궤양, 피부 병변, 혈관 병변에는 부신피질호르몬을 사용한다.

원인은 온몸을 돌아다니는 담 독소

베체트병을 근본적으로 치료할 수 있는 길은 정말로 없는 걸까? 병의 발생 배경을 정확히 분석하고 근본 원인을 찾는 작업을 통해 치료의 길을 모색해볼 수 있다. 자가면역질환은 외부가 아닌 자기 몸에서 자신을 해치는 독소나 항원 물질이 생기고 이것이 면역 반응을 유발해 염증을 일으키는 질환이다. 이러한 항원 물질은 물이 오염되면 많은 세균이 번식하는 것처럼 혈액과 림프액이 부패해서 생긴다. 그리고 혈액과 림프액이 오염되는 것은 바로 담 독소 때문이다. 그릇된 식습관과 최근 부쩍 늘어난 유해 음식, 환경오염, 중금속, 농약, 약물의 독성 등으로 인해 유발된 담적증후군이 베체트병의 유력한 원인으로 추측된다. 담 독소가 섞인 혈액과 림프액에 원인 미상의 세균들로 인해 염증 물질들이 증식하고, 이 염증 물질들이 온몸을 돌아다니며 피부, 구강, 외음부, 소화기계, 눈, 관절, 혈관 등에 다발성 염증을 일으키는 것이다. 따라서 담적을 제거해 몸의 환경을 정화하면 우리 몸의 혈액과 림프액 역시 정화되므로 자신을 공격할 일이 없어져 자가면역 반응이 애초에 시작되지 않는다.

한의학에서는 오래전부터 베체트병과 유사한 질환을 '고혹병(狐惑病)', '습충병(濕蟲病)'이라고 부르면서 강력한 유발 요인으로 간화나 간장 습열(濕熱)을 제시해왔다. 분노 등 심한 스트레스가 계속되면 간장에 열성 환경(간화)이 조성되어 간의 화(火)가 심박수를 증가시키고 혈압을 높인다. 특히 공격적인 면역 전쟁을 유발해 염증, 궤양, 조직 손상 등을 일으킨다. 또한 과음이나 화학적 독소는 간장을 눅눅하고 더러운 환경으로 만드는데, 이를 한의학에서는 '간담습열(肝膽濕熱)'이라고 한다. 간장에 습열 환경이 조성되면 간장의 대사, 해독, 면역 기능에 이상이 생겨 독소나 염증 물질들의 항원성 활동이 증가해 몸 여기저기에 염증이나 궤양, 조직 손상 등이 일어난다. 결국 베체트병은 담적이라는 독소 환경과 간장의 화가 맞물려 만들어지는 질환인 것이다.

아직 만족할 만한 베체트병 치료제는 개발되지 않았다. 베체트병 치료에는 주로 염증 발작 억제제와 부신피질호르몬제제를 사용하는데, 효과가 일시적인 데다 장기간 사용하면 부작용이 수반되니 주의해야 한다.

1999년 간화를 제거하고 간담습열을 정화하는 한방 처방을 개발했다. '베체트방'이라고 이름 붙였는데, 베체트방과 콜히친을 복합 투여한 동물 실험에서 훌륭한 효과를 거둬 국제 특허를 취득하기도 했다. 실제 임상에서도 담적 치료와 함께 베체트방을 적용한 결과, 난치였던 베체트병이 부작용 없이 개선되고 잘 재발되지 않는 효과를 얻었다.

식곤증

밥을 먹고 나면 나른하고 졸리다는 사람이 많다. 어떤 사람은 잠이 쏟아져 TV를 보다가 그대로 잠이 든다고 하고, 어떤 사람은 점심 식사 후 식곤증을 이기지 못해 직장 생활을 하기 어렵다고 한다. '밥 먹고 바로 자면 소 된다'는 옛말이 있다. 소처럼 되새김질하게 된다는 말이다. 소의 되새김질은 자연스러운 일이지만, 사람이 되새김질하면 위에 심각한 문제가 생긴다. 식사 후 바로 자면 위에 소화되지 않은 음식물이 쌓인다. 이런 일이 반복되면 쌓인 음식물이 담적증후군을 일으켜 역류성 식도염이나 만성 위염, 복부 비만과 함께 우리 몸 전체에 이런저런 문제가 생긴다. 의학적으로 식곤증은 질병이 아니지만 가볍게 봐서는 안 되는 이유다.

식곤증이 무엇보다 문제가 되는 것은 자칫 뇌의 문제로 이어질 수 있기 때문이다. 간혹 식곤증이 심각한 이들 중 구취와 건망증을 호소하는 경우가 있는데, 이런 증상은 뇌에 독성 환경이 조성되고 있다는 신호다. 이는 나중에 치매로 이어질 위험이 있다. 특히 수험생은 정신이 혼미해져 공부에 집중할 수 없기 때문에 반드시 치료하는 것이 좋다.

식곤증의 원인으로는 몇 가지 유력한 이론이 제기되고 있다. 우선 밥을 먹으면 혈액이 소화기관에 집중되어 뇌와 몸의 다른 곳으로 가는 혈액이 상대적으로 줄어드는데, 다른 장기는 이를 감지하지 못하지만 뇌는 민감하게 느껴 식후에 식곤증이 생긴다는 이론이다.

특정 음식이 식곤증을 유발한다는 이론도 있다. 필수 아미노산인 트립토판은 기분을 편안하게 해주는 세로토닌과 수면을 유도하는 멜라토닌 호르몬을 합성한다. 그 때문에 트립토판이 들어 있는 음식을 많이 먹으면 나른하고 졸린 것이다. 트립토판은 달걀 흰자, 스피룰리나, 연어, 방목으로 키운 가금류와 소고기, 우유, 그릭요거트, 참깨, 호두나 캐슈너트 같은 견과류, 통곡물, 병아리콩이나 완두콩 같은 콩류,

바나나에 많이 들어 있다.

또 다른 이론은 밀가루 음식과 관련 있다. 우리 몸에는 의식을 깨우고 주의력을 높이는 오렉신이라는 신경펩티드 물질이 있다. 오렉신은 신경세포체에서 합성되고 축삭(신경세포에서 뻗어 나온 돌기) 말단에 저장됐다가 외부 자극에 따라 분비되는데, 신경 전달과 광범위한 생리 역할을 담당한다. 빵, 국수 등 밀가루 위주의 식사가 오렉신 생성을 줄어들게 해 식곤증이 생긴다는 것이다.

과식도 식곤증의 원인으로 지적된다. 자기 위의 한계를 넘을 정도로 과식하면 일시적으로 혈당이 늘어나 포도당을 세포 내로 흡수하기 위해 인슐린이 과도하게 분비되어 일시적이지만 저혈당이 오면서 졸음이 밀려온다.

식곤증은 간이 보내는 경고

식곤증의 원인에 대해서는 한의학의 관점에 주목할 필요가 있다. 식곤증은 주로 점심 식사 후나 저녁 식사 후에 나타나는데, 한의학에서는 이를 간이 보내는 경고라고 말한다. 간은 아침에 일어나면 바로 일을 하기 시작한다. 눈이 떠지고 손발 근육이 움직이는 것은 간이 일을 하기 때문이다. 그런데 일을 시작하고 7~8시간 정도 지나면 간이 지치기 시작한다. 오후가 되면 피곤이 엄습하고, 저녁이 되면 간의 활력이 급격히 떨어져 잠을 주체할 수 없게 된다. 따라서 점심 식사 후 30분 정도 잠을 자는 것은 간 건강에 좋다. 증상이 심하면 간 기능이

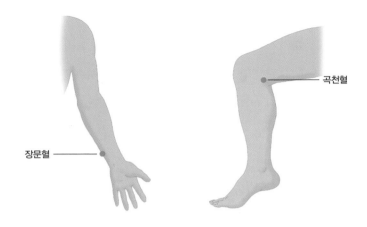

곡천혈

장문혈

많이 약해져 있다는 뜻이니 특히 주의해야 한다. 과음이나 과로가 잦은 사람에게 식곤증이 흔한 것도 간 기능이 떨어졌기 때문이다.

여기서 말하는 간 기능 저하는 혈액검사에서 나타나는 염증 질환이 아니라 간의 대사 기능, 해독 기능, 간의 활력 등의 문제를 말한다. 이는 혈액검사에서는 보이지 않고 EAV로 관찰할 수 있다. 피로와 식곤증이 심하면 보약을 찾는 경우가 많은데, 만약 EAV상 간장에 문제가 있는 것으로 나타났다면 보약보다 간의 기능을 활성화하고 해독 능력을 향상시키는 간 정화요법과 치료제인 헤파큐어로 치료하는 것이 좋다. 집에서 할 수 있는 간단한 방법도 있다. 바로 경혈을 자극하는 것이다. 통증이 느껴지는 팔뚝 안쪽의 장문혈(동씨기혈)을 엄지손가락으로 10초간 가볍게 눌렀다가 뗀 뒤 5초 후 다시 누르는 식으로 지압하

202

고, 무릎 옆 곡천혈을 아침, 점심, 저녁에 10번씩 툭툭 쳐주면 도움이 된다.

식사만 하면 졸리는 몸을 주체할 수 없어 쓰러지듯 잠들거나 온종일 기면증같이 정신이 혼미해지는 식곤증의 주요 원인으로 담 독소를 제시한다. 평소 위장에 담적이 심하면 식사할 때마다 부패한 담 독소가 위장에서 넘치게 되는데, 이것이 뇌에 파급되어 머리가 혼탁해지면서 식곤증이 생긴다는 것이다. 그래서 구취와 건망증이 식곤증과 함께 발생하는 양상을 보인다. 실제로 본원에 내원한 환자들 중 심각한 식곤증과 함께 구취와 건망증을 호소하는 환자들이 있었는데, 담적을 제거하자 구취와 식곤증이 사라지면서 머리가 맑아지는 효과가 관찰됐다.

평소 식곤증이 있다면 식사 후 절대로 눕지 말아야 한다. 신선한 공기를 쐬면서 잠시 걷거나 산책하고 급식, 과식, 폭식, 육류나 면류의 과잉 섭취도 삼가는 것이 좋다. 이러한 노력은 식곤증을 예방할 뿐 아니라 치매도 막을 수도 있다.

원인 미상의 편두통과 긴장성 두통

두통은 머리에서 발생하는 모든 통증 또는 불쾌감을 가리킨다. 머리에 있는 혈관, 두피, 경막(뇌를 둘러싼 세 겹의 막 중 가장 바깥쪽의 막), 근육, 눈 주위 조직, 코, 귀, 치아, 잇몸 등의 문제는 모두 두통과 관련이 있다. 2020년 대한두통학회의 역학 조사 결과, 10명 중 8명이 1년에 1

회 이상 두통을 경험하고, 직장인 3명 중 1명이 주 1~3회 두통으로 고생한다고 한다. 두통을 생활병이라고 해도 과언이 아닌 이유다.

두통은 나타나는 양상에 따라 긴장성 두통과 편두통으로 구분된다. 긴장성 두통은 가장 흔한 유형으로, 여성에게 더 많이 나타난다. 대부분 목, 뒤통수, 어깨 등에서 시작해 이마나 머리 전체의 통증으로 진행된다. 압박감이나 조이는 느낌, 띠를 두른 것 같거나 머리가 맑지 않고 무겁고 멍한 느낌이 들며, 맥박 뛰듯 콕콕 쑤시는 박동성 통증이 심하게 나타나기도 한다. 주로 오전보다 오후나 밤에 더 심하고, 자주 재발해 매일 두통이 반복될 수도 있다. 수 주에서 수년 이상 같은 증상이 지속된다. 스트레스, 긴장, 수면 부족, 피로, 음주, 월경 등의 요인이 있으면 심해지는데, 휴식이나 수면을 취하고 운동을 하면 완화되는 특성이 있다.

편두통도 여성에게 많이 나타난다. 중년까지는 남녀의 발생 비율이 1 대 3 정도였다가 폐경기 이후에 1 대 2로 감소한다. 편두통은 긴장성 두통보다 복합적인 양상을 보인다. 뇌신경과 위장과 자율신경의 문제가 복합적으로 얽혀 있다 보니 증상이 다양하다. 주로 머리 한쪽에 치우쳐 두통이 나타나지만, 한쪽만 아프다고 해서 모두 편두통은 아니며 양쪽으로 발생할 수도 있다.

두통의 증상은 매우 다양한다. 박동성 두통은 오심, 구토, 빛이나 소리에 대한 과민반응으로 오는 빛 공포나 소리 공포가 동반되는 경우가 많다. 눈에서 불빛이 번쩍거리거나 물체가 지그재그로 보이는 증상, 시야 중심부가 보이지 않는 중심 시야 결손 등 시각적 전조 증세가 나타나는 경우도 있다. 대부분 중등도 이상의 두통을 보이며 걷기나 계단 오르기 등의 운동, 고개 숙이기 같은 사소한 움직임에도 악화돼 일상생활에 지장이 생긴다. 반복적으로 재발하는 발작성 두통으로 한 번 시작되면 4~72시간 지속되는 경우가 많아 매우 고통스럽다.

편두통의 유발 요인으로는 불규칙한 수면, 음주, 흡연, 저혈당, 피임약 등의 화학 약물, 빛 자극이나 심한 소음, 냄새, 음식(적포도주, 초콜릿, 아이스크림, MSG 등 식품첨가제), 기호식품(커피, 차 등 카페인 많은 식품), 월경, 과격한 운동, 성적 흥분 등이 있다. 소음이나 광선 등 외부 자극을 피하고 어두운 방에 가만히 누워 있거나 잠을 자면 완화되기도 한다. 우울증도 위험인자로 작용한다. 특히 노인 우울증은 편두통을 악화시킨다. 지속적인 편두통은 뇌졸중 위험성을 증가시키기도 한다.

두통은 대부분 혈액이나 뇌 영상 검사로는 확진할 수 없어서 90% 이상은 환자가 말하는 증상과 병력을 듣고 진단한다. 뒷목과 어깨의 굳은 정도, 감기 여부, 코 질환 여부, 두피 상태, 치아 상태, 안구 증세(시력, 압통, 사시 여부 등)를 살피고, 전반적인 신경학적 진찰을 한다. 10% 미만의 2차성 두통을 진단하려면 각종 검사가 필요할 수도 있다. 심각한 두통과 함께 고혈압, 고열, 반신 마비, 감각 이상, 의식 저하, 경련 등이 나타나면 뇌막염이나 뇌염, 뇌농양, 뇌신경이나 혈관 이상, 지주막하출혈 등의 문제가 있는지 확인하기 위해 뇌 CT, MRI, 뇌파, 뇌척수액, ESR 등의 검사를 시행한다.

정밀검사에도 나오지 않는 두통의 원인

문제는 대부분의 두통이 정확한 원인을 알 수 없다는 것이다. 두통의 90%가 MRI, CT, 뇌파, 혈액 등 각종 정밀검사에서 정상으로 나타난다. 이처럼 원인을 알 수 없는 두통을 1차성 두통이라고 한다. 나머지 10% 정도는 뇌졸중, 뇌종양, 비염 등 다른 질환에 의해 발생하는 두통으로, 2차성 두통이라고 한다.

원인을 모르는 1차성 두통에 대해 서양의학에서는 가설 수준의 원인을 제시한다. 긴장성 두통의 가장 흔한 원인은 지속적인 근수축이며, 이 외에 스트레스, 정신적 긴장 등이 있다고 본다. 편두통의 원인에 대해서는 더 모호하게 설명한다. 예전에는 혈관에 문제가 있어서 발생한다고 설명했는데, 최근에는 신경세포의 문제라고 설명하고 있다.

혈관에 원인이 있다고 보는 가설은 뇌혈관이 맥박 뛰듯 수축과 이완을 강하게 반복하기 때문이라고 설명한다. 혈관이 너무 수축하면 뇌허혈이 발생하고, 혈관이 너무 이완하면 박동성 두통이 생긴다는 것이다. 하지만 혈관의 수축과 이완이 왜 강하게 발생하는지는 설명하지 못하고 있다.

편두통의 또 다른 이유로 제시된 신경인성 염증 가설은 뇌혈관에 분포하는 신경세포에서 혈관 운동에 영향을 주는 신경 펩타이드 물질이 과도하게 분비되어 혈관 확장과 수축, 염증 반응이 일어나기 때문이라는 것이다. 그러나 이 가설 또한 신경 펩타이드가 과잉 분비되는 원인은 설명하지 못하고 있다.

이 외에 두통 유발 위험인자나 환경적인 요인을 들기도 하고, 뇌가 스트레스를 견디는 힘이 약하기 때문이라는 원론적 설명도 한다. 하지만 뇌의 힘이 왜 약해지는지는 역시 규명하지 못하고 있다.

긴장성 두통은 보통 진통제로 치료하고 필요에 따라 항우울제를 투여하지만, 이완요법이나 스트레스 완화요법이 더 효과적일 수도 있다. 반면 편두통은 초기에 적절한 진통제로 통증을 빨리 완화시키는 게 효과적이다. 하지만 약물을 남용하면 약물 과용 두통으로 증상이 바뀔 수도 있고, 관상동맥이 수축해 흉부 압박감, 손발 저림 등이 나타나기도 하므로 허혈성 심질환 환자는 주의해야 한다.

비약물적 치료는 앞에서 설명한 편두통 유발 요인을 피하고 항고혈압제, 제산제, 진통소염제 같은 유발 약물을 피하는 것이다. 예방을 위해서는 대인관계 개선, 긍정적인 사고 등 스트레스 관리가 중요하다. 평소 규칙적인 식사와 운동, 금주 등의 습관을 들이는 것도 도움이 된다. 일단 증상이 나타나면 안정하거나 충분한 수면을 취하고 통증이 나타나는 부위를 냉찜질하는 것이 좋다.

두통은 머리의 문제가 아니다

의학이 고도로 발달한 오늘날, 두통을 완치하는 약이 개발되지 못한 이유는 뭘까? 한마디로 근본적인 원인을 찾아내지 못했기 때문이다. 두통은 머리에서 생기지만, 두통의 원인은 오장육부에서 찾을 수 있다. 두통을 유발하는 원인과 발생 기전은 다음과 같다.

긴장성 두통의 주된 원인은 담 독소다. 담 독소가 두피나 목, 어깨 근육에 쌓이면 근육이 굳어지면서 머리와 머리 주변 혈관을 압박한다. 그러면 뇌가 혈액을 받지 못해 브라디키닌(강력한 혈관 확장 물질) 같은 통증 유발 물질이 생기면서 두통이 일어난다. 이런 증상은 담적증후군을 치료하면 개선된다.

혈관의 탄력에 이상이 생겨도 두통이 나타난다. 건강한 혈관은 가늘어도 탄력이 있어서 혈액이 빠르게 흐르면 금세 늘어나 혈압이 오르지 않게 한다. 그런데 혈관이 딱딱하게 굳으면 압력이 조금만 높아져도 통증이 생긴다. 이는 혈관성 두통의 원인 중 하나다.

뇌혈관을 굳게 만드는 원인은 크게 2가지가 있다. 하나는 담 독소와 혈관 벽의 진액이 말랐기 때문이다. 진액은 혈액이 한 번 더 여과된 깨끗하고 미세한 물질로 자동차의 엔진오일처럼 윤활유 역할을 한다. 진액이 울화병 같은 스트레스와 과로로 말라 혈관에 충분히 공급되지 않으면 혈관 벽이 굳는다. 따라서 담 독소를 제거하면서 진액을 공급하면 편두통이 해결된다.

혈관이 지나치게 확장되어 주위의 뇌 조직을 압박하면 혈관성 두통이 나타나기도 한다. 혈관이 확장되는 대표적인 이유는 분노, 억울함 등 스트레스와 과음을 꼽을 수 있다. 스트레스를 받으면 간에 화(火)가 생기는데, 간화는 뇌혈관을 팽창시키고 뇌하수체를 공격해 코티솔, 카테콜아민 같은 스트레스 호르몬과 아세틸콜린 등 강한 신경전달물질을 과도하게 생성시킨다. 이러한 인자들이 혈압을 높이고 혈관을 확장시켜 두통을 유발한다. 이런 경우는 간의 화를 내리면 편두통을 치료할 수 있다.

또한 협심증같이 심장에 이상이 있는 사람은 미세한 혈전이 생길 수 있다. 한의학에서는 이를 어혈이라고 한다. 교통사고 후유증으로도 몸 어딘가에 어혈이 생길 수도 있다. 어혈이 돌아다니다가 뇌혈관이나 뇌신경세포에 끼어서 만성 두통에 시달리는 경우가 많다. 어혈은 뇌 정밀검사를 해도 나타나지 않는다. 이 경우, 어혈을 없애는 처방으로 치료할 수 있다.

치료 사례

김○○(여성, 51세)

환자는 수십 년간 머리가 터질 것 같은 두통으로 고생하고 있었다. 두통이 너무 심할 때는 차라리 망치로 머리를 내리치고 싶을 정도라고 했다. 게다가 심한 건망증, 구취, 이명, 더부룩함·트림·역류 같은 소화기 증상, 관절염, 만성 변비, 갱년기 장애, 갑상선 항진 등의 증상도 가지고 있었다.

대학병원과 한의원에서 여러 가지 치료를 받았지만 증상은 오히려 악화되기만 했다. 하지만 위축성 위염과 갱년기 장애 외에 MRI나 자기공명혈관영상(MRA, Magnetic Resonance Angiography) 등의 검사에서도 이상이 없어 제대로 된 치료가 이뤄지지 않았다. 그렇게 10여 년 동안 두통약 등 각종 약을 먹으며 견뎌왔는데 약의 양이 날로 늘어나기만 했다. 속 시원하게 원인이라도 알고 싶다며 내원한 환자는 최근에 우울증과 불면증까지 생겼다며 고통을 호소했다.

EAV 검사 결과, 대장과 뇌에 담 독소가 축적된 것으로 보였다. 갑상선약 외에 모든 약을 중지시키고 담적약을 투여하는 한편, 간 정화요법과 물리치료를 실시했다. 위와 대장의 담 독소와 숙변을 제거하니 맑은 피가 뇌와 관절에 흐르면서 뇌가 맑아지고 두통과 관절통이 완화됐다. 2주 후부터 환자는 한 움큼씩 먹던 두통약을 끊고도 두통 없는 삶을 살게 됐다며 좋아했다. 치료를 시작한 지 4주 후부터 전신 문제도 해결됐다.

원인 미상의 어지럼증 – 이석증, 메니에르병

일상에서 잠깐씩 어질어질한 증상은 누구나 겪지만, 빙빙 돌면서 쓰러질 것처럼 어지러우면 큰 병이 아닐까 불안해진다. 어지럼증은 주위 사물이 움직이는 것 같은 느낌이나 균형을 잡지 못하는 현상을 통칭하는데, '앉았다 일어날 때 어질어질하다', '눈앞이 깜깜해진다', '사방이 빙글빙글 돌아 쓰러질 것 같고 걸을 때 균형을 못 잡겠다', '발이 붕 뜬 것 같다', '속이 울렁거린다' 등 환자들이 호소하는 증상은 매우 다양하다. 실제로 구토를 하거나 실신해서 응급실을 찾기도 하며, 한 번 발생하면 며칠 동안 꼼짝 못 하기도 한다. 문제는 확실한 진단이 나오지 않아 환자들이 고통과 불안 속에서 지내는 경우가 많다는 것이다. 건강보험심사평가원에 따르면, 2022년 어지럼증으로 병원을 찾은 환자는 97만 9640명으로 2020년 85만 5608명보다 14.5% 증가했다.

대부분 어지러우면 빈혈이 아닌가 생각한다. 예전에는 먹을 것이 넉넉지 않아 빈혈에 의한 어지럼증이 많았지만, 요즘 그런 경우는 드물다. 오히려 너무 많이 먹어서 어지럼증이 생긴다.

어지럼증의 절반은 원인 미상

서양의학에서는 어지럼증의 원인으로 크게 3가지를 제시한다. 첫째, 중추성으로 뇌의 문제다. 둘째, 말초성으로 몸의 균형을 담당하는 전정기관, 즉 세반고리관과 전정신경의 이상이다. 셋째, 뇌와 귀에 이상이 없는데 발생하는 원인 미상의 어지럼증이다. 분당서울대병원에서 2003년부터 2019년까지 2만 1166명을 분석한 결과 중추성 12.9%, 말초성 38.2%(이석증 24.2%, 메니에르병 7.2%, 전정신경염 5.4%, 양측 전정신경병증 1.4%), 원인 미상 25.8%(심리적 요인 등), 편두통성 10.2%, 심장이나 자율신경 이상 4% 등으로 나타났다. 연구에 따라 다르지만 40~50% 정도는 원인을 정확히 알 수 없는 어지럼증으로 추정할 수 있다.

언뜻 봐서 말초성 어지럼증과 구분하기 어려운 중추성 어지럼증은 중풍의 전조 증상 중 하나다. 고혈압, 당뇨병, 고지혈증 등 뇌졸중 위험인자가 있는 환자에게 수 분간 지속되는 어지럼증과 비틀거림이 나타나면 뇌졸중의 가능성을 염두에 두고 진단과 치료를 하는 것이 좋다. 소뇌 이상, 뇌간허혈과 경색, 뇌종양, 편두통 등에 의해서도 중추

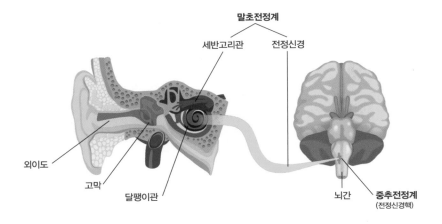

성 어지럼증이 발생한다. 드물지만 진단과 치료가 늦어지면 심각한 문제가 발생할 수도 있기 때문에 일단 어지럼증이 느껴지면 빨리 병원에 가서 검사를 받아야 한다.

　말초성 어지럼증을 일으키는 전정기관은 귀의 가장 안쪽 내이(속귀)에 있는 3개의 세반고리관과 이를 뇌간에 연결하는 전정신경, 그리고 뇌간에 있는 전정신경핵이다. 이들 기관은 몸의 균형을 유지하는 역할을 하기 때문에 전정기관에 문제가 생기면 균형을 잡지 못해 어지럼증이 생긴다. 전정기관에 이상을 일으키는 대표적인 질환으로는 이석증, 메니에르병, 전정신경염이 있다.

　먼저 이석증은 전정기관 속에 있는 먼지만큼 작은 돌 부스러기(이석)가 평형 기능을 하는 세반고리관으로 잘못 들어가 빙빙 도는 회전성

어지럼증이 나타나는 것이다. 정확한 원인은 아직 알려지지 않았다. 단지 노화, 두부 외상, 바이러스 감염, 스트레스 등과 관련 있을 것으로 추측될 뿐이다. 보통 머리를 급하게 움직일 때 나타나며, 아침에 일어나거나 누웠다 일어날 때, 자다가 옆으로 돌아누울 때, 고개를 숙이거나 위로 쳐들 때 발작적으로 발생한다. 치료는 약보다 자세 교정을 권한다. 천장을 보고 바로 누워서 고개만 옆으로 돌려 이석이 세반고리관에서 떨어지게 하는 방법인데, 효과는 좋지만 재발이 잦다.

메니에르병은 몸이 휘청거리면서 심한 어지럼증이 느껴지고, 속이 메스껍거나 토하는 질환이다. 증상이 수십 분에서 수 시간 동안 지속되며, 어지럼증이 반복적으로 나타나고 난청과 이명 등이 자주 동반되는 게 특징이다. 달팽이관과 전정기관을 순환하는 림프액이 과잉 생성되거나 흡수에 문제가 생기면서 림프관이 붓거나 압력이 높아져서 생기는데, 림프관이 붓고 압력이 높아지는 원인은 아직 정확히 밝혀지지 않았다.

진단은 미국 이비인후과학회(AAO-HNS, 1995) 기준을 따른다. 이명이나 귀가 꽉 막힌 듯한 충만감이 있으면서 20분 이상 지속되는 회전성 어지러움과 오심, 구토가 동반되고 청력 소실이 있으면 메니에르병으로 진단한다.

메니에르병은 자연스럽게 나아지기도 하지만, 증상이 완화된 것처럼 보이다가도 다시 안 좋아지는 경우가 많다. 만성으로 진행되는 편이어서 치료하는 데도 어려움이 있다. 메니에르병의 급성기 치료에는 전정계 억제제와 오심·구토 억제제를 사용한다. 구토로 인한 수분과 전해질 불균형을 바로잡기 위해 수액과 전해질도 보충한다. 만성은 이뇨제, 스테로이드, 베타히스티딘, 혈류 개선제 등을 사용한다. 간혹 내림프낭 감압술이나 전정신경 절단술 같은 수술 치료도 시행하지만, 수술 후 합병증으로 청력 저하나 청력 소실이 올 가능성이 있으니 주의해야 한다.

전정신경염은 갑자기 심하게 어지럽고 서 있기가 힘들어 부축을 받아야 걸을 수 있는 질환이다. 어지럼증 클리닉을 찾는 환자들의 3~10%를 차지하며, 30~40대가 가장 많다. 원인은 정확하지 않으나 전정신경의 바이러스 감염설이 유력하다. 치료는 비교적 잘되는 편이지만, 약은 반드시 급성기에만 대증적이고 제한적으로 사용해야 한다. 염증 억제제를 장기 복용할 경우 부작용이 우려되므로 상태가 안정되면 즉시 중단하는 것이 좋다.

위장, 간장, 심장… 온몸에 원인이 있다

이처럼 어지럼증을 근본적으로 치료하는 것은 만만치 않은 일이다. 이석증이나 메니에르병처럼 어지럼증을 유발하는 질환이 밝혀지기는 했어도 왜 이석이 생겨서 떠돌아다니는 것인지, 왜 림프관이 붓고 내압이 증가하는 것인지 그 이유는 알지 못하기 때문이다. 한의학은 뇌나 귀 자체의 문제 외에 오장육부에서 어지럼증의 배경을 찾아 치료책을 제시한다. 담적증후군과 간장, 심장, 신장이 그 배경이라는 것인데,

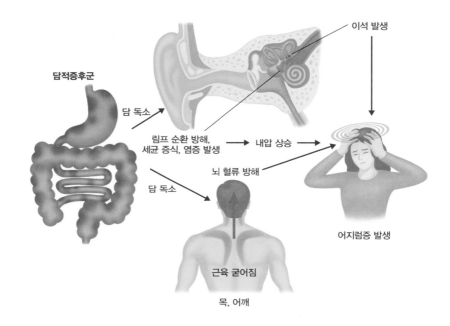

몸 전체에서 원인을 찾는 병리 분석 개념은 서양의학에는 존재하지 않는다.

어지럼증의 가장 유력한 원인은 담적이다. 담 독소는 다음과 같은 3가지 형태로 귀와 뇌에서 어지럼증을 일으킨다. 첫째, 위장에서 생긴 담 독소가 귀에 파급되는 것이다. 그러면 귓속이 눅눅해져 각종 세균이 생기고 염증이 진행되며, 오염된 수분이 모여 림프관이 붓고 내압이 상승해 어지럼증을 느끼게 된다. 둘째, 담 독소가 목과 어깨 근육에 축적되어 근육이 굳어지는 바람에 뇌로 가는 혈류가 방해받아 어지럼증이 발생할 수도 있다. 셋째, 담 독소가 이석을 만드는 원료 역할을 하기도 한다. 담 독소는 잇몸의 플라크처럼 끈적해서 플라크가 치석을 만드는 것과 비슷한 과정을 거쳐 이석을 만든다. 이들 3가지 경우 모두 담적증후군 치료로 해결할 수 있다. 또한 치료를 받은 뒤 음식만 조심하면 잘 재발하지도 않는다.

스트레스 때문에 어지럼증이 생기기도 한다. 스트레스는 화병인 간화와 심화(心火)를 만드는데, 간화와 심화는 혈액의 흐름을 빠르게 하고 뇌혈관을 확장시켜 고혈압과 어지럼증을 유발한다. 심장 때문에 어지럼증이 발생하는 경우는 또 있다. 심장이 약한 사람은 근심, 걱정, 긴장, 우울 상태가 계속되면 심장 기능이 위축되면서 뇌에 혈액을 제대로 공급하지 못해 어지럼증이 생긴다. 이런 경우, 간장과 심장의 화를 내리고, 심장을 강화하는 약물로 치료한다.

어혈(눈에 보이지 않는 미세한 혈전)도 어지럼증을 만든다. 오래전에 교통사고를 당한 사람이 어지럼증을 호소하는 경우가 있다. MRI 검사상으로는 전혀 이상이 없는데 얼굴이 검어지면서 어지럼증에 시달린다. 사고 당시 생긴 어혈이 뇌와 몸에서 완전히 제거되지 않았기 때문이다. 어혈이 뇌의 미세한 혈관들을 막아 뇌의 혈액순환과 혈류 공급을 방해해 어지럼증을 일으키는 것이다. 심해지면 뇌 장애로 진행될 수 있고, 나중에 중풍이나 치매로 이어질 수도 있으니 진단과 치료를 잘해야 한다. 이런 경우 서양의학은 어혈의 개념이 없어 치료에 한계가 있지만, 한의학은 초기 어혈을 없애는 '당귀수산(當歸鬚散)'과 오래된 어혈을 없애는 '보양환오탕(補陽還五湯)'으로 효과를 얻을 수 있다.

끝으로 신장과 관련된 어지럼증이 있다. 선천적으로 신장이 약한 경우, 나이가 많거나 오랜 병치레를 한 경우, 성생활을 절제하지 못하는 경우 신장의 진액이 마른다. 신장의 진액을 '신정(腎精)'이라고 하는데, 뇌를 윤택하게 만들어 각종 뇌 질환을 막는 중요한 물질이다. 신정이 부족해서 뇌가 마르면 어지럼증, 이명, 기억력 저하 등이 나타난다. 한방에는 신장의 진액을 만드는 다양한 처방이 있어 얼마든지 치료 가능하다.

치료 사례

조○○(여성, 59세)

어렸을 때부터 허약 체질이었던 환자는 위장 장애와 변비, 두통으로 소화제, 변비약, 두통약을 달고 살았다. 특히 지독한 어지럼증과 구토 증세 때문에 힘들었다. 양쪽 귀가 꽉 막히고 자동차 소리 같은 울림이 느껴지면서 두통과 어지럼증이 오는데, 한번 어지럽기 시작하면 구토가 일어나면서 짧게는 2시간부터 길게는 4~5시간까지 증상이 지속됐다. 사방의 모든 물체들이 빙빙 돌아 눈을 뜰 수 없을 정도로 너무 심하게 어지러워 병원에 실려 간 적도 있다.

메니에르병으로 진단받고 치료를 시작했지만, 낫지 않았다. 결국 그대로 참고 지낼 수밖에 없다는 절망적인 말을 들었다. 참을 수 없는 어지럼증 때문에 일상생활이 어려워져 직장도 그만둬야 했다.

자포자기하고 지내던 환자는 담적증후군에 대한 방송을 봤다며 본원을 찾아왔다. 검사해보니 귀의 혈관과 림프관에 담 독소가 쌓여 있었다. 치료를 열심히 받은 환자는 평생 가장 건강한 모습으로 살게 됐다고 했다. 그리고 얼마 후 어지럼증은 물론 고질병이던 변비, 두통, 귀 막힘 등도 좋아져 다시 직장 생활을 시작했다.

구취

구취는 숨을 내쉴 때 입에서 불쾌한 악취가 나는 증상이다. 자신은 스스로 깨닫지 못하고 주변 사람에 의해 알게 되는 경우가 많다. 구취의 양상은 3가지로 분류한다. 측정 가능하거나 다른 사람이 인정하는 등 객관적으로 규명되는 구취를 '진성 구취'라고 한다. 반면 본인은 입 냄새가 난다고 생각하지만 객관적으로 규명되지 않는 경우를 '가성 구취'라고 한다. 그리고 구취 때문에 정신적인 문제가 생기는 경우를 '구취 공포증'이라고 한다. 사실 구취 자체는 질병이 아니다. 다만 양치질을 아무리 잘해도 구취가 심해서 고민스럽고 대인관계를 기피하게 되는 등 사회생활에 지장이 있는 경우에는 해결해야 할 대상이 된다.

기억에 남는 여학생이 있다. 친구들에게 입냄새가 난다며 공개적으로 지적받고 따돌림을 당했다는 여학생은 이 일이 트라우마가 되어 학교에도 가지 않고 우울증에 빠졌다. 구취가 심해서 직장을 그만두었다는 사람도 많다. 이처럼 구취는 주위 사람들을 힘들게 하지만, 본인도 정신적 고통에 시달리게 된다.

서양의학에서는 구취의 원인 물질을 숨을 내쉴 때 나오는 휘발성 황화합물이라고 본다. 휘발성 황화합물은 입속의 음식물 찌꺼기(잔사)로 인해 세균이 늘어나면서 부패해 생기는데, 이것이 악취를 만들고 혀에 설태를 쉽게 침착시켜 혐기성 세균의 증식을 조장한다. 침샘 분비가 줄어들면서 구강 내 자정작용이 잘 이루어지지 않아 발생하는 경우도 많다. 침의 자정 기능이 떨어지면서 황화합물이 많이 발생해 구취를 유발하는 것이다.

구취를 진단할 때는 코로 직접 냄새를 맡는 것이 가장 빠르고 믿을 만한 방법이다. 그런데 이 방법은 주관적이며 오로지 질적인 평가만 가능하다. 황화합물의 유무를 검사하는 기기를 이용하면 객관적이고 정량적인 방법으로 구취를 측정할 수 있다. 침샘 분비 기능을 확인하는 타액선 영상 검사도 도움이 된다.

구취가 발생하는 원인은 매우 다양한데, 각각의 원인에 따라 찾아가야 할 병원이 달라진다. 임상 자료들을 종합해보면, 구취의 선행 질환이 생기는 부위는 구강이 85~90%, 코·인후·호흡기·소화기 등이 10~15%다. 치주 질환이 원인이면 치과, 축농증이나 비염 또는 후두나 인후의 문제라면 이비인후과에 가야 한다. 간 질환, 당뇨병, 호흡기 질환, 소화기 질환이 문제라면 내과를 찾는 것이 좋다. 구취 공포증이라면 정신과 상담이 필요하다.

선행 질환을 치료해도 구취가 개선되지 않는 경우도 많다. 원인을 알 수 없는 구취가 많기 때문이다. 이런 경우, 병원에서는 주로 구강청결제 정도의 해결책을 제시한다. 문제는 구강청결제를 장기간 사용하면 구강 조직에 악영향을 미치는 것은 물론 심할 경우 구강암으로 이어질 수 있다는 보고가 있어서 안심하고 사용하기 어렵다는 것이다. 이처럼 구취는 쉽게 개선되는 문제가 아니다.

근원을 찾아야 치료할 수 있다

필자는 구취의 선행 질환을 유발하는 근본적인 이유를 찾아 제거하는 보다 효과적인 치료책을 고민했다. 먼저 구강과 코, 인후 부위에 부패 세균이 증식하는 가장 유력한 원인은 위장의 담적증후군을 꼽을 수 있다. 부패한 담 독소가 코 점막에 축적되면 냄새나는 코 분비물이 생기고, 인후와 후두에 축적되면 지속적인 냄새를 발생시키는 것은 물론 치석과 비슷한 편도 결석이 만들어진다. 또한 대장이 담적으로 굳어지면 만성 변비로 인한 숙변의 썩은 냄새가 몸 밖으로 빠져나가지 못하고 위로 올라온다. 이 모든 경우에 달걀 썩은 냄새가 나는데, 담적 치료와 함께 코와 인후를 정화하는 스프레이를 사용하면 쉽게 치료할 수 있다.

둘째, 구강이 열성 환경으로 변하면 구취가 생긴다. 소양인 체질인데 스트레스, 과음, 자극성 음식 등으로 위장에 열성 환경이 조성되면 위장의 열이 구강으로 올라와 침이 마르고 혀에 누런 설태가 끼며 세균이 증식해 구취가 생긴다. 구강 내 열성 환경으로 인한 구취는 뜨거운 기운이 입에서 뿜어져 나오면서 머리가 지끈거리도록 썩은 냄새가 난다. 이는 위장의 부패열을 내리고 진액을 공급하는 처방으로 치료할 수 있다.

침샘의 침 분비는 위장의 열로 인해 감소하기도 하지만, 담 독소가 침샘에 껴도 침이 마를 수 있다. 심한 구취로 남편과 이혼한 여성 환자를 치료하다가 이런 현상을 발견했다. 이 환자는 담적 치료로도 구취가 크게 개선되지 않아 담적 약침을 침샘에 직접 주입했더니 증상이 크게 호전됐다. 이 사례로 침샘에도 담 독소가 쌓일 수 있다는 것을 알게 됐다.

셋째, 간장과 관련된 구취가 있다. 간장은 구강에서부터 소화기 전반에서 형성된 독성 환경을 해독한다. 과음이나 과로로 간의 해독 정화 기능이 떨어지면 담적은 물론 많은 독소가 위장관에 생겨난다. 이경우 시큼한 냄새가 나는데, 헤파큐어와 간 정화요법으로 치료할 수 있다.

치료와 함께 식단 조절을 하면 더 좋은 효과를 기대할 수 있다. 저지방 식단은 기본이고, 황을 다량 함유한 겨자와 고추냉이, 양파, 마늘, 파, 고사리, 달걀, 무, 파래, 아스파라거스, 파슬리 등의 식품을 자제하도록 권한다.

중풍(뇌졸중)

한의학에서는 중풍을 뇌혈관 장애로 인해 국소적으로 뇌신경 결손이 일어나는 뇌 질환으로 보고 인사불성, 구안와사, 언어 장애, 편마비, 운동 장애 등의 증상이 나타난다고 규정한다. 서양의학에서는 중풍을 뇌졸중이라고 하는데 급격히 발생하고, 의식 장애를 동반하며, 운동 마비 등이 나타나는 신경학적 증후군이라고 정의한다. 중풍은 전 세계적으로 중요한 사망 원인 중 하나로, 발병하면 사망하거나 심각한 장애를 초래해 환자 자신은 물론 가족과 사회에 큰 부담을 주는 성인 질환이다. 이 책에서 서양의학과 한의학의 지식을 모두 언급할 수는 없지만, 그동안 미처 다루지 않았던 새로운 내용을 알림으로써 일단 발병하면 생명이 위급해지거나 후유증이 심한 중풍의 위협에서 벗어나고 혹시 발병하더라도 치료의 예후가 좋도록 도움을 주고자 한다.

암과 더불어 한국인의 주요 사망 원인 질병 중 하나인 중풍은 크게 뇌경색과 뇌출혈로 나뉜다. 2008년 우리나라의 뇌경색 환자와 뇌출혈 환자의 비율은 66 대 34 정도였다. 뇌혈관이 막히는 뇌경색은 대부분 50대 이상에서 발생하며, 나이가 들수록 발생률이 빠르게 증가한다. 2015년 뇌경색으로 진료받은 환자 44만 1469명 중 50대 이상은 42만 121명(95%)이었다. 고연령대에서 뇌경색이 많이 나타나는 이유는 나이가 들수록 뇌경색의 주요 원인인 고혈압, 당뇨병, 동맥경화가 증가하기 때문이다.

진액이 부족하면 혈관이 약해진다

중풍은 뇌혈관 질환이므로 뇌혈관이 왜 손상되는지 살펴볼 필요가 있다. 뇌혈관이 손상된다는 것은 한마디로 '터지고' '막히고' '혈액 공급이 안 되는' 현상이라고 할 수 있다. 먼저 뇌혈관이 터지는 이유는 뇌혈관이 약해졌거나, 뇌혈관 벽에 강한 충격을 주는 인자가 있거나, 터지기 쉬운 이상이 생겼기 때문이다. 특히 뇌혈관이 약해지는 것은 진액 부족과 지속적인 혈관 충격, 담 독소로 인한 혈관 경화 때문이다.

혈관은 어떤 공격도 견뎌낼 수 있도록 강해야 한다. 한의학에서는 혈관을 강하고 탄력 있게 유지하는 요소를 '음(陰)' 또는 '정(精)'으로 표현하는 진액이라고 본다. 진액은 엔진오일같이 우리 몸의 모든 기관에 분포해 남성의 정액과 여성의 생식 관련 호르몬의 원료가 되고, 혈관을 탄력 있게 만들며, 뼈와 관절을 튼튼하게 해준다. 또한 눈과 위의 점막을 윤택하게 만들어 미세먼지 등 외부 물질과 위산으로부터 보호해주고, 뇌세포에 공급돼 치매를 예방하기도 한다. 진액이 없으면 혈관은 딱딱해지고 얇아진다. 진액이 부족해지는 이유는 노화와 과로, 영양 부족(밥을 잘 먹지 못하고 빼빼 마른 사람이 혈압이 높은 건 진액이 부족하기 때문이다), 과도한 스트레스 등을 들 수 있다.

중요한 것은 혈관이 굳어지는 동맥경화의 원인으로 서양의학에서는 지방(콜레스테롤이나 중성지방 등)을 지목하지만, 혈관 벽이 굳어지게 하는 직접적인 요인은 담 독소가 더 유력하다는 것이다. 끈적끈적한 담이 혈관을 좁히기도 하고 굳어지게도 해 혈관의 탄력이 떨어지고 손상된다. 이는 고혈압 등 선행 질환을 관리하면서 진액을 공급하고 담적 증후군을 치료하면 충분히 예방할 수 있다.

뇌혈관 벽에 충격을 주는 인자로는 고혈압과 울화병, 과음이 있다.

터지기 쉬운 혈관 이상은 뇌동맥류가 대표적이다. 뇌혈관에 진액이 부족한 상황에서 혈관에 충격을 주는 인자가 있으면 그 부분이 부풀고 얇아지는 등 혈관 이상이 생길 수 있다. 이런 경우, 고혈압은 물론 배변 시 힘을 주는 것도 위험할 만큼(힘을 줄 때 입을 벌리면 도움이 된다) 사소한 충격에도 혈관이 쉽게 터진다. 뇌동맥류 치료에는 코일색전시술이나 수술요법을 시행하는데, 재발하지 않도록 혈관 강화 치료를 하면 더욱 좋은 효과를 기대할 수 있다.

담 독소가 찌꺼기를 만들어 뇌혈관을 막는다

뇌혈관이 막히는 원인은 크게 혈전과 색전, 뇌를 순환하는 혈액량의 감소를 들 수 있다. 혈전은 뇌에 생긴 피딱지나 어혈 때문에 발생하고, 색전은 주로 심장에서 생긴 혈전이 혈류를 타고 흐르다가 뇌동맥을 막기 때문에 발생한다. 여러가지 원인으로 인해 뇌 조직으로 가는 혈류량이 감소하면 뇌혈관이 막히기도 한다.

뇌혈관이 혈전으로 막히는 이유에 대해 서양의학에서는 콜레스테롤을 주범으로 꼽는다. 하지만 모세혈관이 막히는 주요 원인은 걸쭉한 담 독소라고 봐야 한다. 콜레스테롤은 조연일 뿐이다. 모세혈관에 찌꺼기가 끼면 혈관은 자체의 탄력을 바탕으로 이를 배출하는데, 담 독소로 혈관이 굳어지면 찌꺼기가 배출되지 않고 그대로 쌓인다. 여기에 콜레스테롤이 가세하는 것이다. 따라서 콜레스테롤보다는 담 독소가 뇌경색의 선행 요인이라고 할 수 있다. 실제로 담적증후군을 치료하면 혈압이 내려가고 저리는 증상이 개선되는 것을 볼 수 있다.

색전은 심장에서 생긴 혈전이 떨어져 나와 혈류를 타고 흐르다가 뇌동맥을 막아 발생한다. 그렇다면 심장의 혈전은 어떻게 생기는 것일까? 온몸에 혈액을 공급하는 심장의 추동력이 약해지면 심장에 혈액이 과도하게 남게 되고, 이것이 엉기면서 혈전이 만들어진다. 심장의 추동력이 약해지는 것은 심장이 약하거나 심장 근육이 담적으로 굳어지기 때문이다.

혈전은 보통 심장에서 생기지만, 심장과 관계없이 몸의 다양한 부위에서 생길 수 있다. 허약하거나 심장이 약한 사람은 교통사고 등 외부의 충격으로 생긴 나쁜 피가 없어지지 않고 몸에 남는다. 이렇게 생긴 혈전은 몸 여기저기를 돌아다니면서 온몸을 쑤시게 하고, 뇌로 가면 혈관을 막는다. 따라서 교통사고를 당하거나 타박상을 입으면 후유증을 예방하기 위해 어혈을 없애는 약인 당귀수산을 먹는 것이 좋다. 오래된 어혈은 보양환오탕으로 치료할 수 있다.

마지막으로 뇌에 공급되는 혈액량이 부족하면 중풍이 발생한다. 뇌의 혈액량이 부족해지는 것은 심장 기능 저하, 과도한 출혈과 빈혈, 정신적·육체적 과로 때문이다. 혈액 공급량이 줄어들고 혈류가 지연되어 뇌세포가 만성적 핍혈(乏血) 상태가 되면서 혈관이 막히는 것이다. 이런 경우, 심장과 몸을 보양하는 치료를 해야 한다.

중풍을 보다 효과적으로 예방하기 위해서는 다음과 같은 증상이 있으면 MRI 검사에서 이상이 없어도 EAV를 통해 뇌신경세포와 혈관의 이상 여부를 관찰하는 것이 좋다.

- 평소 두통이나 어지럼증이 자주 느껴지는 경우
- 손발이 저리거나 뻣뻣하고, 한쪽 팔다리에 힘이 빠지거나 감각이 둔한 경우
- 전보다 말이 어눌해진 것처럼 느껴질 경우
- 뒷목이 뻐근하면서 혈압이 올라가는 경우
- 고혈압, 당뇨병, 심장병, 고지혈증을 모두 가지고 있는 경우
- 복부 비만이 심하고, 숨이 차거나 몸이 무거운 경우

치료 사례

최○○(여성, 69세)

뇌출혈로 쓰러졌다가 겨우 목숨은 건졌지만, 의식이 없고 팔다리도 전혀 안 움직이는 여자 환자가 있었다. 본원에 오기 전 대학병원에서 한 달 동안 재활치료를 받았으나 전혀 개선되는 게 없었다.

중풍 환자에게는 처음으로 담적 치료를 적용했다. 오래전부터 지독한 변비로 고생했다는 환자는 담적 치료를 하자마자 시트가 다 덮일 정도로 엄청난 양의 까만 변을 봤다. 이후 손가락, 발가락이 움직이면서 중얼중얼 말을 하기 시작했다. 2~3개월간 치료하자 서서히 사람을 알아보더니, 곧 손을 겨드랑이까지 들어 올리며 가족과 대화를 나누게 됐다. 그릇된 식습관으로 만들어진 담 독소가 뇌혈관과 뇌신경, 팔다리 근육과 몸 혈관에 쌓여 서서히 중풍으로 이어진 경우였다.

건망증과 알츠하이머형 치매

통계청이 발표한 바에 따르면, 우리나라는 2025년 65세 이상 인구가 전체의 20%를 넘어서는 초고령 사회로 진입할 것으로 보인다. 이런 상황에서 치매는 사람들에게 가장 두려운 질병으로 떠오르고 있다. 치매는 진단을 받은 후 평균 10년 정도 생존하는데, 매일 6~9시간 정도의 돌봄이 필요하고 연간 2000만 원 이상 비용이 지출되는 중대한 질병이다. 치매 유병률도 꾸준히 증가하고 있다. 2020년 10.33%였던 것이 2050년에는 15.91%가 될 것으로 예상된다. '나는 아니겠지' 하고 쉽게 넘어갈 수 없는 상황인 것이다.

치매는 크게 5가지 특징이 있다. 바로 기억력 장애, 언어 장애, 시공간 능력 저하, 계산력 저하, 성격과 감정의 변화다. 기억력 장애가 치매의 특징 중 하나이다 보니 많은 사람들이 건망증이 심해지면 치매가 아닐까 걱정한다. 얼마 전까지는 건망증과 치매는 원인이 달라 관계가 없다는 게 정설이었다. 하지만 최근 건망증이 심한 사람이 치매에 더 잘 걸린다는 연구 결과가 발표되는 등 건망증이 치매의 선행 증상일 가능성이 제시되고 있다.

건망증은 노화 단계에서 충분히 나타날 수 있는 증상이다. 영국 알츠하이머협회는 사람은 보통 40~50대부터 조금씩 노화하면서 이전과 다르게 잘 잊거나 기억하는 데 시간이 더 걸리고, 동시에 여러 가지 일을 하기 어려워진다고 발표했다. 건망증과 치매는 둘 다 기억력 장

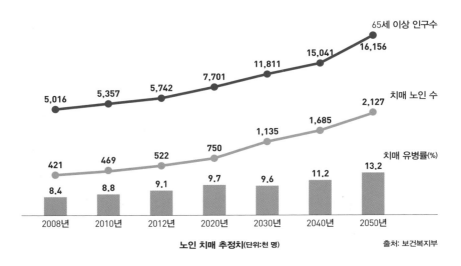

65세 이상 인구수

16,156

15,041

11,811

7,701

5,742

5,357

5,016

치매 노인 수

2,127

1,685

1,135

750

522

469

421

치매 유병률(%)

13.2

11.2

9.6

9.7

9.1

8.8

8.4

| 2008년 | 2010년 | 2012년 | 2020년 | 2030년 | 2040년 | 2050년 |

노인 치매 추정치(단위:천 명)   출처: 보건복지부

애다. 단순 건망증은 어떤 일이나 사실을 기억하는 속도가 느려지거나 잠시 기억하지 못하다가 시간이 지나거나 힌트를 주면 기억해낸다. 반면, 치매는 기억 자체가 뇌에 입력되지 않아 힌트를 줘도 답하지 못한다. 특히 최근 일을 기억하지 못해 약을 먹었는지, 화장실에서 볼일을 보고 물을 내렸는지 까먹기 시작한다.

치매는 단순 건망증과 분명히 다르다. 기억력 장애 외에 상황에 적합하지 않은 언어를 사용하고, 의사 전달이 제대로 이뤄지지 않으며, 이해 능력이 떨어지고, 시공간 감각이나 방향감각에 문제가 생기고, 계산 능력이 떨어지고, 성격이 변해 사회생활에 지장이 생긴다. 오늘이 며칠인지, 자신이 지금 있는 장소가 어디인지 알지 못하고, 오랫동안 살던 장소에서 길을 잃기도 한다. 남을 배려하지 못하고 갑작스럽게 화를 내는 등 성격과 태도에도 이상이 생긴다. 활발했던 사람이 갑자기 주변에 관심을 잃고 위축되거나, 소심했던 사람이 주변 사람에게 욕을 하는 등 과격한 행동을 하기도 한다.

치매의 75%는 알츠하이머병

치매는 크게 2가지로 나눠볼 수 있다. 바로 알츠하이머병과 혈관성 치매다. 알츠하이머병은 전체 치매 환자의 75.5%를, 혈관성 치매는 8.6%를 차지한다. 알츠하이머병의 원인으로는 뇌신경세포의 노화·위축·감소·경화, 뇌의 간질(間質) 조직 증가 같은 병리적 변화가 언급되고 있다. 서양의학에서는 베타아밀로이드 단백질이 비정상적으로 증식해 뇌에 침착하기 때문에 이런 변화가 나타나는 것이라고 설명한다. 또한 원인은 모르지만 뇌세포 내 자가면역적인 염증 현상으로, 뇌세포 손상이 핵심 기전이라고도 말한다. 하지만 모두 가설일 뿐, 근본적인 원인은 밝혀지지 않은 실정이다.

혈관성 치매는 중풍 같은 뇌혈관 질환 때문에 발병한다. 뇌출혈이나 뇌경색 등 뇌혈관에 이상이 생기면서 뇌신경세포로 혈액이 공급되지 않아 발병하는 것이다. 갑자기 발생하고 급격히 악화되는 경우가 많은데, 알츠하이머형 치매와 달리 잘 치료하면 얼마든지 나을 수 있다.

이들 2가지 치매 중 우리가 두려워하는 치매는 보다 흔한 알츠하이머병이다. 현재까지 전 세계적으로 알츠하이머병을 근본적으로 치료하는 방법은 발표된 바 없다. 치료 목적은 완치가 아니라 독립적으로 생활할 수 있는 기간을 늘리고 삶의 질을 높여 마지막까지 고통을 덜 받으면서 살게 하는 데 있다. 대표적인 치료 방법은 아세틸콜린 분해 효소 억제제를 투여해서 신경전달물질인 아세틸콜린의 양을 늘려 시냅스의 정보 전달 기능을 촉진하는 것이다. 문제는 약의 효능이 2년 정도 유지되는 등 그다지 길지 않고, 장기간 먹으면 오히려 뇌세포가 위축될 우려가 있다는 것이다. 의학적인 방법만으로는 해결이 어려워 작업치료, 물리치료, 전문 요양 등 통합적 치료를 적용한다. 이렇게 해도 6개월에서 2년 정도 진행을 늦추고, 3~5년간 계속될 심각한 장애 상태를 1년 이내로 줄이는 효과를 기대할 수 있을 뿐이다.

알츠하이머형 치매와의 전쟁에서 현재까지 인류는 완패한 것으로 보인다. 지금 추진하고 있는 뇌의 세포생물학적 연구 방식으로는 약물 개발의 길이 보이지 않는다. 최근 들어 베타아밀로이드나 타우 단백질의 엉김이 뇌세포를 파괴하는 요인이라는 점에 착안해 엉김을 방지하는 항체가 개발됐다. 이 밖에 주목받는 치료제로 레카네맙(lecanemab)이 있다. 2023년 1월, 이 약의 효과에 대한 의문, 심각한 부작용, 가격 부담(1년에 환자당 약 3000만 원) 등의 문제를 보고하는 자료가 발표됐다. 이런 악재에도 미국 식품의약국(FDA, Food and Drug Administration)이 허가를 간소화해서 충분한 검토 없이 이 약을 사용할 수 있도록 해 비난이 쏟아졌다. 알츠하이머병 환자의 증가세가 심각한 수준임을 보여주는 증거라고 할 수 있다. 최근에는 미국에서도 알츠하이머병 치료와 관련, 보완 대체 의학이 주목받고 있다. 이런 암울한 상황에서 천연 알츠하이머 치료제의 새로운 대안을 모색하는 것은 매우 시급하고도 중요한 과제다.

필자는 그동안 치매의 원인을 분석하고 이에 따른 치료책을 연구해왔다. 치매의 주요 병태인 뇌신경세포의 노화·위축·감소·경화 문제, 뇌의 간질 조직 증가, 베타아밀로이드 단백질의 비정상적 증식과 침착, 시냅스의 정보 전달 물질인 아세틸콜린의 감소, 특히 뇌세포 내 자가면역적인 염증 같은 현상이 왜 발생하는지 그 근원을 하나하나 살펴보자.

치매의 원인은 오장육부에 있다

필자는 알츠하이머병의 배경을 뇌가 아닌 오장육부에서 찾는 새로운 접근을 시도했다. 한의학적으로 뇌는 철저히 오장육부에서 영양을 공급받는다는 사실에 착안한 것이다. 뇌에 영향을 주는 주된 장기는 위장이고, 이 밖에 신장과 심장, 간장이 치매와 관련 있을 것이라는 가설을 세웠다. 이 장기들이 치매와 무슨 관련이 있는지 규명하고 이를 개선하면 치매를 극복할 수 있을 것으로 기대한 것이다.

치매의 가장 큰 원인은 위장에 있다. 급하게 먹거나 과식, 야식, 독성 음식 섭취, 불규칙한 식사 등 평소 잘못된 식습관을 가지고 있으면 위장에 담 독소가 생기고 이것이 혈관과 림프관을 통해 전신으로 퍼지는데, 뇌로 가면 뇌세포 손상이 진행된다. 담 독소는 뇌세포를 경화시키고, 혈액순환 장애를 만들며, 담 독소가 항원 역할을 해 자가면역적 염증 현상을 일으키기도 한다. 또한 담 독소는 신경 매개 물질인 사이토카인을 오염시켜 신경 반응을 손상시킨다. 뇌신경 시냅스에 축적되면 뇌신경 세포의 기억과 정보 전달이 원활하게 이루어지지 않아 건망증과 치매를 초래한다. 베타아밀로이드 단백질이 비정상적으로 침착되는 것도 담 독소 때문일 수 있다. 한마디로 치매는 담 독소로 인한 뇌 오염병이라 할 수 있다. 담적 치료로 뇌로 가는 혈액을 정화하고, 뇌세포 경화와 자가면역적 염증의 진행을 막으면 치매의 중요한 원인을 해결할 수 있다.

담 독소가 알츠하이머형 치매의 가장 핵심적인 원인이라는 사실은 파악했지만, 이를 과학적으로 증명할 필요가 있었다. 최근 과학기술정보통신부에서 88억 9000만 원의 연구비를 지원받아 담적증후군을 과학적으로 증명하고 담 독소가 알츠하이머형 치매를 유발하는 주요 원인이라는 단서를 찾기 위한 연구가 진행되고 있다. 이미 임상에서 좋은 성과를 거뒀고, 과학적으로도 좋은 결과가 나올 것으로 기대된다.

치매의 중요한 병태인 뇌신경세포 위축은 심장과 신장에 원인이 있다. 평소 심장이 약한 사람은 스트레스를 받으면 심장 기능이 위축되어 뇌에 혈액을 제대로 공급하지 못한다. 그 결과, 뇌세포 허혈 현상이 나타나는데, 이런 일이 반복되면 뇌세포가 위축되고 혈전이 발생해 치매로 이어진다. 항상 근심 걱정에 시달리는 사람들이 치매에 잘 걸리는 이유다. 이는 심장을 강화해 뇌의 혈액 공급을 활성화하고 혈전을 제거하면 치료할 수 있다.

한의학적으로 신장은 배뇨 외에 진액을 생산, 저장해놓았다가 혈관과 척수를 통해 뇌에 공급하는 기능을 한다. 진액은 섭취한 음식에서 나온 각종 영양물을 한 번 더 여과, 추출한 정수(精髓) 물질로, 뇌를 윤택하게 한다. 뇌에 진액이 없으면 찌든 호두처럼 뇌세포 위축이 진행되어 치매가 발생한다. 신장의 진액 생산과 분비를 촉진해 위축된 뇌에 진액을 공급하면 치매에 도움이 될 수 있다.

한의학적으로 간은 기억력 장애와 밀접한 관련이 있다. 뇌 시냅스의 정보 전달 물질 중 아세틸콜린이 있는데, 한의학에서는 신경전달물질인 아세틸콜린을 간장 상화(相火)에서 조절한다고 본다. 간장 상화는 강한 에너지를 공급하는 인자로, 적극적인 성격과 활력을 주도하고 성욕을 이끈다. 간장 상화가 부족하면 우울증, 성욕 저하, 위산 분비 저하, 부정적이고 소극적인 성격, 특히 기억력 저하로 이어진다. 우울하고 부정적이며 활동을 잘 안 하는 사람, 성 기능이 감퇴한 사람들이 치매에 잘 걸리는 이유다. 이런 경우, 간장 상화를 촉진하는 처방으로 뇌 정보 전달 기능을 활성화해 치매를 예방, 치료한다.

치매에 걸리지 않으려면 담적증후군이 생기지 않게 해야 한다. 평소 천천히 씹는 등 식생활을 관리하고, 취미 활동과 운동을 열심히 하며, 스트레스를 받을 때 긍정적으로 잘 극복하면 치매를 예방할 수 있다. 미국국립고령화연구소는 유산소 운동을 규칙적으로 하고 신선한 과일과 채소를 충분히 섭취하라고 권장한다. 이 외에 적당한 수면과 자원봉사 등의 사회활동, 독서, 게임, 새로운 기술을 배우는 것이 치매 위험을 낮추는 데 도움이 된다.

당뇨병

당뇨병은 혈중 포도당이 과잉되는 대사질환으로, 소변에 포도당이 섞여 나오기 때문에 당뇨병이라고 부른다. 당뇨병은 췌장에서 인슐린이 제대로 나오지 않거나 포도당이 적절히 쓰이지 않아 혈관에 당 성분이 쌓이는 질환인데, 병 자체보다 합병증이 더 무섭다. 당뇨병이 오래되면 끈적끈적한 당 성분이 포함된 혈액이 온몸을 돌아다니면서 신체 각 기관에 해를 끼쳐 다양한 합병증을 일으킨다. 혈액순환 장애, 눈의 모세혈관 장애, 신장(투석)과 폐 질환, 고혈압, 전신 피로, 발의 궤양이나 괴사, 당뇨병성 혼수 등 많은 합병증을 만든다. 이런 이유로 당뇨병을 '침묵의 살인자'라고 부른다.

당뇨병은 크게 제1형과 제2형으로 구분된다. 제1형은 1~3%, 제2형은 95~97%로 제2형이 대부분을 차지한다. 제1형 당뇨병은 예전에는 소아당뇨병으로 불렸다. 그만큼 소아와 청소년에게 많이 발병하지만, 최근 들어서는 중년층과 노년층에게서도 발견되고 있다. 유전성으로 인슐린을 생산하지 못해 발병하는데, 비만과는 관계없다.

제2형 당뇨병은 췌장에서 인슐린이 정상적으로 생산되는데 인슐린 저항성 때문에 조직으로 유입되는 혈당의 이용률이 떨어져서 발생한다. 40세 이상에서 많이 나타나는데, 최근에는 젊은 층에서도 증가하는 추세다. 제2형 당뇨병의 정확한 기전은 아직 밝혀내지 못했다. 유전보다는 고열량, 고지방, 고단백 식단 같은 서구화된 식생활과 운동 부족, 스트레스 등의 환경 요인이 크게 작용하는 것으로 추측할 뿐이다.

대한당뇨병학회가 2022년 30세 이상 성인을 대상으로 조사한 자료에 따르면, 우리나라의 당뇨병 환자 수는 526만 명으로 15.6%의 유병률을 보이며, 매년 30만 명씩 증가하고 있다. 당뇨병에 걸리면 남성은 평균 수명이 9.6년 단축되고, 여성은 13년 단축된다.

당뇨병의 전형적인 증상은 물을 많이 마시는 다음(多飮), 소변을 많이 보는 다뇨(多尿), 식사량이 늘어나는 다식(多食), 체중 감소, 시력 저하, 피로감과 무기력을 들 수 있다. 증상을 자세히 살펴보면, 다량의 포도당이 소변으로 배설되다 보니 소변량이 늘어나고(다뇨, 빈뇨), 탈수가 진행되면서 갈증이 나 물을 많이 마시게(다음) 된다. 세포 내로 포도당이 흡수되지 않아 포도당이 부족해서 피로와 무력감이 나타나고, 공복감이 심해져 많이 먹게(다식) 된다. 또한 포도당을 이용할 수 없어서 대신 체지방을 에너지원으로 쓰는 바람에 체지방이 급격히 감소한다(체중 감소). 이에 그치지 않고 지방이 산화되면서 케톤체가 많이 생겨 혈중 케톤체가 늘어난다. 케톤체는 산성이라 혈액을 산성으로 변화시키고, 많은 합병증을 유발하는 당뇨성 케톤산증을 만든다. 당뇨병이 왜 발생하는지 알려면 먼저 포도당 대사를 이해해야 한다. 포도당은 우리 몸에서 아주 중요한 에너지원으로, 하루에 필요한 열량의 60%를 담당한다. 특히 뇌와 근육과 적혈구에 중요한데, 여러 기능성 성분의 합성 전구체로 쓰인다. 일부는 에너지 고갈에 대비해 글리코겐(전분과 비슷한 물질)으로 전환되어 간과 근육에 저장된다.

췌장에서 혈중으로 분비된 인슐린은 세포막에 있는 인슐린 수용체와 결합한다. 이때 인슐린 수용체가 반응하면 세포막 문이 열리면서 포도당이 세포 내로 들어가고 미토콘드리아에서 에너지 합성이 이루어져 인체 활동이 가능해진다.

당뇨병은 인슐린 의존형과 인슐린 비의존형으로 분류된다. 제1형 당뇨병은 대부분 인슐린 의존형이고, 제2형 당뇨병은 대부분 인슐린 비의존형이다. 혈중 포도당을 세포 내로 유입시키는 역할을 하는 인슐린이 부족해서 발생하는 게 제1형 당뇨병이다. 인슐린은 췌장 랑게르한스섬의 β세포에서 합성되어 혈중으로 분비되는데, 여러 이유로 β세포가 파괴되면 인슐린이 합성되지 않아 당뇨병이 생긴다. 제2형 당뇨병은 인슐린은 정상적으로 분비되는데 세포막에서 인슐린 저항성이 생겨 발생한다. 이 외에 인슐린에 대한 항체가 생겨 인슐린 작용이 방해 받거나 인슐린이 유입되어도 전달되지 않아 당뇨병이 발생하기도 한다.

우리 몸은 혈중에 과잉으로 돌아다니는 혈당을 재처리해 에너지로 사용하는데, 이를 담당하는 장기가 바로 간장이다. 간은 남은 포도당

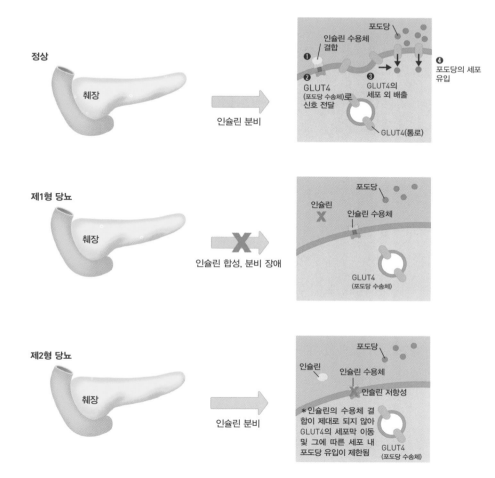

정상

췌장

인슐린 분비

포도당

인슐린 수용체 결합

❶

❷ GLUT4
(포도당 수송체)로
신호 전달

❸ GLUT4의
세포 외 배출

❹ 포도당의 세포
유입

GLUT4(통로)

제1형 당뇨

췌장

인슐린 합성, 분비 장애

포도당

인슐린
X

인슐린 수용체

GLUT4
(포도당 수송체)

제2형 당뇨

췌장

인슐린 분비

포도당

인슐린

인슐린 수용체

인슐린 저항성

＊인슐린의 수용체 결
합이 제대로 되지 않아
GLUT4의 세포막 이동
및 그에 따른 세포 내
포도당 유입이 제한됨

GLUT4
(포도당 수송체)

을 중성지방으로 전환한 뒤 이를 태워 에너지를 만듦으로써 혈당을 낮

추는 기능을 한다. 그런데 과로와 분노 등 스트레스, 과음 같은 요인

으로 간장의 대사 기능에 장애가 오면 간장이 제 기능을 하지 못해 당

뇨병이 발생한다.

제1형 당뇨병에서 β세포가 파괴되는 것은 자가면역 이상 때문이며, 제2형 당뇨병에서 인슐린 저항성이 생기는 것은 세포막에 있는 인슐린 수용체의 이상 때문이다. 그러나 왜 자가면역 이상이 발생하고, 인슐린 저항성이 생기는지는 의학적으로 아직 정확히 밝혀지지 않았다.

완치보다 관리하는 약물 치료

서양의학에서는 약물요법과 함께 식사요법이나 운동요법 등으로 생활습관을 개선하는 종합적인 접근법으로 당뇨병을 치료한다. 우선 제1형 당뇨병은 인슐린이 절대적으로 결핍된 상태여서 생명을 유지하려면 인슐린 치료가 필수적이다. 제2형 당뇨병은 인슐린이 부족한 것이 아니기 때문에 인슐린 치료를 꼭 해야 할 필요는 없지만, 간혹 손상된 췌장을 쉬게 하기 위해 일시적으로 인슐린을 사용하기도 한다. 제2형 당뇨병은 제1형 당뇨병보다 안정적이어서 식사요법과 운동요법을 2~3개월간 충분히 실시하고, 그래도 혈당이 조절되지 않으면 그때 경구혈당강하제를 사용한다.

경구혈당강하제는 기전에 따라 다양한 약이 존재한다. 비구아나이드계 약은 당분이 대장에서 흡수되는 것을 방해하고 간에서 당이 만들어지는 것도 억제해 혈당 생성 자체를 막는다. 하지만 오심, 구토, 복부 팽만 또는 무른 변을 보는 부작용이 있을 수 있다. 췌장 기능을 강화해 인슐린이 잘 분비되도록 하는 설폰요소제는 인슐린 분비가 늘어나 저혈당, 체중 증가, 광과민반응 등이 올 수 있다. 식후 혈당을 내리는 약제도 있고, 근육과 지방세포가 인슐린에 민감하게 반응하도록 해 혈당을 내리는 약제도 있지만, 이들 역시 저혈당이나 두통, 오심, 부종, 체중 증가 등의 부작용이 있다. 탄수화물 소화를 지연시켜 식후 혈당을 내리는 약은 가스, 복통, 설사, 복부 팽만 등의 소화 장애를 유발한다.

이처럼 서양의학의 당뇨병 치료는 고혈당을 급속히 낮춰 위험한 상황을 해결하는 데 크게 기여하지만, 완치보다는 관리 차원에서 치료가 이뤄지며 어느 정도 부작용을 수반한다. 실제로 우리나라 당뇨병 환자 중 혈당 조절 목표(당화혈색소 6.5% 미만)에 도달한 환자는 27.9%에 불과할 정도로 치료에 한계를 보이고 있다. 특히 문제가 되는 것은 지속적인 인슐린 투여로 췌장세포의 인슐린 생산·분비 기능이 감퇴하고, 혈당강하제에 의존하게 돼 자가 혈당 조절 능력이 떨어진다는 점이다. 그로 인해 나중에는 몸의 혈당 조절 시스템이 무너져 혈당이 오르락내리락하다가 자칫 사망에 이를 수도 있다.

음양론에서 찾은 당뇨병의 원인

당뇨병을 안전하게, 근본적으로 치료할 수 있는 길은 없을까? 당뇨병이 왜 발생하는지 그 배경을 찾아 접근한다면 가능할 것이다. 그렇다면 당뇨병 치료에서 '근본'이 의미하는 것은 무엇일까? 혈당만 조절하는 방식에서 벗어나 인슐린을 충분히 생산하지 못하는 췌장의 문제와 인슐린 저항성을 해결해 스스로 혈당을 잘 조절하는 몸으로 바꾸는 것이다. 이를 위해서는 왜 췌장에서 인슐린 생산 문제가 생기는지, 왜 혈중 포도당이 조직세포로 유입되지 못하는지, 혈중에 과잉된 포도당을 낮출 수 있는 또 다른 기전은 없는지 알아내야 한다.

인슐린 생산·분비의 문제는 한의학의 음양론에서 원인을 찾을 수 있다. 한의학에서는 지구상의 모든 생명체가 음(陰)과 양(陽)의 양대 세력으로 이루어져 있어서 서로 균형과 조화를 이루면 건강을 지킬 수 있다고 말한다. 예를 들어, 여성은 음이고 남성은 양이며, 물은 음이고 불은 양이다. 이런 원리로 인슐린은 음이고, 포도당은 양이다.

췌장 랑게르한스섬의 β세포는 음 세력으로 인슐린이라는 음 물질을 만든다. 그리고 췌장의 α세포는 글루카곤이라는 양 물질을 만들어 인슐린의 과잉 생성과 활동을 억제하면서 균형을 유지한다. 음이 약해지고 양이 강해지면 인슐린 부족 상태가 되는데, 선천적으로 음이 약한 사람이 있다(제1형). 또한 과도한 스트레스와 과로로 생긴 화(火)가 췌장의 음 세력을 손상시켜 인슐린이 부족해지기도 한다.

혈중 포도당이 조직세포로 유입되지 않는 인슐린 저항성은 과식, 폭식, 급식, 육류 위주의 식사, 패스트푸드 섭취 등 잘못된 식습관으로 인해 몸에 생긴 담 독소가 세포막의 인슐린 수용체에 끼어서 만들어진다. 그동안 원인을 모르다가 담적증후군을 발견하면서 알아낸 사실이다. 실제 임상에서 세포막에 낀 담 독소를 제거하는 치료와 해독정화 요법을 적용한 결과, 혈당강하제나 인슐린 투여량을 줄여도 혈당이 떨어지는 놀라운 효과를 보였다.

혈중 과잉 혈당을 재처리하는 간장에 문제가 있을 때는 간장의 대사 기능을 활성화하는 처방으로 과잉 혈당을 신속히 재처리해 혈당을 낮춰야 한다.

서양의학과 한의학의 병행 치료

서양의학과 한의학의 치료법을 병행하는 것은 이상적인 치료 효과를 기대할 수 있는 좋은 방법 중 하나다. 한의학의 종합 치료로 혈당강하제나 인슐린 투여량을 줄여 스스로 극복할 수 있는 자생력을 키우면서 때에 따라 서양의학의 치료를 병행한다. 정리하면 다음과 같다.

- 조직세포막에 끼어 있는 담을 제거해 세포 내 혈당 유입을 촉진한다.
- 췌장세포에 축적된 담 독소를 제거하고 진액을 공급해 인슐린 생산을 촉진한다.
- 간의 포도당 대사 기능을 활성화해 혈중 과잉 포도당을 대사 처리한다.
- 심한 당뇨병의 경우, 필요에 따라 서양의학의 혈당강하제와 인슐린 투여를 병용하면서 점진적으로 투여량을 조절해 나간다.

모든 질병이 그렇지만 당뇨병은 특히 의학적 치료와 함께 식단 조절과 운동이 중요하다. 40번 이상 꼭꼭 씹어 먹는 게 가장 중요하며 탄수화물 위주의 식사나 과식, 육류나 면류의 지나친 섭취는 지양한다. 설탕이나 꿀 등 단순당은 섭취에 주의한다. 소화흡수가 빨라 혈당을 빠르게 올리는 단순당은 농축된 당뇨병 원료라고 할 수 있기 때문이다. 또한 적절한 양의 식이섬유를 섭취한다. 식이섬유는 혈당과 혈중지방의 농도를 낮춰 혈당을 조절하는 한편 순환계 질환을 예방하는데도 도움이 된다. 술은 가능한 한 피하는 것이 좋다. 그리고 반드시 걷기나 등산, 수영 같은 유산소 운동을 규칙적으로 한다.

원인 미상의 흉통과 호흡 장애 – 돌연사와 심근경화

날씨가 추워지면 돌연사하는 사람이 많아진다. 주로 심혈관계 질환이 원인으로, 기온이 10℃ 떨어지면 심혈관계 질환 사망률이 19% 높아진다는 연구 결과가 있을 정도다. 일상생활을 잘 하다가 갑자기 증상이 발현해 한 시간 이내 사망하기 때문에 심장마비로 인한 돌연사를 '준비되지 않은 이별'이라고 말하기도 한다.

2021년 한 해 동안 급성 심정지는 3만 3235건 발생했는데, 생존율은 7.3%밖에 안 됐다. 최근 자주 거론되는 돌연사는 대개 협심증이나 심근경색이 원인인데, 돌연사한 이들의 절반 정도는 놀랍게도 심장 정밀검사에서 아무런 이상이 없었다. 그러다 보니 아무런 대비도 하지 못하고 무방비하게 있다가 소리 소문 없이 목숨을 잃어 우리를 두렵게 한다.

돌연사의 50% 정도는 검사를 해도 그 원인을 알 수 없다. 먼저 의학적으로 원인이 밝혀진 50%의 돌연사에 대해 살펴보자. 서양의학에서 찾아낸 심장 관련 돌연사의 원인 중 80%는 관상동맥 질환이다. 관상동맥은 심장 표면을 싸고 있는 혈관으로, 심장 근육에 혈액을 공급해 심장이 박동하게 한다. 관상동맥이 좁아져(협착) 심장 근육에 일시적으로 혈액 공급이 이뤄지지 않는 것을 협심증이라고 하고, 협착이 심해 심장 근육이 손상되는 것을 심근경색이라고 한다. 두 경우 모두 곧바로 조치를 취하지 않으면 심정지로 이어질 수 있는데, 20% 정도는 첫 증상이 나타나자마자 돌연사해 대비할 수조차 없다.

이 외에 10~15%는 확장성 심근증이나 비후성 심근증 같은 심근질환이 원인이다. 이에 대해서는 판막 질환, 선천성 심질환, WPW증후군 등 다양한 원인이 제기되고 있다. 최근에는 관상동맥 혈관 벽의 탄력성 저하와 조영술에 나타나지 않는 모세혈관의 혈액 공급 장애를 원인으로 추정하고 있다. 나이, 비만, 흡연, 운동 부족, 당뇨병, 고혈압, 고지혈증, 가족력 등도 심장 질환의 중요한 위험 요인이다.

협심증이나 심근경색증은 대부분 운동이나 활동을 할 때 발생하는데, 대부분 '가슴을 쥐어짜는 것 같다', '가슴이 쓰리거나 싸한 느낌이 든다', '가슴이 답답하고 호흡이 안 된다'라고 증상을 호소한다. 진단은 심전도나 심장 초음파 검사, 운동부하 검사, 심혈관 조영술 등을 통해 가능하며, 치료는 약물 치료와 협착이 심한 혈관을 넓혀주는 관혈적 치료를 적용한다. 약물 치료는 재발이나 악화를 방지하는 데 초점을 맞춰 아스피린이나 혈압약을 사용하고, 응급 상황에서는 니트로글리세린 등 혈관 확장제를 사용한다. 혈관을 넓히는 치료는 심혈관 성형술이나 스텐트 삽입술, 관상동맥우회술 등이 있다.

협심증 증상을 보이지만 관상동맥 조영술로 좁아진 혈관을 찾지 못해 진단이 안 되는 경우도 있다. 서양의학에서는 이처럼 원인을 모르는 흉통을 공황장애, 화병, 과호흡증후군 같은 신경정신과적 문제로 보고 치료하는데, 이런 경우 일시적으로 증상이 개선되지만 계속 반복되는 양상을 보인다. 최근 이러한 질환은 신경정신과적 문제가 아니라 심혈관계 질환과 연관 있다는 보고가 있었다.

- **공황장애**: 특별한 이유 없이 극단적인 불안, 즉 공황발작(panic attack)이 발생한다. 공황발작은 극도의 공포심이 몰려오면서 심장이 터지도록 빨리 뛰거나 가슴이 답답하고 숨이 차며 땀이 나는 등 죽을 것 같은 고통에 시달리는 증상을 말한다. 심한 스트레스나 압박감이 주된 원인으로, 5명 중 1명이 실신할 정도로 심각한 증상을 보인다. 치료는 약물 치료와 인지행동 치료를 병행한다. 약물 치료는 항우울제와 항불안제를 사용하는데, 호전되기 위해서는 8~12개월 정도 계속 치료해야 한다.
- **화병**: 우울증과 마찬가지로 스트레스 상황이 원인으로 알려져 있다. 우울감, 식욕 저하, 불면, 호흡곤란, 심계항진, 전신 통증 또는 명치에 뭔가 걸려 있는 듯한 느낌 같은 신체 증상을 동반한다.

치료는 약물 치료와 상담 치료를 병행한다. 약물 치료는 항우울제를 사용하는데, 불안과 불면이 심하면 신경안정제나 수면제를 함께 처방한다. 경우에 따라서는 소량의 항정신병 약물로 우울, 불안, 불면 등의 증상을 조절하기도 한다.

- **과호흡증후군**: 약물이나 정신적 문제, 폐나 심장 문제, 갑상선 기능 항진 같은 신체적 문제가 생기면 조직에 산소를 공급하고 이산화탄소를 배출하는 기능이 떨어져 과호흡 등 다양한 증상이 나타난다. 과호흡으로 혈중 이산화탄소가 감소하면 몸의 알칼리화와 전해질 이상이 일어나 근육 경련과 심장혈관 수축으로 인한 흉통, 부정맥이 생기고, 뇌혈관이 수축하면서 어지러움, 시각 이상, 실신, 경련 등이 발생한다. 이런 경우 저농도 이산화탄소를 흡입하면 증상이 호전된다. 치료는 집중적인 정신 치료와 함께 불안을 억제하는 약을 투여한다.

담 독소가 심장 근육을 굳게 만든다

돌연사의 50% 정도는 검사를 해도 이상이 발견되지 않는다. 실제로 수술요법과 혈전 치료 또는 약물 치료를 하더라도 여전히 흉통이나 호흡 장애 등을 호소하다가 응급실에 실려 가는 경우가 많다. 이렇듯 치료를 해도 증상이 개선되지 않는 경우, 갑작스러운 돌연사로 이어지기도 해 반드시 그 원인을 밝혀내는 게 중요하다.

2016년 심장의 기능 이상을 찾아내는 EAV 진단기기를 통해 심장

혈관이나 판막에 이상이 없어도 심장 근육이 굳어진다는 사실을 알게 됐다. 심장 근육이 굳으면 심장박동에 장애가 와 호흡 장애와 빈맥 또는 부정맥이 나타난다. 담적증후군 환자들 가운데 이런 증상을 호소하는 사례가 많았다. 그 외에 가슴이 타는 듯 쓰리고, 목에 이물감이 느껴지며, 목이 막히고, 목에 가래가 껴서 고통스럽다고도 했다. 또한 등 위쪽 근육이 굳어져 아무리 마사지를 해도 낫지 않아 괴롭다고 호소했다.

그러나 심장 정밀검사로는 심장이 굳어지는 현상을 판별할 수 없다. 그 때문에 역류성 식도염이나 신경성 또는 화병 등으로 진단해 항우울제, 항불안제, 수면제, 진통제, 역류성 식도염 약으로 치료하는데, 그 결과 오히려 병이 더 악화되는 것을 볼 수 있다.

필자는 이 병에 심근경색이 아닌 심근경화라는 새로운 이름을 붙였다. 심장 근육이 굳어지는 문제는 아직 과학적으로 입증되지 않았다. 하지만 담적 치료를 하면 대부분 증상이 해결되는 임상 결과와 조직을 경화시키는 담 독소의 병리적 특징을 고려해볼 때 심장 근육이 담 독소로 인해 굳어버린다는 가설은 얼마든지 성립할 수 있다. 특히 최근 발표된, 소화기의 내독소가 심장으로 흘러 들어가 심부전을 일으킨다는 내용을 담은 독일의 논문은 이 같은 가설에 신빙성을 더해준다.

위장이 굳어지는 담적증후군을 비롯해 간경변증, 동맥경화, 피부경화, 폐경화 등 우리 몸의 많은 기관에서 굳어지는 현상이 일어난다. 이는 바로 담 독소 때문이다. 담 독소는 심장 근육도 굳게 만든다. 심장 근육을 경화시키고, 관상동맥의 탄력 저하와 심근염을 만들며, 심장박동을 막는 것이다. 담적증후군의 발견과 치료법의 개발로 원인을 알 수 없는 돌연사 문제를 해결하는 데 한 발 내딛게 됐다. 물론 담적 외에 다른 원인도 많기 때문에 종합적인 치료 대책이 필요하다.

담적증후군으로 인해 심장 근육이 굳는 문제와 치료법을 요약하면 다음과 같다.

1. 과도한 스트레스로 심장과 간장에 열이 쌓이면 화병 같은 증상이 발생한다. 심장과 간장의 열을 내리는 치료법을 적용하면 가슴이 시원해진다.

2. 혈관의 탄력 이상은 담적 외에 혈관을 부드럽게 하는 진액이 부족해도 발생한다. 진액을 공급하는 처방을 한다.

3. 위장의 담 독소가 심장으로 역류해 가슴 쓰림과 목 막힘, 가래 등의 증상이 발생시킬 때는 위장의 담적을 치료하면 증상이 개선된다.

4. 심장 근육과 혈관에 검사로는 발견되지 않는 미세한 어혈이 끼어 혈액 공급 장애와 **흉통**이 발생할 때는 어혈을 없애는 심화원(心華元)을 처방한다.

5. 한의학에서는 심장을 태양에 비유한다. 뜨거운 열에너지를 온몸에 공급하기 때문이다. 그런데 선천적이거나 오랫동안 정신적으로 위축된 환경에서 살면 심장이 차가워진다. 그러면 심장이 뜨거운 혈액을 공급하지 못해 손발이 차가워지고 저리다. 이런 경우는 옻 추출물로 심장을 뜨겁게 해 정상화한다.

6. 담적으로 심장의 환경이 불결해지면 BOD가 늘고 활성산소가 과잉 생성되어 호흡 장애가 발생한다. 이런 경우, 심장의 담적을 치료하면 쉽게 해결된다.

돌연사로 이어질 수 있는 심근경화를 예방하려면 흉곽 호흡법과 걷기, 등산 같은 유산소 운동을 꾸준히 해야 한다. 무엇보다 40번 이상 꼭꼭 씹어 먹는 습관을 들이고 과식, 폭식을 개선해 담적이 생기지 않게 해야 한다. 또한 검사를 통해 원인이 나타나지 않는 흉통과 호흡곤란이 있으면 항혈전제나 고지혈증약, 역류약을 먹기 전에 반드시 EAV 검사를 받아보는 것이 좋다.

치료 사례

조○○(남성, 38세)

환자는 평소 잘 체하고 가슴이 답답하고 조이는 통증, 숨참 등의 증상을 호소했다. 또한 호흡 장애와 실신으로 인한 의식 장애로 최근 6개월 동안 두 번이나 응급실에 가기도 했다고 말했다. 평소 과중한 업무에 시달리는 데다 식사 시간이 불규칙했던 환자는 1주일에 3회 이상 소주 2병을 마시고, 하루 한 갑 정도의 담배를 피웠다. 항상 피곤함에 찌들어 있었는데, 6개월 전부터 음식만 먹으면 속이 꽉 막히는 것 같은 느낌이 든다. 밤늦게 퇴근해 잠자리에 누우면 가슴이 답답해서 똑바로 눕지 못하고 비스듬히 앉아서 잔다. 새벽에 죽을 것 같은 가슴 통증과 호흡 장애로 응급실을 찾은 것도 여러 번이다. 심장 검사를 해봤지만 정상으로 나왔고, 약물 치료에도 증상이 개선되지 않아 갑자기 죽는 것은 아닐까 하는 불안감에 휩싸인 채 환자는 본원을 찾아왔다.

EAV 검사 결과 담적증후군이 있었고, 심장 근육이 담 독소로 굳어진 심근경화에 간 기능도 현저히 떨어져 있었다. 담적 치료와 간 정화 요법을 적용하고, 심장의 담 독소를 빼는 약과 천연 혈전 용해제 심화원(心華元)을 투여하자 증상이 모두 사라졌다. 4개월간의 담적 치료는 끝났지만, 지속적인 심화원 복용과 함께 당분간 회사 업무를 줄이고 금주, 금연, 규칙적인 식사, 걷기 등의 운동을 함으로써 건강한 모습을 되찾았다.

공황장애

공황(panic)은 생명의 위협을 느낄 정도로 심각하게 느껴지는 갑작스러운 공포감을 말한다. 공황장애 환자들은 객관적으로 아무런 이유도 없이 극심한 불안감에 사로잡혀 가슴이 두근거리고 숨이 막히며 금방이라도 죽을 것 같은 극단적인 공포에 빠지는데, 신체의 경보 체계가 오작동을 일으켜 유발되는 것으로 파악하고 있다. 공황장애는 공황발작이 반복적으로 예기치 않게 발생하고, 발작에 대한 두려움과 그로 인한 행동 변화가 1개월 이상 지속되는 상태를 가리킨다. 공황발작이 일어나면 아래와 같은 13가지 증상이 발생한다.

- 가슴 두근거림, 심장 두근거림 또는 심장박동 수 증가
- 땀 흘림
- 떨림이나 전율
- 숨 가쁜 느낌 또는 숨이 막히는 감각
- 질식감
- 흉부 통증 또는 불쾌감
- 메스꺼움 또는 복부 불편감
- 어지럽거나 불안정하거나 머리가 띵하거나 기절할 것 같은 느낌
- 비현실감
- 자제력 상실에 대한 두려움이나 미칠 것 같은 두려움
- 죽음에 대한 두려움
- 감각 이상이나 마비
- 오한 또는 얼굴이 화끈 달아오름

공황 발작은 이런 증상이 갑작스럽게 나타나서 10분 안에 최고조에 도달해 10~20분간 지속되다가 갑자기 혹은 서서히 사라지는 특징이 있다. 그러나 증상이 가라앉았다고 끝나는 게 아니라 언제 또 증상이 나타날지 몰라 극도의 정신적 스트레스에 시달리며, 사람들이 붐비는 곳에 가는 것을 두려워하게 되는 등 사회생활에 심각한 장애를 겪는다. 2차적으로 예기불안, 광장공포, 우울과 자살, 알코올중독과 약물 남용으로 이어지기도 한다.

★ 어지럽거나 휘청휘청하거나 졸도할 것 같은 느낌이 든다.
★ 미쳐버리거나 자제력을 잃어버릴 듯한 두려움에 빠진다.
★ 딴 세상에 온 듯하거나 자신이 다른 사람이 된 듯하다.
★ 금방이라도 죽을 것만 같다.

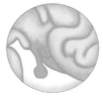

★ 이유 없이 온몸이 떨리거나 얼굴이 화끈 달아오른다.

뇌간의 시상하부가 뇌하수체를 자극해서 노르에피네프린과 부신피질자극호르몬 등이 과도하게 혈액 속으로 들어간다.

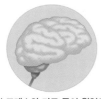

스트레스와 과로 등이 원인이 돼 인체 경보 시스템의 중추인 간뇌 청반이 고장난다.

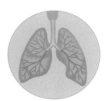

★ 호흡이 가빠지고 숨이 막히는 느낌이 든다.
★ 숨을 못 쉴 정도의 질식감을 느낀다.

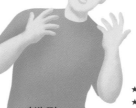

★ 손발 또는 온몸이 떨린다.

눈동자가 커진다.

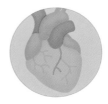

혈압이 올라간다.

★ 심장이 찢어질 듯 아프거나 가슴이 두근거린다.
★ 가슴이 참을 수 없을 만큼 아프거나 답답하다.

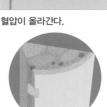

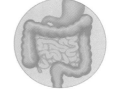

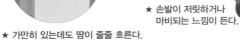

★ 손발이 저릿하거나 마비되는 느낌이 든다.

★ 가만히 있는데도 땀이 줄줄 흐른다.
★ 온몸의 털이 곤두선다.

★ 메슥거리거나 속이 불편하다.

미국 정신과 진단 목록인 DSM-IV의 기준
'★' 표시한 13가지 증상 중 4가지 이상이 갑작스럽게 나타나 10분 이내 증상이 최고조에 도달한 적이 한 번이라도 있으면 공황장애로 판단한다.

뚜렷한 치료 방법 없어 만성화되고 재발하는 공황장애

최근 공황장애 환자가 부쩍 많아지고 있다. 건강보험심사평가원은 공황장애로 병원을 찾는 사람이 2017년 14만 4943명에서 2021년 22만 1131명으로 52% 증가하는 등 빠른 증가세를 보이고 있다고 보고했다. 전체 인구의 30%가 평생 한 번 이상 공황 발작을 경험한다. 이중 공황장애로 발전하는 경우는 10% 정도이며, 남성보다 여성 환자가 많고, 20세부터 급증하기 시작해 40대에 가장 많이 발생한다.

안타까운 점은 환자는 늘어나고 있는데 아직 뚜렷한 치료 방법이 없다는 것이다. 치료해도 완화와 재발이 반복되면서 만성화되는 모습을 보인다. 전체 환자의 20~60% 정도만 치료 후 증상이 완화되고, 환자의 60~80%는 2~3년 후 재발하거나 공황장애의 증상들을 일부 겪는 것으로 나타났다. 긴 유병 기간 동안 일상생활에 장애가 생기는 것은 물론 삶의 질이 떨어지는 등 큰 고통을 받는 게 공황장애다.

공황장애를 처음 경험하는 사람들은 보통 심장이나 다른 곳에 문제가 있는 것으로 생각해 이런저런 검사를 받는다. 그래도 원인을 알아내지 못하다가 결국 정신과를 찾게 된다. 정신과에서는 공황장애의 원인을 노르에피네프린, 세로토닌, 감마-아미노부티르산(가바, GABA) 등 신경전달물질의 불균형과 전두엽, 해마 등 불안과 관련된 뇌 회로의 부적절한 작동 때문으로 본다. 이 외에 말초자율신경계의 과민성이나 불안 유발 요소에 대한 과대 해석 또는 파국적인 오해석도 언급되고 있다.

치료 방법으로 항불안제, 항우울제 등을 사용하지만, 이런 약물 치

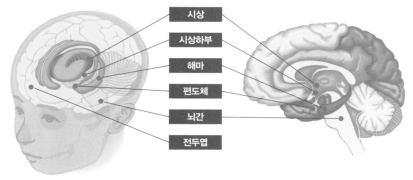

서양의학에서 보는 공황장애의 발생 매커니즘

편도체: 불안과 공포는 편도체를 흥분시켜 시상하부를 자극한다.

→ 시상하부: 스트레스 호르몬을 분비하고 교감신경계를 과흥분시킨다.

→ 뇌간: 과잉 각성을 초래해 과호흡과 근육의 과긴장이 발생한다.

→ 해마: 스트레스로 기능이 저해되면 불안하고 불쾌한 감각만 기억된다.

→ 전두엽: 오른쪽 전두엽의 과잉 활동으로 불안감을 초래한다.

료로 효과를 얻지 못하고 만성화되거나 재발하는 경우가 많다. 약물로 증상이 호전되어도 근본적인 치료가 이뤄진 것은 아니기 때문에 환자의 60~80%는 여전히 부분적으로 증상을 겪는다.

비약물 치료로는 행동 치료와 인지 치료, 바이오피드백 치료가 있다. 행동 치료는 주변의 상황에 지나치게 예민하게 반응하지 않도록 체계적으로 이완 훈련을 실시하는 것이다. 환자가 공황장애를 경험했던 상황을 분석하고 이를 환자가 견뎌낼 수 있을 만한 수준으로 재현해 복식호흡과 함께 이 상황을 극복하도록 유도한다. 인지 치료는 불안을 유발하는 개인의 특이한 인지 방식을 찾아 문제점을 수정함으로써 '별것 아닌데 내가 왜 그랬을까?' 하는 정도로 가볍게 생각할 수 있도록 유도해 그 상황을 이겨 나가게 하는 것이다. 바이오피드백 치료는 심장박동이나 근전도, 체온 등의 정보를 제공해 이를 스스로 낮추도록 유도하는 훈련이다.

위장의 담적과 심장 근육의 담 독소 제거로 해결

공황장애를 부작용 없이 보다 효과적으로 치료할 수 있는 길은 없을까? 공황장애로 정신과 치료를 오래 받았으나 호흡곤란, 가슴 통증, 과도한 불안과 빈맥이 개선되지 않아 내원한 환자들을 살펴보니 공통적인 문제가 있었다. 대부분 급식, 폭식, 과식, 야식 등 잘못된 식습관에 젖어 있거나, 과도한 스트레스와 과로 환경에 시달리고 있었다. 또한 EAV 검사에서 담적증후군과 심근경화 소견을 보였다. 공황장애가 단순히 정신적 문제가 아니라 식습관이나 심장 문제와 관련 있다는 뜻이다.

이를 뒷받침하듯 최근 공황장애, 화병 같은 정신적 문제가 심혈관계 질환과 연관 있다는 논문들이 발표되고 있다. 공황장애는 매우 급박하지만 심각한 결과를 초래하는 중대한 문제는 아니라는 게 그간의 정설이었는데, 최근 발표된 연구 결과에 따르면 공황장애 환자들의 심혈관계 사망률이 높은 것으로 나타났다. 이를 종합해보면 공황장애는 정신과적 문제만이 아니라 담적증후군과 검사에 나오지 않는 심장의 어떤 문제와 관련 있음을 알 수 있다.

원인 미상의 흉통과 호흡 장애가 심장 근육이 굳는 심근경화 때문

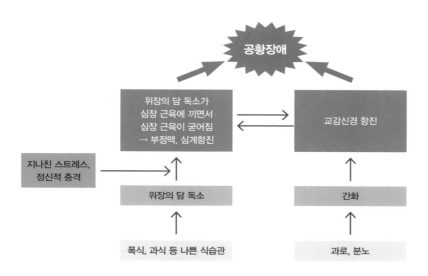

이듯, 공황장애도 심근경화가 원인이다. 심장 근육이 굳어서 박동이 안 돼 가슴 답답함, 흉통, 두근거림, 빈맥, 숨참, 식은땀 등이 나타나고, 뇌에 혈액 공급이 안 돼 어지럽고 실신할 것 같으면서 금방이라도 죽을 것 같은 공포를 느끼는 것이다. 그뿐 아니라 심장에 담 독소가 쌓이면 심장 환경이 불결해져 산소 요구량이 늘어나고 활성산소가 과잉 생성되어 폐쇄된 공간이나 산소가 부족한 환경에서 한숨, 하품, 어지럼증, 가슴 답답함이 발생한다. 따라서 공황장애는 위장의 담적과 심장 근육에 낀 담 독소를 제거하면 쉽게 해결할 수 있다.

담적 외에 간의 문제로 인해서도 공황장애가 발생한다. 간이 압박과 긴장, 분노 등 스트레스에 지속적으로 시달리면 간화가 생성되는

데, 간화가 교감신경을 항진시켜 두근거림과 심장박동수 증가, 땀 흘림, 떨림이나 전율, 오한, 얼굴이 화끈 달아오름, 불안 등의 증상이 나타난다. 이는 간화를 내리고 항진된 교감신경을 조절하면 개선된다.

치료 사례

김○○(여성, 37세)

평소 끊임없는 트림과 목 이물감으로 고생했다는 환자는 6년 전 심장박동이 갑자기 빨라지면서 호흡 장애와 심장 발작이 일어났다고 했다. 심장 검사에서는 정상으로 나타나 정신과에 내원한 환자는 공황장애 진단을 받고 약물 치료를 받고 있었다. 평소 급하게 먹고 과식하거나 야식을 즐기는 등 좋지 않은 식습관이 있고, 인스턴트식품과 면류를 즐기던 환자는 소화 장애가 심할 때면 공황장애가 발생하는데 최근 증상이 악화됐다고 했다.

EAV 검사와 복진 결과, 위와 장에 담적증후군 소견이 있었다. 심근경화와 간장의 화도 나타났다. 또한 맥이 강하고 빠르게 뛰면서 떨렸는데, 맥이 빠른 것은 간장의 화가 교감신경을 항진시켰기 때문이고, 떨리는 것은 심장 근육이 굳어 여러 번 뛸 수밖에 없는 상태이기 때문이다. 공황장애 약을 끊고, 위장과 심장 근육의 담적을 제거하면서 항진된 자율신경을 완화하는 약물을 투여했다. 2주 후 속이 풀리면서 답답한 가슴이 편해졌고, 3~4개월 치료하자 공황장애 증상이 사라졌다. 특히 맥이 정상으로 돌아왔다.

천식과 폐쇄성 폐 질환

천식은 외부의 자극에 기관지가 과민 반응해 지나치게 수축하는 기도 질환으로 발작적인 호흡곤란, 기침, 천명음(숨 쉴 때 쌕쌕거리는 소리)이 3대 증상이 특징이다. 발작하면 마른기침이 나고, 흉부 압박감을 느끼며, 호흡이 점차 거칠어지고, 숨 쉴 때 천명음이 현저해진다. 또한 빈호흡과 빈맥이 잦아지고, 수축기 혈압도 조금 상승한다. 보통 흉곽이 두꺼워질 정도로 폐가 과잉 팽창해 수 분에서 수 시간 동안 간헐적으로 발작하는데, 기관지 폐쇄로 심한 발작이 수일이나 수개월 동안 지속될 수도 있고, 드물게 급성 발작으로 사망에 이르기도 한다. 흉부 X선 촬영에서는 정상으로 나타난다.

천식은 전 연령층에서 고르게 발병하는 모습을 보인다. 우리나라 소아청소년의 천식 유병률은 5~9%며, 19세 이상 성인의 천식 유병률은 1998년 1.1%에서 2011년 3.1%로 증가했다. 특히 50세 이후에서 천식 유병률이 증가한다는 점은 빠르게 고령화되고 있는 우리나라에서 천식이 지금보다 큰 부담으로 다가올 가능성을 시사한다. 천식은 가중하는 의료비뿐만 아니라 학교 결석이나 직장 결근 등 사회경제적으로도 상당한 부담을 초래한다. 2004년부터 2005년까지 조사한 바에 따르면, 천식으로 인한 사회적 비용은 연간 4조 원에 달했다.

큰 비용이 드는 데 비해 천식의 치료 현황은 열악하다. 최근 발표된 아시아 · 태평양 8개 국의 조사 결과에 의하면, 한국인 천식 환자 중 잘 조절되고 있는 환자는 8%에 불과했으며, 47%의 환자가 1년 동안 급성 악화를 경험했다.

천식 치료제는 질병 조절제와 증상 완화제로 나눌 수 있다. 질병 조절제는 주로 항염증약이나 항히스타민제 등으로 증상이 조절되도록 매일 사용한다. 증상 완화제는 신속히 기도를 확장하는 약제로, 필요할 때만 사용한다. 사용 방법에 따라 흡입, 경구, 주사로 구분할 수 있는데, 이 중 흡입제는 약제를 기도 점막에 직접 투입해 전신 부작용을 최소화한다는 장점이 있다. 천식 치료제들을 대체로 오래 사용하면 어느 정도 부작용을 초래하게 마련이다. 대개 심근 손상이나 신경과민, 오심, 구토, 식욕 부진, 두통 등을 일으키고, 성장을 억제해 어린이에게 문제가 될 수도 있다.

사망 위험이 큰 만성 폐쇄성 폐 질환
만성 폐쇄성 폐 질환은 날숨의 흐름 감소로 인한 기도 폐쇄가 만성적으로 반복되어 나타나는 질환으로, 주로 만성 기관지염과 폐기종에 의해 발생한다. 만성 기관지염 우세형과 폐기종 우세형이 있는데, 병이 진행되면 두 질환이 섞여 감별하기 힘들고 치료법도 크게 다르지 않아 둘을 합해 만성 폐쇄성 폐 질환이라고 부른다. 폐는 한번 손상되면 되돌릴 수 없어 특별한 주의가 필요하다. 만성 폐쇄성 폐 질환이 나타나는 원인은 기도의 염증과 섬유화, 배상세포의 이형성(비정상적인 형태 변화), 평활근의 비대 등이다. 흉부 X선 촬영으로 심한 팽창과 만성 폐쇄성 폐 질환을 관찰할 수 있다.

만성 폐쇄성 폐 질환은 대개 40세 이후에 발생하며, 사망 위험이 크다. 우리나라에서 만성 폐쇄성 폐 질환으로 사망한 사람은 2000년 3329명(남성 2120명, 여성 1209명)에서 2010년 5002명(남성 3526명, 여성 1476명)으로 늘어났다. 전체 사망 원인 중 7위, 80세 이상에서는 5위를 차지한다.

아쉽게도 아직까지는 뚜렷한 치료법이 존재하지 않는다. 기관지 확장제로 기도 폐쇄를 줄이고, 기침과 분비물을 관리하고, 적절한 항생제와 백신 접종으로 호흡기 감염을 예방하는 정도가 전부다. 이와 함께 걷기 등의 운동을 하면 조금 편한 느낌이 들어 삶의 질이 향상된다. 필요할 경우 산소를 투입하면 도움이 된다. 숨을 천천히 깊이 들이마시면서 횡격막으로 호흡을 강화하는 훈련을 하는 것도 좋다. 특히 차고 건조한 공기는 증상을 악화시키므로 습도를 유지할 수 있도록 주거환경을 개선한다. 아울러 금연, 불안, 우울 같은 악화 인자를 끊거나 치료한다. 비행기를 탈 때는 산소를 준비하고, 수분을 충분히 섭취한다.

원인은 담 독소와 진액 부족

필자는 천식과 만성 폐쇄성 폐 질환의 원인을 크게 2가지로 본다. 첫째, 기관지 점막과 허파꽈리가 담 독소로 굳어지기 때문이다. 둘째, 신장 기능 저하로 진액이 부족해져 기관지 점막이나 폐세포가 건조해지면서 경직되기 때문이다. 기관지 점막이 굳으면 탄력을 잃어 숨을 들이마실 때 유입되는 오염 인자를 없애거나 뱉어내지 못하고 오히려 과민하게 반응해 기침과 호흡 장애, 천명이 발생한다. 그리고 담 독소가 점막에 쌓이면 기관지 내 환경이 오염되고 염증이 발생해 악화 요인으로 작용한다. 특히 허파꽈리가 담 독소로 굳으면 팽창되지 않아 들어온 공기를 충분히 담지 못하고 강하게 뱉지도 못해 짧은 호흡과 천식이 나타난다. 허파꽈리가 굳어지는 현상은 흉부 X선 촬영으로는 확인하기 어렵다. 만성 폐쇄성 폐 질환에서 모세 기관지의 점막이 섬유화되고 평활근이 비대해지는 것 역시 담 독소 때문이다.

치료 사례

유○○(여성, 55세)

환자는 20년 전부터 소화불량과 불면증이 있어 소화제와 신경안정제를 먹어왔고, 5년 전 과로로 감기에 걸리면서 기관지 확장이 진행됐다고 했다. 이후 가슴 답답함과 천식, 기침 발작으로 기침약과 기관지 확장증 흡입제를 사용해왔지만, 증상이 개선되지 않았다.

EAV 검사를 한 결과, 위장의 담적증후군이 관찰됐고, 폐와 기관지에도 담 독소가 축적되어 있었다. 환자는 평소 면류를 즐겨 먹고 폭식, 과식을 했는데, 이 같은 식습관을 교정하면서 담적증후군을 치료했다. 치료를 시작한 지 10일 정도 되자 오래된 소화불량이 개선됐고, 속이 편해지면서 숨찬 증상과 기침이 완화됐다. 본격적인 천식 치료를 위해 먼저 천식약을 끊고, 이어서 신경안정제도 끊었다. 신경안정제가 기관지 진액을 손상시키기 때문이다. 대신 천연 수면제를 투여했다. 그리고 기관지와 폐에 진액을 공급하고 폐의 기운을 강화하는 한방 처방을 쓰기 시작했다. 담적 치료와 폐 강화 치료를 병행하자 8주 만에 증상이 대부분 사라졌다. 지금은 재발 방지를 위해 위장과 폐를 강화하는 약물을 복용하고 있다.

동맥경화

동맥경화는 혈관 중간층의 퇴행성 변화와 섬유화로 혈관의 탄력이 떨어지는 노화 현상의 일종이다. 혈액 속에 기름이 늘어나면 혈관 벽에 조금씩 쌓여 벽이 두꺼워지면서 혈관이 좁아진다. 그리고 기름이 쌓인 곳에 핏덩이(혈전)가 흡착해 동맥경화가 생긴다. 동맥경화가 뇌로 혈액이 들어가는 동맥(경동맥이 70%)에 생기면 뇌졸중(뇌경색, 뇌출혈)이 발생한다. 심혈관(관상동맥)에 생기면 협심증, 심근경색증, 허혈성 심질환이 발병한다. 또한 팔다리의 혈관에 생기면 말초혈관 질환이 생기고, 신장의 혈관에 발생하면 신장 기능 저하와 신부전증 등을 일으킨다.

동맥경화로 인한 혈관 이상은 전 세계적인 주요 사망 원인으로, 미국과 일본의 경우 50%, 한국의 경우 35%를 차지한다. 대부분 증상이 없다가 혈관이 75% 이상 막히거나 혈관의 동맥경화 부분이 파열됐을 때, 또는 혈전이 생겼을 때 갑자기 증상이 나타난다.

동맥경화의 정확한 원인은 밝혀지지 않았지만, 주요 위험인자로 고

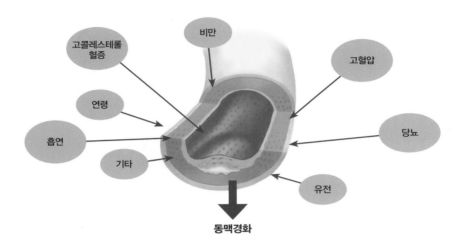

동맥경화의 위험 요인

고콜레스테롤
혈증

비만

고혈압

연령

흡연

기타

당뇨

유전

동맥경화

콜레스테롤혈증(낮은 HDL-콜레스테롤과 높은 LDL-콜레스테롤), 중성지방 증가, 고혈압(140/90mmHg 이상), 흡연, 당뇨병, 심혈관 질환 등의 가족력, 노화, 운동 부족, 과체중과 복부 비만 등이 손꼽히고 있다.

서양의학에서 말하는 동맥경화의 진행 메커니즘은 다음과 같다. 고혈압 등으로 혈관 내피가 손상되면 이를 치료하기 위해 모여든 T림프구와 단핵세포가 손상 부위에 붙어 내막으로 침투한다. 단핵세포는 대식세포(세포 찌꺼기, 이물질, 미생물, 암세포, 비정상적 단백질을 집어삼켜 분해하는 대식작용을 한다)로 변화하면서 지방 물질(주로 LDL-콜레스테롤)을 흡수한다. 지방 물질을 흡수한 대식세포는 지방으로 뭉쳐진 포말 세포를 만든다. 이것이 플라크 형성과 섬유화로 내막의 탄력을 잃게 하고 혈관을 좁힌다. 그 결과, 혈관 폐색이나 파열이 발생하고 혈전이 만들어진다.

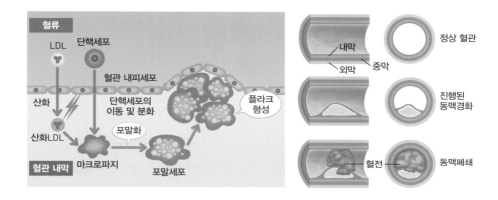

부작용이 많은 약물 치료

서양의학에서는 고지혈 완화, 혈전 제거, 고혈압 완화를 위해 약물 치료를 한다. 이때 사용하는 여러 가지 약 중 아스피린은 매우 중요하다. 해열 진통, 소염에 주로 처방하는 아스피린은 1회 500mg 정도 복용하는데, 75~150mg 정도 저용량 복용하면 심혈관 질환을 예방하는 효과가 있다. 혈전을 만드는 주요 물질은 혈소판인데, 아스피린을 저용량 복용하면 혈소판의 작용을 억제해 혈액 응고를 막을 수 있다. 미국의 한 연구에 의하면, 50~65세 건강한 남자가 장기간 아스피린을 저용량 복용하자 심근경색과 심혈관 질환의 위험이 30% 정도 낮아졌다.

하지만 아스피린도 다른 약과 마찬가지로 부작용이 있다. 메스꺼움, 속쓰림, 소화불량이 나타난다. 궤양에 의한 출혈 발생률이 1.7배 높아졌다는 보고도 있다. 출혈 부작용 중 치명적인 뇌출혈 발생률은 아스피린을 복용하지 않은 사람보다 1.4배 높게 나타났다. 따라서 아스피린을 복용할 때는 신중해야 하고, 가능한 한 다른 대안을 강구해야 할 필요가 있다.

고지혈증약도 점검해봐야 한다. 혈액검사에서 LDL-콜레스테롤 수치가 높으면 고지혈증약을 먹는다. 문제는 고지혈증약은 원인을 치료하는 게 아니다 보니 일반적으로 평생 먹어야 하는 약처럼 여겨진다는 것이다. 알려진 부작용도 많다. 당뇨병, 뇌출혈, 치매, 신경병증, 근육 통증과 손상, 간 손상, 두통, 소화 장애를 유발하고, 비타민과 무기질의 생성 및 흡수를 방해한다. 무작정 복용 여부를 결정하기보다는 충분한 검토가 이뤄져야 하고, 무엇보다 고지혈증의 원인을 찾아 치료하는 게 중요하다.

많은 환자가 동맥경화를 치료하기 위해 고지혈증약과 아스피린을 복용한다. 혈압이 130/80mmHg 정도만 되어도, 콜레스테롤 수치가 200mg/dL만 넘어도 큰 병을 예방하겠다며 이 같은 약을 복용한다. 하지만 하나같이 약을 먹으면 소화가 안 된다고 호소한다.

임상에서 중요한 사실을 발견했다. 이들에게 담적 치료를 했더니 혈압과 고지혈증이 적절히 조절되어 약을 끊거나 줄일 수 있었다. 무조건 약 주고 병 주는 식의 동맥경화 치료가 보편화되어가고 있는데, 한 번쯤 점검해봐야 할 필요성이 있다.

동맥경화의 새로운 원인

혈관이 굳는 동맥경화의 원인이 콜레스테롤뿐일까? 지방은 음식을 부드럽게 만든다. 지방은 노폐물 때문에 문제를 일으키기는 해도 무엇인가를 굳어지게 하지는 않는다. 혈관을 굳어지게 만드는 건 담 독소가 더 유력하다. 담 독소의 굳어지게 하는 병리적 특성 때문에 혈관이 굳어 혈압이 조절되지 않고, 급하게 오르는 혈압을 이겨내지 못해 중풍이 오는 것이다.

그뿐 아니라 담 독소는 혈관 내피에 미세한 염증을 일으키고, 지방이나 이런저런 응집 요소들이 들러붙기 쉬운 환경을 만든다. 또한 혈관 내부에 끼는 플라크는 콜레스테롤뿐만 아니라 담 독소에 의해서도 형성된다. 따라서 동맥경화는 담 독소로 혈관이 굳고 미세한 염증이 생긴 후, 콜레스테롤 등이 가세해 만들어진 결과라고 봐야 한다. 담적증후군을 발견하기 전까지는 콜레스테롤이 주범이라고 생각했지만, 사실은 담 독소가 더 근원적인 역할을 하는 것이다.

동맥경화를 예방하려면 급식, 과식, 폭식, 고염식, 고지방식, 고탄수화물식, 과음, 흡연 등을 제한하고 채소, 과일, 생선, 콩류를 충분히 섭취해야 한다. 에스키모들은 엄청난 양의 지방을 섭취하지만 심혈관 질환, 암, 당뇨병 등의 발병률이 매우 낮다. 비결은 이들이 섭취하는 등 푸른 생선에 있다. 등 푸른 생선에 많이 함유된 오메가-3 지방산이 중성지방과 LDL-콜레스테롤을 감소시키고, 염증과 혈전을 방지하며, 혈관의 탄력을 증대시켜 심혈관 질환의 위험성을 줄여주는 것이다. 하루에 1~2회 꽁치, 참치 뱃살, 고등어, 연어 같은 등 푸른 생선을 먹는다. 심근경색 병력이 있다면 하루에 오메가-3 지방산을 1g 정도 섭취하는 것이 좋다. 운동도 중요하다. 걷기, 수영, 자전거 타기, 등산 등유산소 운동을 중~고강도로 1주일에 5~7일, 하루에 30~60분간 한다. 지속적인 유산소 운동은 중성지방을 20~30% 감소시키고, HDL-콜레스테롤을 2~8mg/dL 증가시킨다. 또한 유산소 운동과 함께 근력운동을 하면 체지방이 감소하고 근육량이 늘어나면서 총콜레스테롤과 LDL-콜레스테롤이 상대적으로 줄어든다.

만성피로증후군

피로는 일상생활에 지장을 줄 만큼 기력이 부족하다고 느끼는 주관적 증상이다. 피로가 1개월 이상 계속되면 지속성 피로, 6개월 이상 지속되면 만성 피로라고 부른다. 만성 피로는 휴식을 취해도 회복되지 않는다.

정도의 차이가 있을 뿐 현대인은 피로에서 벗어날 수 없다. 과로, 지나친 경쟁, 사회 시스템에서 받는 스트레스, 불규칙한 생활습관 등으로 인해 피로를 호소하는 사람들이 절대적으로 증가하고 있다. 미국의 경우 지속성 피로 유병률은 10~25%, 만성 피로는 5~15% 정도로 알려져 있다. 우리나라에서는 아직 관련된 연구 결과가 없으나 이와 크게 다르지 않을 것으로 여겨진다.

만성피로증후군(chronic fatigue syndrome)은 의학적으로 원인을 찾기 어렵다. 원인이 되는 선행 질환이 밝혀지면 그 질환을 치료하면 되는데, 정확한 원인을 알지 못하니 치료 대책을 세우기도 어렵다. 이런저런 원인들이 제시되고 있는데, 중추신경계 장애 때문이라는 주장을 비롯해 바이러스를 포함한 각종 감염, 면역 기능 저하, 극심한 스트레스, 내분비 장애, 자율신경 실조, 독성물질 등이 꼽히고 있다. 최근에는 면역 불균형이나 자가면역 문제로 인한 미열, 관절통이 피로와 함께 발생하는 증후군 측면에서 많이 연구되고 있다. 하지만 모든 이론이 가설 수준이고, 해결책도 마땅치 않다.

치료 방법은 상태에 따라 다른데, 지금까지의 연구로는 항우울제가 가장 성공적이다. 항바이러스나 스테로이드, 면역글로불린 등의 면역 치료도 실시되고 있지만, 부작용이 많아 약 주고 병 주는 식이고 효과도 실망적이다. 식사요법과 고용량 비타민제도 일반적으로 사용되고 있으나 큰 도움이 되는 것은 아니다. 슈퍼맨으로 변신하기를 기대하며 보약을 먹는 사람들도 많다. 그러나 효과가 일시적이고, 오히려 부작용이 생기는 경우도 있다. 보약도 한의학적으로 충분히 검토한 후에 먹어야 한다.

만성 피로 환자에게 나타나는 7가지 패턴

선행 질환 없이 잘 먹고 잘 쉬는데도 발생하는 피로에 대해 살펴보자. 피로는 나타나는 양상에 따라 정신 피로와 육체 피로, 중추 피로와 말초 피로, 근 피로, 신경 피로, 심장 피로 등으로 나뉘지만, 필자는 환자가 직접 느끼는 증상들을 중심으로 한의학적인 면에서 분석하고 원인을 찾아내는 방식으로 접근했다. 만성 피로를 호소하는 환자들에게 가장 많이 나타나는 증상은 7가지 패턴으로 정리할 수 있다.

- 잠을 충분히 잤는데도 아침에 일어나기가 몹시 힘들다.
- 특히 점심 식사 후에 피로가 몰려오고 나른해서 견딜 수 없다.
- 눈의 피로가 심해 도저히 일을 못 하겠고 눕고만 싶다.
- 뒷목, 어깨 근육 등이 몸살에 걸렸을 때처럼 항상 뻐근하고 아프다.
- 정신적으로 무력하고 우울해서 모든 게 귀찮다.
- 식곤증이 심해 참기 어렵다.
- 밥도 못 먹고 몸이 너무 쇠약해서 살기 힘들다.

우선 잠을 충분히 잤는데도 아침에 피로해서 일어나기 힘든 것은 심장이 약하기 때문이다. 심장은 우리가 자는 동안에도 쉬지 않고 온몸 구석구석에 영양을 공급한다. 심장이 약하면 영양 공급이 잘 이뤄지지 않아 모든 장기가 충분히 재충전하지 못하기 때문에 아침마다 피곤하다. 이런 경우, 심장을 강화하는 처방을 사용한다. 전날의 과로와 과음, 독성 음식 섭취로 힘들어진 간장이 회복되지 않아도 아침마다 피곤하다. 이런 경우에는 보약보다 간을 정화하는 청간요법이 필요하다.

268

점심 식사 후에 나른해지는 증상은 간장 기능에 문제가 있기 때문이다. 한의학에서는 사람이 아침에 눈을 뜨면 간장이 일하기 시작한다고 말한다. 그런데 선천적이든 과로나 과음 때문이든 간장이 약할 경우, 일어나서 8시간 정도 지나면 더는 견디지 못하고 빠르게 피로가 몰려온다. 이런 경우, 간 정화 요법과 함께 보간 처방을 사용한다.

눈의 피로 역시 간장에 원인이 있다. 눈은 간장에서 영양분을 공급받아 건강을 유지한다. 《동의보감》에도 눈은 간에 속하고, 간장의 거울 역할을 한다고 씌어 있다. 과로, 과음, 화학적 독성 음식 섭취로 간 기능이 손상되면 간의 피로 물질과 해독되지 못한 독소가 눈으로 간다. 눈의 피로가 심한 사람은 간장의 독소를 제거하면서 눈 기능을 보강해야 한다.

근육, 특히 뒷목과 어깨 근육이 굳어지면서 얻어맞은 것처럼 피곤한 경우가 많다. 모니터를 많이 보는 사람에게 눈의 피로와 함께 잘 나타나는 증상인데, 담 독소가 뒷목 근육에 쌓여 이런 증상이 발생한다. 이 역시 간장의 문제 때문이다. 이런 경우, 보약은 절대 금물이다. 담 독소를 제거하면서 청간 처방을 쓰면 도움이 된다.

정신적인 무력감은 심장과 담낭 때문이다. 한의학에서는 정신력이 약한 사람을 '심담허겁(心膽虛怯)'이라고 진단한다. 심담허겁은 심장과 담낭이 약하고 겁을 먹었다는 뜻이다. 담낭은 심장과 함께 정신 에너지의 발원지다. 배짱이 두둑하고 정신력이 강한 사람을 보고 '담대하다' 또는 '담력이 세다'고 하는데, 여기에서 '담'은 담낭(쓸개)을 말한다.

담낭이 강하면 정신력이 강하다는 뜻이다. 심장과 담낭이 약하면 스트레스를 이겨내지 못하거나 의지가 약해진다. 조금만 신경 써도 마음이 힘들어 사는 게 귀찮고 한숨만 나온다. 이런 경우는 심장과 담낭을 강화하는 장담보심(壯膽補心)을 처방한다.

여섯째, 식곤증이 심해 참기 어려운 것은 간 기능이 떨어졌기 때문이다. 간의 대사 기능, 해독 기능, 활력 등에 문제가 생긴 것으로 간 정화요법과 헤파큐어로 치료한다. 식사 후 가볍게 산책을 하거나 경혈(장문혈, 곡천혈)을 가볍게 자극하는 것도 도움이 된다.

끝으로 몸이 쇠약한 것은 선천적으로 몸이 약하거나 후천적으로 과로와 스트레스에 시달리기 때문이다. 특히 담적이 심해 식사를 제대로 하지 못하면 온몸이 무력해진다. 선천적이든 후천적이든 몸의 장기가 약해진 것인데, 이런 경우는 심장, 위장, 폐, 신장, 간장 등 어떤 장기가 약해졌는지 찾아서 해당 장기를 보강하는 맞춤형 보약을 처방한다. 그리고 담적으로 먹지 못해서 힘든 사람은 담적 치료로 위장을 정상화한 뒤 섭식을 잘하면 곧 기력이 회복된다.

우울증

많은 사람이 우울증을 단순히 마음의 감기 정도라고 생각한다. 의지만 강하면 얼마든지 극복할 수 있다고 생각해서 우울해하는 사람을 한심하게 보거나 비난의 말을 던지기도 한다. 하지만 우울증은 쉽게 극복할 수 있는 병이 아니다. '마음의 감기'라는 표현은 감기처럼 누구에게나 생길 수 있는 병이란 뜻이지 가볍다는 뜻이 아니다.

우울증은 현대인들을 괴롭히는 심각한 질환이다. 세계보건기구는 우울증이 2030년 인류를 괴롭힐 10대 질환 중 1위가 될 것이라고 예측했다. 하지만 우울한 기분이 든다고 해서 모두 우울증에 걸린 것은 아니다. 누구나 살다 보면 때때로 우울한 기분이 들 때가 있다. 다음은 미국정신의학회가 제시한 우울증의 기준 증상이다.

1. 2주 이상 거의 매일 지속되는 우울한 기분
2. 일상의 대부분에서 관심과 흥미 감소
3. 식욕 감소 또는 비정상적 증가
4. 불면 또는 과다 수면
5. 우유부단 같은 정신 활동 지연이나 불안 · 초조
6. 살 맛 안 나는 무력감
7. 집중력 저하로 인해 반복되는 실수(주부는 살림, 학생은 공부에서. 이럴 때 주변에서 비난하면 더욱 악화된다.)
8. 슬픔, 기쁨, 즐거움 등 일상적 감정을 느낄 수 없음
9. 세상이 무의미해지고 삶의 의미가 없어짐, 지나친 죄책감
10. 반복적인 자살 생각

위의 증상 중 5개 이상에 해당하고, 해당하는 항목 중 1번, 2번, 8

번, 9번 중 1개 이상 포함되면 치료가 필요한 우울증 상태라고 봐야한다. 이 외에 아래로 처진 입, 구부정한 어깨, 눈을 마주치지 않는 행동 등도 우울증 환자에게서 흔히 볼 수 있는 모습이다.

우울증이 위험한 것은 자살과 관계가 있기 때문이다. 2021년 우리나라의 자살률은 인구 10만 명당 26명으로, 경제협력개발기구(OECD) 38개 회원국 중 1위다. 보건복지부에 따르면 2012년부터 2015년까지 극단적 선택을 한 121명의 유가족을 조사한 결과, 사망자 10명 중 9명이 우울증으로 고통받았다. 우울증 환자의 15% 정도가 극단적 선택을 시도했다는 통계도 있다. 우리나라에선 매년 320만 명이 우울증에 시달리고, 45분마다 1명씩 자살한다. 우울증은 단순한 기분 문제가 아니라 죽음에 이르게 하는 전조 증상일 수 있다는 점에서 반드시 치료해야 한다.

행복 호르몬인 세로토닌은 위장에서 분비된다

우울증의 원인은 다양하다. 소극적 · 내성적 · 부정적인 성격이나 낮은 자존감 등의 심리 상태, 실직 · 사별로 인한 좌절감이나 상실감 등 감당하기 어려울 정도의 큰 충격, 암 · 중풍 · 만성 위장병 등 낫지 않는 질병 등이 우울증을 초래하는 요인으로 꼽힌다. 하지만 이런 정신적 요인보다 중요한 것은 우울증의 발생 배경에 세로토닌 이상이라는 육체적 원인이 깔려 있다는 것이다.

일명 행복 호르몬이라 불리는 세로토닌은 수면 호르몬인 멜라토닌 분비를 촉진하고 신경 안정, 스트레스 완화 등 심적 안정에 도움을 주는 신경전달물질로 위장관에 90%, 중추신경계에 1~2% 분포한다. 나머지 8% 정도는 혈소판에 존재하는데, 혈소판에서 생성되는 것이 아니라 위장관에서 세로토닌을 흡수하는 것이다. 이처럼 우울증과 관련해서 가장 중요한 호르몬인 세로토닌은 주로 위장에서 분비된다.

행복감과 관련해서 우리에게 잘 알려진 호르몬인 엔도르핀은 내인성 모르핀이라고 불리는데, 뇌와 뇌하수체에서 생성되는 신경전달물질이다. 엔도르핀은 뇌에서 고통을 완화하는 작용을 해 스트레스를 많이 받을수록 농도가 높아진다. 이런 이유로 엔도르핀을 기쁨이나 행복감을 느끼게 하는 호르몬으로 오해하는데, 엔도르핀은 사실 통증이나 스트레스를 견뎌내도록 하는 중요한 호르몬이다.

우울증의 유력한 배경은 위장

서양의학에서는 우울증의 증상을 완화하기 위해 세로토닌 관련 약물인 항우울제를 투여한다. 증상을 보면서 양을 조절하고, 재발을 방지하기 위해 적어도 6개월 이상 복용하게 한다. 하지만 항우울제를 투여해도 증상이 개선되지 않거나 반응이 없는 경우가 많다. 특히 우울증에 걸릴 만한 심리 상태가 아니고 유발할 만한 환경도 없는데 우울증에 빠지기도 한다. 이유가 무엇일까?

우울증이 단순히 정신적·심리적 질환에 국한된 게 아니라는 사실이 무엇보다 중요하다. 세로토닌은 정신 관련 물질이므로 당연히 뇌에서 분비된다고 알려져 있었는데, 사실은 주로 위장관에서 분비된다는 것이 밝혀지면서 우울증의 배경이 뇌가 아니라 몸에 있다는 것을 알게 됐다. 최근에는 위장에 존재하는 미생물이 우울증의 원인일 수 있다는 연구 결과도 발표됐다. 코크대학교 미생물센터는 무균 쥐에게 우울증 환자의 대변을 투입했더니 쥐가 우울증 증세를 보였다는 실험 결과를 보고했다. 또한 장 내 미생물이 세로토닌의 전구물질인 트립토판과 미주신경을 통해 뇌에 영향을 주기 때문에 식이섬유 섭취 등의 식이요법으로 장 내 미생물을 재구성하면 우울증을 예방, 치료를 할 수 있다는 이론도 있다. 이를 통해 위장의 문제가 우울증의 유력한 배경임을 추론할 수 있다. 별다른 스트레스가 없는데도 우울증에 걸리거나 항우울제에 반응이 없는 것은 바로 이런 이유 때문이다.

한의학은 몸과 정신을 하나로 보는 심신합일(心身合一) 학문이다. 즉, 몸에 이상이 있으면 정신에 문제가 발생하고, 정신의 문제가 몸의 문제로 이어진다는 이론이다. 우울증과 관련된 장기는 첫 번째가 위장이다. 위장을 '제2의 뇌'라고 하는 것도 이와 무관하지 않다. 실제로 담적증후군을 치료하기 위해 내원한 환자 중 20% 정도가 항우울제를 복용하고 있었고, 담적증후군을 치료하자 우울증이 호전되는 모습을 확인할 수 있었다. 대한담적한의학회에서 보고한 논문 〈기능성 소화불량증(담적증후군) 환자의 위장관 증상과 우울, 불안의 상관관계 연구〉도 위장 장애가 심할수록 우울 정도가 심해지고, 위장관 증상이 개선되면 우울증이나 불안이 함께 개선된다는 결과를 담고 있다.

결론적으로 세로토닌 분비 장애의 가장 큰 원인은 세로토닌을 분비하는 미들존의 손상이라고 봐야 한다. 임상에서도 우울증 환자들은 대부분 급식, 폭식, 과식, 야식을 하거나 인스턴트 음식을 즐겨 먹는 식습관이 있었고, 모두 담적증후군에 걸려 있었다. 미들존에 축적된 담 독소가 우울증과 관련 있다는 사실은 매우 새롭고도 중요하다. 우울증 치료에 식습관 개선과 담 독소 제거라는 새로운 치료 방식을 권장하는 이유다.

치료 사례

정○○(여성, 76세)

환자는 오랜 우울증과 두통, 왼쪽 가슴 통증과 호흡 장애, 전신 무력감으로 고통스러워했다. 특히 남편의 무관심으로 정신적 고통을 받아왔는데, 20년 전 자식이 교통사고로 사망하면서 우울증과 고혈압이 시작됐다. 5년 전부터는 흉부 증상도 나타났다. 심장 정밀검사를 받아봤지만 전혀 이상이 없어 역류성 식도염으로 진단받았다.

EVA 검사 결과, 위장 담적과 심근 경화가 확인됐다. 흥미로운 것은 혀가 매우 작고 자색이라는 것이었다. 혀가 작아진 것은 오랜 스트레스로 심장이 위축되어 혀에 피가 공급되지 못한 결과이고, 자색인 것은 심장의 나쁜 피가 혀로 파급됐기 때문이다. 또한 맥이 약하고 덜덜 떨리는 불안정한 상태였다. 심장이 굳어 한번에 박동이 이뤄지지 않으니 여러 번 뛰기 때문이다. 환자의 우울증은 원래 심장이 약한 데다 과도한 스트레스와 충격, 미들존의 손상으로 인한 세로토닌 감소가 겹친 결과였다. 두통 또한 담 독소 때문이다. 전신 무력감은 신경안정제나 항우울제의 지속적인 복용으로 간 기능이 떨어져서 발생한 것이다.

우선 우울증 약, 신경안정제, 역류성 식도염 약을 끊게 하고, 담적 치료와 함께 심장 근육에 쌓인 담 독소와 어혈을 제거하는 약물을 투여했다. 이러한 치료로 두통은 금방 사라졌고, 숨이 편해지면서 가슴 답답하던 통증도 완화됐다. 전신 무력감은 간 정화 요법을 적용해 해결했다. 3개월간의 집중 치료로 증상이 대부분 사라졌고, 혀도 정상으로 돌아왔다. 환자는 우울증에 시달렸던 과거를 뒤로하고, 즐겁고 새로운 삶을 누리게 됐다며 눈물을 흘렸다.

류머티즘성 관절염

관절염의 종류는 다양해서 20종이 넘는다. 흔히 알고 있는 퇴행성 관절염과 통풍성 관절염은 물론 오십견도 관절염에 속한다. 그중 류머티즘성 관절염은 다른 관절염과 달리 젊은 층에게도 잘 발생하고, 발병 원인도 외과적 문제가 아니라 내과적 문제인 자가면역질환 때문이다. 관절염의 배경이 내과적이다 보니 관절이 약하지 않아도 발생하고, 한 곳이 아니라 온몸의 관절로 퍼지기 쉽다.

증상도 다른 관절염과 달리 주로 양쪽 팔다리 관절에서 나타난다. 초기에는 환자의 3분의 2 정도가 피로감, 식욕부진, 소화 장애, 전신 쇠약감 등을 호소한다. 그러다가 아침에 일어날 때 관절이 뻣뻣해져

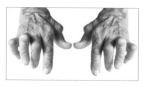
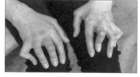
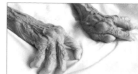
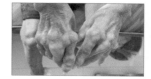
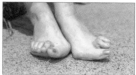
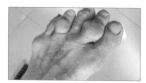

움직이기 힘든 조조강직 현상이 시작된다. 본격적인 증상은 염증이 관절을 침범하면서부터 나타난다. 처음에는 손이 붓는 증상이 나타나는데 만지면 아프고 움직임이 자유롭지 않으며 주먹을 꽉 쥘 수 없다. 손바닥에 홍반이 동반되기도 한다.

무릎관절 침범 역시 80% 이상의 환자에게서 나타난다. 무릎이 붓고 통증이 있으며, 심하면 걷기가 불편하고, 굽혔다 폈다 하기가 힘들다. 이 외에 팔꿈치, 발가락과 발목, 턱관절, 드물게 경추 1번과 2번 부위에도 염증이 발생할 수 있다. 또한 팔꿈치, 손가락, 치골, 아킬레스건에 딱딱한 피하결절이 형성되기도 한다.

류머티즘성 관절염은 관절 외에 심장과 폐를 침범하거나 혈관염으로 진행되기도 하는데 경과가 좋지 않다. 염증을 조절하지 않고 놔두면 2차적인 장기부전이 올 수 있고, 드물게 림프종도 발생한다. 염증이 전신으로 퍼지면 발열, 전신 쇠약감, 체중 감소, 호흡곤란, 림프절 증대 등이 나타난다.

이처럼 류머티즘성 관절염은 무서운 질병으로, 무엇보다 조기 발견과 치료가 중요하다. 발병 후 2년 안에 치료하지 않으면 환자의 70%가 손발 관절에 변형이 일어나고, 10년 후엔 환자의 50%가 일상생활에 어려움을 겪는다. 또 20년 후엔 60% 이상이 기본적인 신체 운동만 가능하거나 도움 없이는 활동하지 못해 사회경제적 손실액이 연간 1조 원에 달한다. 병이 오래되면 각종 합병증이 발생해 환자의 평균 수명이 7~10년 정도 줄어든다.

서양의학의 주된 치료법은 약물 치료다. 기본적으로 염증을 없애는 스테로이드성 항염제와 비스테로이드성 항염제를 사용하고, 류머티즘성 관절염을 일으키는 대표적인 염증 물질인 TNF, IL-6 등을 차단하는 약제를 사용한다. 이런 약물을 적절히 잘 사용하면 관절 변형이나 보행 장애 등 심각한 증상을 조절할 수 있다.

문제는 대부분의 환자가 약을 오랫동안 복용할 수밖에 없는데 부작용이 크다는 것이다. 위장관 출혈과 궤양, 간과 신장 기능 이상을 초래해 약 주고 병 주는 꼴이 된다. 빈대 잡으려다 초가삼간 태우는 격이라고 할 수 있다.

자가면역질환의 원흉은 담 독소

류머티즘성 관절염을 치료해도 진행을 완전히 막지 못하고 경과가 좋지 않은 것은 강직성 척추염이나 전신성 홍반성 낭창, 통풍, 건염, 건막염, 점액낭염, 혈우병성 관절염 등 대부분의 자가면역질환이 그렇듯 자가면역적인 염증 반응이 나타나는 원인을 아직 밝혀내지 못했기 때문이다. 그러다 보니 증상을 완화하는 치료를 하는데 그칠 뿐이다. 그렇다면 류머티즘성 관절염 등 자가면역성 관절 질환을 어떻게 치료해야 할까?

류머티즘은 그리스어 '류마(Rheuma)'에서 유래됐는데, '나쁜 체액'과 '흐르다'라는 의미가 있다. 나쁜 체액이 관절로 흘러 들어가 발병하는 병임을 그때부터 알고 있었던 듯하다. 아직 의학적으로 나쁜 체액의 실체를 밝혀내지는 못했지만, 분명히 몸 어딘가에서 형성된 물질일 것이다. 많은 연구 결과가 공통적으로 소화기와 관련 있다고 지적한다. 한 연구는 류머티즘성 관절염의 초기 단계에 소화불량을 호소하는 경우가 급격히 늘어났다고 했고, 다른 비슷한 연구도 류머티즘성 관절염 환자의 90% 이상이 위장관계 위험인자를 갖고 있다고 지적했다. 류머티즘성 관절염이 위장과 관련 있다는 연구 결과를 보면서 그 주범이 담 독소임을 어렵지 않게 추정할 수 있다.

실제로 담적 치료는 류머티즘성 관절염에 크게 효과를 보였다. 담적증후군을 치료하기 위해 내원한 환자 중 간혹 류머티즘성 관절염으로 고생하는 환자들이 있다. 담적증후군을 치료하려면 독한 약을 끊어야 해서 잠시 스테로이드 제제를 중지하라고 요구하는데, 이 말에 환자는 펄쩍 뛴다. 안 먹으면 아파서 못 견딘다는 것이다. 하지만 담적 치료를 하자 약을 먹지 않아도 붓는 통증이 완화되는 것을 볼 수 있었다. 이런 결과로 미루어볼 때 담 독소가 류머티즘성 관절염을 유발하는 나쁜 체액임을 알 수 있다.

담이 섞인 혈액은 탁하고 더러워서 부패 세균이 증식해 자가면역성 염증이 생기기 쉽다. 아직 의학은 몸속에서 자기들끼리 싸워 염증을 일으키는 자가면역질환의 원인을 규명하지 못했다. 하지만 담적증후군의 발견으로 자가면역질환의 원흉이 바로 담 독소임이 밝혀졌다. 담 독소가 혈액을 오염시키고, 오염된 혈액이 온몸의 관절에 파급되면서 염증이 진행되는 것이다.

이는 담 독소를 제거하면 해결할 수 있다. 대표적인 자가면역질환인 강직성 척추염, 전신성 홍반성 낭창, 사구체신염, 베체트병, 크론병, 루푸스 등도 담적증후군을 치료함으로써 스테로이드 없이 병이 개선됐다. 담적 치료와 함께 관절 부위에 염증을 완화하는 천연 스프레이를 바르는데, 이것만으로도 대부분 증상이 완화된다. 심한 경우엔 일시적으로 서양의학의 항염증제나 항류머티스제 복용을 병행할 필요가 있다.

치료 사례

신○○(여성, 68세)

체중이 72kg인 고도비만 환자로, 온몸의 관절이 붓고 통증이 심해 잘 걷지도 못했다. 관절의 통증뿐만 아니라 수년 전부터 어지럼증과 두통, 오심, 구토 등이 병발해 여러 병원을 전전했다. 그러나 어떤 검사를 받아도 관절염과 고지혈증 외에는 이상이 없었다. 관절염 약을 먹으며 신경과와 내과 치료를 받고 있지만 증상은 개선되지 않았다.

환자는 음식물을 거의 씹지도 않을 만큼 빨리 먹고 폭식했으며 육류를 즐겼다. 소화가 잘되고 입맛이 좋아 마구 먹었다. EAV 검사 결과, 과잉된 담 독소가 위장 신경을 마비시킨 담적증후군으로 나타났다. 신경이 마비되어서 마구 먹어도 소화가 잘되는 것처럼 느껴진 것이다.

환자를 입원시켜 5일 단식과 담적 치료를 시행했다. 관절염 약, 고지혈증 약, 신경과 약을 끊고, 불결해진 복부를 좋은 토양으로 만드는 임독맥 온열요법과 간 정화요법, 그리고 맷돌같이 굳은 담적 덩어리를 제거하는 아로마 고주파 치료와 초음파 치료를 집중적으로 실시했다. 2주 정도 지나자 어지럼, 두통, 구토가 사라졌고, 4주 후 퇴원할 때는 체중이 8kg 감소했다. 그러자 아프고 붓던 관절도 견딜 만해졌다. 이후 지속적인 치료로 몸이 가벼워지면서 관절에 관련된 증상이 거의 사라졌다. 환자는 특히 독한 스테로이드를 복용하지 않아도 괜찮다며 기뻐했다.

담적증후군과 관련된 다른 질환들

담 독소가 신장으로 내려가 생기는 신장 질환

신증후군이란 단백뇨, 저알부민혈증, 고혈압, 전신 부종 등 4대 증상이 복합적으로 나타나는 증후군을 말한다. 초기에는 눈꺼풀이 붓는 정도였다가 하지와 발등이 부어오르면서 신발을 신을 수 없게 되거나 발목에 양말 자국이 깊이 나면서 알게 된다. 진행 양상은 다양해서 자연스럽게 사라지기도 하지만, 전신 부종으로 이어지면서 저항력이 약해지면 감염 합병증이 생겨 생명이 위태로워지는 경우도 있다. 다행히 신장은 2개가 있어서 하나가 망가져도 다른 하나가 기능을 할 수 있다. 하지만 한번 손상되면 회복이 어려운 장기라서 그만큼 주의를 기울여야 한다.

신증후군도 담적과 관계가 있다. 우리가 먹는 음식은 70% 이상이 수분으로 이뤄져 있다. 그래서 한의학에서는 음식을 '수곡(水穀)'이라 한다. 수곡을 가장 먼저 받아 관리하는 장기가 바로 위장이다. 수분 대사는 신장의 전유물이 아니라 위장관에서부터 시작되는 것이다. 수분의 흐름상 위장관은 상류이고 신장은 하류다. 위장관에서 수분 관리가 되지 않아 더럽고 부패한 수분이 생기면 이것이 하류인 신장으로 내려가 신장이 손상된다. 이처럼 신장의 건강은 위장과 직결되기 때문에 예로부터 한의학에서는 신장 질환을 치료할 때 먼저 위장을 다스렸다. 마찬가지로 위장의 담 독소가 신장으로 내려가면 신장이 굳어지고 염증이 와서 신장염이나 신증후군을 유발한다. 신장 질환 역시 담적 치료를 바탕으로 이루어져야 한다.

담 독소로 오염된 피부, 아토피성 피부염

아토피성 피부염 때문에 자살하거나 이민을 간다는 보도가 있을 정도로 아토피성 피부염으로 인한 고통은 상상을 초월할 정도다. 아토피의 어원은 그리스어 '기묘한', '낯선'이라는 뜻을 가진 '아토피(Athopy)'로, 치료가 어렵다는 의미를 담고 있다. 현대 의학으로는 좀처럼 치료하기 힘들어 환자들이 병원을 전전하고 검증되지 않은 치료법에 매달리다가 오히려 증세가 악화되는 사례도 매우 흔하다. 아토피성 피부염이 생기는 이유로 오염된 음식, 화학물질, 환경오염이 지적되고 있지만, 아직까지 정확한 기전은 밝혀지지 않았다. 그러나 아토피성 피부염 역시 적절한 피부 치료와 함께 담적 치료를 하면 얼마든지 극복할 수 있다.

피부는 우리 몸을 보호하고 호흡의 일부를 담당하는 한편, 땀이나 노폐물을 배출하는 배설 기능도 한다. 피부에는 체내 독소들이 끊임없이 침입하는데, 이런 독소들을 제대로 처리하지 못하면 피부 변성이 진행된다.

피부에 침입하는 독소는 주로 담 독소다. 담 독소는 피부를 오염시켜 각종 염증 유발 물질을 자생시키고 자가면역적 염증을 일으킨다. 또한 피부의 혈액순환을 방해하고 피부를 부드럽게 하는 점액을 감소시킨다. 이런 병적 변화로 피부 내 세균이 증식하고 염증 반응이 유발되어 심한 가려움증과 피부 건조가 생기고 검어지거나 각질화되는 것이다. 2차적으로 세균 감염이 동반되면 농가진 등 위험한 합병증도 생긴다.

따라서 피부과 치료로 증상이 뚜렷이 개선되지 않으면 피부 오염의 근원인 담 독소를 해결해야 한다. 무조건 스테로이드를 사용하면 담적이 더 악화돼 예후가 좋지 않을 수 있으므로 담적증후군의 조기 진단이 필요하다.

전신 통증의 주범, 섬유근육통

섬유근육통은 전신 근골격계 통증, 뻣뻣함, 감각 이상, 수면 장애, 피로감이 만성적으로 발생하고 누르면 신체 곳곳이 아픈 만성·난치성 통증 증후군이다. 환자는 정상인이 느끼지 못하는 자극까지 통증으로 느낀다. 그런데 섬유근육통 환자의 근육이나 인대, 힘줄 등에서는 기질적 이상이 전혀 발견되지 않는다. 대신 중추신경계의 세로토닌 대사 감소, 성장호르몬의 분비 감소, 스트레스에 대한 부신피질 호르몬 분비 감소, 뇌척수액의 P 물질(substance P, 통증 유발 물질) 증가, 자율신경계의 기능 부전 이상이 지적된다. 그래서 근육보다 신경 반응 이상으로 본다. 섬유근육통도 신경성이라는 얘기다.

그러다 보니 치료에 대증요법과 항우울제를 많이 쓴다. 소염진통제는 일시적인 효과를 낼 뿐이고, 스테로이드나 마약성 진통제는 거의 효과가 없다. 효과가 있다는 트라마돌(진통제)도 그때뿐, 경과는 좋지 않다. 섬유근육통의 가장 큰 어려움은 고통이 잘 조절되지 않아 환자의 30%가 우울증, 불안, 건강 염려증 등 정신과적 증상을 겪는다는 것이다.

담적증후군을 치료하기 위해 내원한 환자 중 섬유근육통에 시달리는 경우가 종종 있다. 이들은 전신 통증 외에 소화 장애와 두통, 어지럼증, 우울증, 전신 피로를 함께 호소한다. 섬유근육통은 필자의 전문 분야가 아니어서 담적증후군 치료를 위주로 적용했는데, 놀랍게도 대부분의 환자에게서 서양의학의 처방약을 끊었는데도 통증이 경감되는 효과가 관찰됐다.

이를 통해 담적이 섬유근육통 발생에 관여한다는 사실을 알게 됐다. 담 독소가 근섬유나 근막 부위에 쌓이면 굳어지고 혈액순환을 막아 근 손상이 진행되고, 자가면역성으로 근섬유에 미세한 염증이 유발된다. 섬유근육통 환자들에게 소화 장애, 두통, 어지럼증 같은 전신 문제가 함께 발생하는 것을 봐도 이 질환이 근골계의 문제만이 아니라는 것을 알 수 있다. 그 배경 원인은 바로 담 독소다.

치료 사례

손○○(여성, 57세)

환자는 눈 가려움, 체기, 목 이물감, 명치 답답함 등으로 일상생활을 하기 힘들다고 했다. 늘 어지럽고 무기력하며 여기저기 시리고 저리는 등 안 아픈 곳을 찾기 힘들다. 답답한 마음에 안과, 내과, 이비인후과, 한방병원, 대학병원, 류머티즘 내과 등 안 다녀본 병원이 없다. 그러나 약을 먹을 때만 잠시 괜찮아질 뿐, 증상이 호전되는 기미가 보이지 않는다. 어느 날부터는 온몸이 굳어져 아무것도 할 수 없었다. 대학병원에 갔더니 못 고친다며 치료조차 해주지 않았다. 온몸의 근육은 굳어지는데 병명도 모르고 결국 신경정신과 약을 먹으며 하루하루 고통 속에서 살고 있다며 환자는 뜨거운 눈물을 흘렸다.

EAV 검사와 각종 한방 기능 검사를 한 결과, 환자의 모든 병은 위장의 담 독소로부터 시작됐음을 알게 됐다. 담적 치료를 시작하고 2주 정도 지나자 근육이 부드러워지고 피가 돌기 시작했다. 무엇보다 속이 편해졌다. 4주가 지나자 몸의 굳어짐이 거의 사라졌다.

코로나, 외감 질환, 암 질환

담적증후군이 아니어도 꼭 알아야 할 질병들이 있다. 인류를 괴롭히고 있는데도 제대로 대처하지 못해 무력하게 당하는 질병, 바로 코로나 등 외감(外感) 질환과 암 질환이다. 이들에 대해 더 나은 대처 방법을 제시한다.

코로나 등 외감 질환 치료의 새로운 방책

2019년 시작된 코로나 19의 국내 피해 상황을 보면, 2023년 8월 31일 기준으로 누적 확진자는 전체 인구의 70%에 가까운 3457만 1873명, 누적 사망자는 3만 5934명이다. 더 큰 문제는 백신과 치료제 개발에 아무리 애를 써도 계속되는 변이균의 출현으로 코로나 바이러스와의 전쟁은 끝이 보이지 않는다는 점이다. 그뿐 아니라 후유증도 매우 심각하다. 현대 의과학이 최첨단으로 발전한 21세기에 작은 바이러스 하나로 인류가 이처럼 무너졌다는 게 어이없을 정도다.

최근 들어 독한 바이러스들이 창궐하고 있다. 2002년 사스를 시작으로 신종인플루엔자, 메르스, 에볼라, 지카 바이러스, 코로나 19까지 바이러스의 변이 주기는 점점 짧아지고 있다. 얼마 지나지 않아 재앙을 초래할 신종 변이 바이러스가 나타날 것으로 예상할 수밖에 없는 현실이다. 인류의 역사와 궤를 같이한 수많은 세균과의 전쟁에서 지혜롭게 대응할 방법을 살펴본다.

코로나 바이러스 침투와 우리 몸의 방어 시스템

코로나 바이러스는 표면의 돌기(스파이크 단백질)를 이용해 숙주세포 안으로 침투한다. 육상화의 스파이크가 지면에 강하게 밀착되듯이 바이러스의 스파이크가 숙주세포의 수용체에 강하게 밀착되면서 바이러스와 인간 세포의 결합이 일어나 감염이 이뤄진다. 바이러스는 빨판을 장착한 징 모양의 스파이크를 몸의 1차 방어벽인 피부, 눈의 각막, 비강과 구강, 기관지와 폐포에 끼워 넣고 자신의 RNA를 세포 안으로 집어넣어 증식을 시도한다.

이때부터 인체의 면역 방어 시스템이 가동된다. 먼저 선천성 면역세포인 호중구, 대식세포, 수지상세포, 자연살해세포(NK세포)가 바이러스와 싸운다. 싸우는 과정에서 여러 염증 물질이 분비되면서 발열과 기침이 나고 폐렴 등 호흡기 질환이 발생한다.

또한 면역세포들은 주변에 위험 신호를 알리는 사이토카인을 분비해 다른 면역세포들이 돕도록 유도한다. 이 과정에서 사이토카인이 과도하게 분비되면 과잉 면역으로 많은 조직이 손상된다. 이런 현상을 '사이토카인 폭풍'이라고 하는데, 이 때문에 사망에 이르기도 한다.

후천성 면역계(획득면역 또는 적응면역)는 특정 목표물을 공격하는 저격수로 구성되어 있다. 저격수 역할을 하는 T세포는 폐 등 온몸에 보초병처럼 퍼져 있고 림프절에 집단으로 모여 있다. 항체라는 특수 무기를 가진 저격수 B세포 역시 림프절에 모여서 바이러스에 대항한다. 그런데 이런 저격수 세포의 기능이 떨어지면 감염이 악화된다.

바이러스, 죽이기보다 몸 밖으로 몰아내는 게 상책이다

서양의학에서는 외감병에 대해 주로 항바이러스제, 항곰팡이제, 항박테리아제 등을 사용해서 직접 균을 죽이는 방식으로 대처해왔다. 하지만 이 방법은 급한 불을 끌 뿐이다. 곧 내성균이 발현하고 돌연변이 세균이 등장해 상황은 더 나빠진다. 바이러스는 다른 생명체에게 기생해 숙주의 환경에 적응하면서 살아간다. 그런 의미에서 돌연변이 현상은 생존을 위한 자연현상이며 진화의 원동력이다. 이처럼 생존 능력이 강한 바이러스를 죽이는 방식으로는 미생물의 세계를 결코 정복할 수 없다. 손바닥으로 하늘을 가리는 격이다.

한의학은 외감 질환을 보다 자연적이고 지혜롭게 다룬다. 첫째, 외부에서 바이러스가 침입하면 죽이는 방식보다 숙주의 면역 기능을 활성화해 바이러스를 몰아내는 방식을 취한다. 이것이 감기 바이러스를 이기는 한의학의 부정거사(扶正祛邪) 법이다. 첫째, 바이러스와 세포의 결합을 막는다. 둘째, 세균은 자기가 좋아하는 환경에서 쉽게 증식하므로 숙주의 환경을 세균이 싫어하는 환경으로 만들어 세균 스스로 나가게 한다. 한의학은 이 2가지 방법이 끝없는 바이러스와의 전쟁에서 훌륭한 무기가 될 수 있다고 본다. 바이러스 감염병에 대한 새로운 대처법을 진지하게 생각할 때가 됐다.

신종인플루엔자가 극성할 때 필자는 면역 기능을 높여 균을 몰아내고 환경을 조절해 세균 증식을 억제하는 한방 치료제 '감솔탕'(감기 솔루션의 약자)과 천연 항바이러스 약침을 개발해 큰 효과를 거뒀다. 그런데 코로나 환자에게는 적용할 기회가 없었다. 국내에선 코로나 환자의 한방 치료가 완전히 차단됐기 때문이다.

그러던 중 2020년, 의대 교수인 친구로부터 뉴욕의 종합병원에서 간호사로 근무하는 딸이 코로나에 감염되어 40도 이상의 고열과 후각 마비 증상을 보이며 사경을 헤매고 있다는 소식을 들었다. 필자는 급히 미국으로 가는 인편에 감솔탕과 약침액을 보내줬다. 해열제와 냉찜질로 견디던 딸은 감솔탕을 복용하고 2일 만에 열이 내리고 후각 마비가 풀려 밥을 먹을 수 있게 됐다.

이 일로 확신을 얻어 코로나에 감염된 본원 직원들에게 양방 해열제와 함께 반드시 감솔탕을 복용토록 했다. 그 결과, 대부분 발열 등의 증상이 빠르게 완화됐고 후유증도 거의 발생하지 않았다. 특히 한 직원의 가족은 노인회관에서 같이 코로나에 걸린 친구는 사망했는데 자신은 감솔탕을 먹고 거뜬히 견뎠다며 고마워했다. 이후 본원에 내원하는 환자들에게 감솔탕을 소개했다. 많은 환자와 가족들이 감염 초기에 복용하면 신기할 정도로 회복이 빠르고 격리 병동에서도 자신만 경과가 좋았다며 자랑했다.

이런 이야기를 하는 것은 한방 치료가 우수하다고 자랑하려는 게 아니다. 끝없는 바이러스와의 전쟁에서 환경을 조절해 바이러스를 몰아내는 새로운 방식으로 빠른 개선, 중증 환자와 사망자 감소, 후유증의 최소화 등을 이루는 길을 열기 위해서다.

알렉산더 플레밍은 페니실린 발명으로 과거 인류를 위협하던 많은 전염성 질환을 극복해 노벨상을 받았다. 이런 대단한 업적에도 불구하고 한편으로 당시 자연 의학자들은 많은 내성균이 발생해 많은 2차 문제를 유발할 것을 우려했다는 자료가 있다. 이제 몰아내는 방식의 치료에 주목해야 한다. 몰아내는 방식의 치료를 적용하면 변이균의 출현이나 중증으로의 이행 등 난제를 해결할 수 있다. 특히 서양의학과 한의학이 서로 협력해 치료의 안전성과 시너지 효과를 높인다면 코로나 팬데믹으로 인류가 공포에 떨지 않아도 될 것이다.

융합의학형 암 치료

암은 인류의 생명을 빼앗는 최악의 질병 중 하나다. 개인의 행복을 앗아갈 뿐 아니라 가족들을 힘들게 하고, 사회경제적으로도 상당히 부담되는 질환이다. 그런데 암 발생률과 암으로 인한 사망률은 계속 높아지고 있다.

현대 의학의 암 치료는 수술, 항암화학요법, 방사선요법 등 모두 공격적이고 독성이 강하다. 더 큰 문제는 이러한 치료가 표준 치료로 자리하면서 다른 치료에는 독선적이고 배타적인 강령이 됐다는 점이다. 표준 치료는 암을 제거할 수는 있지만 몸의 정상 기능에 심각한 손상을 줘서 치료 자체가 무척 고통스럽고 전이와 재발을 막지 못하는 단점이 있다. 공격적 암 치료로 극심한 피로(60~90%), 식욕부진(85%), 통증(50~70%), 불면(30~50%), 오심과 구토(40~80%), 말초신경병증(6%), 구강 건조(19%) 등의 부작용이 나타나도 대부분의 환자들은 이런 고통을 당연시하며 견딘다. 암 치료의 고통과 한계를 극복할 수 있는 길은 없을까?

한의학과 서양 의학을 융합한 행복한 암 치료법

그동안 국내는 물론 미국이나 독일 등 선진 의료 국가에서는 공격적인 암 치료를 보완해 고통을 줄이고 전이와 재발을 최소화하는 방안을 마련하기 위해 많은 노력을 기울여왔다. 하버드, 존스홉킨스, 스탠퍼드 등 주요 대학병원도 한의학을 중심으로 치료 방법을 보완하고 대체의학의 자연요법을 병행했다. 여기에는 침, 뜸, 한약, 명상, 약침, 온열요법 등 다양한 치료법들이 포함되어 있다. 실제로 미국과 독일 등은 대체로 한의학에 우호적이다. 서양의학의 한계를 인식하고 더 나은 치료를 위해 아집을 버렸기 때문이다.

최근 종양 의학자들과 통합의학자들이 주축이 되어 과학적 근거를 바탕으로 보완하며 대체요법과 통합종양학을 구축해 이를 암 환자와 종양 의학자들에게 가이드라인으로 제시하고 있다. 이들의 편견 없는 연구 노력은 아직 미흡하지만 암 환자의 고통을 최소화하는 결실을 거둘 것으로 기대된다.

필자는 서양의학과 한의학을 융합하면 기존 의학의 한계를 극복하고 세계 최고의 시너지 의학을 창출할 수 있다는 비전을 가지고 1991년부터 두 의학의 융합 연구에 매진해왔다. 알다시피 두 의학은 질병을 분석하고 치료하는 방식이 전혀 다르다. 그러나 학문적으로 볼 때 한의학과 서양의학은 부부 사이와 비슷하다. 서양의학이 남성이라면 한의학은 여성이다. 서양의학의 단점은 한의학이 보완하고, 한의학의 단점은 서양의학이 보완할 수 있기 때문에, 달라서 오히려 절묘한 공생 관계다.

문제는 두 의학의 융합이 너무 어렵다는 것이다. 우선 서로의 언어가 다르다. 한쪽은 세포 단위, 다른 쪽은 우주론적 접근을 추구한다. 또한 한쪽은 귀납법적 논리, 다른 쪽은 연역법적 논리를 추구하는 등 같은 게 하나도 없다. 하지만 두 의학의 융합이 성공하면 최고의 시너지 의학이 창출될 게 분명하다. 융합의학을 통해 가장 효험을 보는 질환은 바로 암일 것이다.

1992년 국내 최초로 융합의학 병원을 세운 필자는 1996년 양의사와 한의사가 서로 협력해 더 나은 암 치료 의학을 만들어내자는 목적으로 '통합암의학회'를 설립했다. 암 전문 양의사와 한의사, 암 식이 영양학자, 암 환자 대표, 정부 관계자 등 50여 명으로 연구진을 구성해 매달 세미나를 하면서 몇 가지 주목할 만한 결론을 도출해낼 수 있었다. 주요 쟁점은 한의학으로 서양의학의 치료법을 보완하는 방법이었다. 암을 제거하는 데는 표준 치료가 확실한 방법이지만, 공격적이고 독성이 심해 보완이 필요하다. 그리고 한의학은 화학 항암제 같은 항암 작용이 없다. 따라서 향후 한의학을 통해 서양의학의 항암제 부작용을 해결하는 방안을 마련해보자는 내용이었다. 이를 바탕으로 항암제의 독성 완화와 면역 기능을 높이는 '항암병행방'을 개발해 융합의학적 암 치료법을 마련했다.

이러한 내용을 보건복지부에 제출했고, 공감을 얻어 1999~2003년 국내 최초로 융합의학 국가연구과제를 진행했다. 첫 대상은 간암과 위암이었다. 30명은 서양의학으로만 항암 치료를 하고, 다른 30명은 환자의 동의를 얻어 항암병행방을 투여했다. 그런데 연구 중 어려움이 발생했다. "언제는 한약을 먹지 말라더니 이젠 먹으라고? 우리가 무슨 실험용 쥐냐?"라고 환자들이 항의한 것이다. 담당 교수가 서양의학의 치료법을 보완하기 위해 개발한 한약으로, 부작용이 없다고 설득해 무사히 임상 연구를 마쳤다. 이후 한방 치료를 받은 환자들이 "머리카락도 덜 빠지고 식사도 잘하는데 왜 한약을 먹지 못하게 했는지 모르겠다"라며 아쉬워하는 일도 있었다.

암 환자가 한약을 먹으면 큰일 날 것처럼 우려했던 것과 달리, 혈액 검사는 항암제의 독성과 부작용 완화(항암제의 중성구·혈색소·혈소판 감소 등 혈액학적 독성 완화, 빌리루빈과 간 수치가 증가하는 간독성 완화, 혈청 크레아티닌이 증가하는 신독성 완화), 면역 기능 증강과 골수 조혈 기능 향상 등의 결과를 보였다. 그리고 오심, 구토, 식욕과 활력 저하 등 자각 증상이 개선됐다.

이러한 연구 자료는 국회에 보고됐고, 국회의 동의로 320억 원의 예산을 받아 2021년 6월 수안보 온천장에 충주위담통합병원을 설립했다. 이 병원에 입원한 환자들은 행복하다고 말한다. 암 환자가 행복할 수 있는 이유는 서양의학의 항암요법과 한방의 면역증강요법을 융합해 '암은 죽이되 몸의 면역 기능은 살림'을 이루고, 항암 치료의 고통을 줄여 '평안한 암 치료'를 실현하는 한편, 재발과 전이를 줄여 '생존율 높임' 등의 명제를 실천하고 있기 때문이다. 그리고 암 병원은 대부분 도심 속 열악한 환경에 있어서 두려움, 우울, 불면 등 정신적 고통이 수반되는 등 좋지 않은 영향을 미치는데 이곳에는 왕의 온천이라 불리는 수안보 온천과 월악산 국립공원의 맨발 산책로가 있어서 정신적인 부분도 해결할 수 있기 때문이다. 이와 함께 청결하고 영양이 풍부한 식이, 신선한 공기, 노천 온천욕 등 모든 조건이 환자를 배려하고 있기 때문이다.

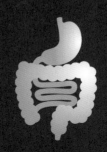

3장

담적증후군의
진단과 치료·예방

담적증후군과 미들존의 발견은 원인을 알 수 없던 위장병, 위장과 전신 질환의 상호관계를 밝힐 수 있는 열쇠다. 이는 의학적으로 새로운 개념이어서 진단 및 치료와 관련해서도 새로운 방법이 필요했다. 필자는 2002년부터 미지의 영역인 미들존의 문제를 찾고, 미들존의 병변을 해결하기 위한 치료약 개발에 매진했다. 그 결과, 알맞은 진단과 치료 방법을 찾았고, 실제 임상에서 좋은 효과를 거두고 있다.

담적증후군은 식생활이나 운동과도 연관 있다. 담적증후군의 치료 방법과 함께 치료 효과를 높이고 예방에 도움되는 음식을 살펴보는 한편, 집에서 쉽게 할 수 있는 운동법을 소개한다.

내시경으로는 보이지 않는
담적증후군의 진단 방법

　위장병 환자의 위를 내시경으로 검사하면 일부에서 위염, 위궤양, 역류성 식도염, 장상피화생, 궤양성 대장염 등이 관찰되지만, 대부분 큰 문제는 없어 보인다. 현재 본원에서는 내시경만으로 판단하기 어려운 미들존의 문제를 찾아내기 위해 여러 가지 진단 방법을 응용하고 있다. 담적증후군 설문지를 작성한 후 인공지능을 이용해 분석하고, 위장관의 경화 정도를 간접 측정하는 복진과 디지털 통각계(algometer) 검사, 위의 운동성을 파악하는 위전도 검사를 실시해 종합적으로 진찰하며, 추가로 위장 외벽과 온몸의 기능 문제를 찾아내는 EAV 검사, 한방 고유의 맥진(脈診)과 설진(舌診)으로 환자의 전반적인 상태를 파악한다. 최근에는 내시경 검사를 부담스러워하는 환자들을 위해 혈액검사로 위 점막 상태를 알 수 있는 가스트로패널(gastro-panal, 위 건강 바이오

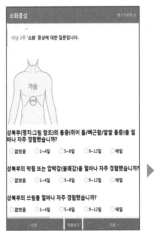

1 100~350 문항 설문

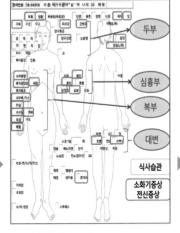

2 AI 분석 결과 도출

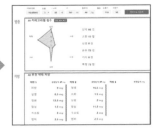

3 보디 차트로 결과 제공

마커) 검사를 시행하고 있다. 미들존을 진단할 수 있는 검사기기가 아직 개발되지 않은 상태여서 현재로선 이런 검사 방법들이 최선의 담적증후군 진단 방법이라고 할 수 있다.

진단 방법을 자세히 살펴보면, 먼저 담적증후군 환자가 호소하는 공통적인 증상 100~350문항(증상이 많을수록 문항 수가 늘어난다. 전문가들의 의견에 따라 문항을 선정한 뒤 신뢰도와 타당성을 검증한 담적증후군 설문지 DS-Q를 개발했다)을 심각도에 따라 6단계로 분류한 인공지능 설문지를 작성해 담적의 상태와 담적이 몸 어느 곳에 얼마나 파급됐는지 알아낸다. 설문지를 작성하는 것이 중요한 이유는 증상들을 종합 분석해 그 환자가 가지고 있는 병의 뿌리와 성격을 찾아낼 수 있기 때문이다. 예를 들

300

어, 심한 트림은 위장이 무력해서인지, 체했기 때문인지, 아니면 심장이 약해서인지 등 원인을 파악한다. 또한 식후에 하는 트림과 공복에 하는 트림의 원인이 다르므로 이에 따라 맞춤 치료를 한다.

둘째, 현대 의학으로 관찰되지 않는 문제를 찾아내기 위해 독일 의과학자 라인홀드 볼 박사가 한의학의 경락 이론을 접목해 발명한 EAV 검사를 실시한다. EAV는 위염, 위궤양 같은 점막 문제가 아니라 식도, 위, 십이지장, 대장, 소장의 외벽 상태를 알아낼 수 있는 최초의 기기다. 이 검사를 통해 근육의 강도와 림프 면역, 호르몬 기능, 신경과 혈관의 기능, 조직세포의 독소 변성 등을 알아낼 수 있다.

실제로 환자들의 EAV 검사 결과를 보면, 공통적으로 위장관 수치가 현저히 떨어져 있음을 알 수 있다. 이는 담 독소가 축적되어 위장관 기능에 장애가 생기고 미들존이 독소로 손상됐음을 의미한다. 이처럼 EAV 검사는 그동안 몰랐던 사각지대의 위장 문제를 찾아냈다는 점에서 위장병을 진단하는 데 진단에 좋은 조력자다.

셋째, 환자의 복부를 압진해 굳어진 정도를 분석한다. 사람의 손끝 감각은 동물계에서 가장 기능이 탁월한 것으로 알려져 있다. 손끝의 압진으로 위장 외벽의 굳기와 손상 정도를 정밀하게 알아낼 수 있다. 진단기기가 지금보다 발달하지 않았던 과거에 의사들은 기계보다 손으로 복부의 질병 상태를 판별했다. 특히 훌륭한 의사들은 타진과 압진으로 많은 내장병을 찾아냈다. 본원 연구팀은 위장 외벽의 통증과 굳기 정도를 12단계로 세밀하게 분류하고, 이를 객관화하기 위해 디지

털 통각계로 측정한 수치를 참고한다.

넷째, 위의 전기적 활동을 측정하는 위전도 검사를 실시한다. 피부 전극을 이용해 위의 전기적 활성도를 식전, 식후로 나눠 측정하고 비교한다. 이를 통해 기질적 질환이 없는 위 운동 기능의 저하 상태를 알아낼 수 있다. 최근에는 간경화나 지방간을 측정하는 횡파 탄성 초음파(shear wave elastography)를 이용해 위장관의 직접적인 탄성도를 측정하는 연구가 활발히 진행되고 있다.

다섯째, 맥진과 설진이다. 맥진의 경우 환자 약 20만 명의 맥박 상태를 객관화하고 환자가 호소하는 증상과 연계해 기존 한의학의 주관적이고 모호했던 맥의 객관성을 업그레이드했다. 맥은 전문가도 이해하기 쉽지 않은 문제로, 간략히 소개하니 참고만 하기 바란다. 맥의 종류는 현(弦), 활(滑), 미(微), 침(沈), 세(細), 삭(數), 지(遲), 삽(澁), 단(短), 부(浮), 긴(緊), 홍(洪), 홍대(洪大), 결대(結大), 활단(滑短), 삽단(澁短), 부무력(浮無力) 등이 있다. 설진은 의사의 눈으로 확인할 뿐 아니라 3차원 입체 영상 측정 장치인 설진기로 촬영 분석해 혀의 상태와 증상의 연계를 보다 객관화했다.

끝으로 가스트로패널 혈액검사는 위에서 혈액으로 분비되는 4가지 바이오마커(지표 물질)를 검사해 위의 건강 상태를 종합적으로 프로파일링한다. 4가지 바이오마커는 펩시노겐 1과 펩시노겐 2, 가스트린 17, 헬리코박터균 항체다. 이를 통해 위축성 위염 유무와 병변 위치(위저부, 위체부, 위전정부)를 알 수 있고, 헬리코박터균 항체 유무와 위산 분비 기

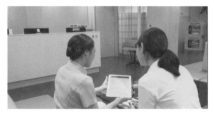

1 인공지능 설문

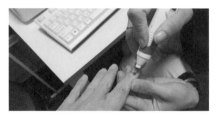

2 경락공능 검사(EAV 검사)

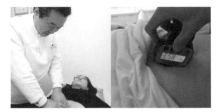

3 복진과 위장 경화도 측정

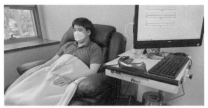

4 위전도 검사

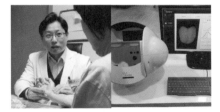

5 맥진과 설진

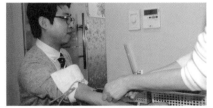

6 가스트로패널 혈액검사

능 상태(위산 과다, 저위산증), 미만형 위암 고위험군 진단까지 가능하다. 담적증후군으로 인한 위의 손상 정도를 확인하는 데 유용하게 사용된다.

병원에 가지 않고 스스로 진단하는 방법도 있다. 다음은 자가 진단 체크 리스트다. 자신에게 해당하는 항목을 모두 체크해보기 바란다.

1 명치끝이 답답하고 역류가 잦다.

2 목에서 명치까지 답답하고 숨쉬기가 어렵다.

3 자주 체한다.

4 속이 메스껍다.

5 가스가 잘 차고 항상 속이 더부룩하다.

6 대변을 봐도 시원하지 않다.

7 머리가 자주 아프고 어지럽다.

8 머릿속이 탁하고 건망증이 심하다.

9 얼굴색이 누렇고 검어지거나 기미가 낀다.

10 눈이 건조하거나 침침하고, 통증이나 다크서클이 있다.

11 오심과 멀미가 있다.

12 구취가 심하다.

13 온몸이 무겁고 항상 피곤하다.

14 뒷목이 뻣뻣하고 어깨나 온몸에 담이 자주 결린다.

15 여성의 경우, 냉이나 염증 등이 자주 발생한다

진단

10개 이상: 매우 심한 상태
5~9개: 심한 상태
4개 이하: 심하지 않은 상태

담적증후군의
근본적인 해결책을 찾다

담적증후군은 소화제나 제산제 등으로는 해결되지 않는다. 염증이나 궤양 같은 점막 문제를 치료하는 데 그치지 않고 점막 이면 조직의 문제, 위장과 전신의 관계 이상, 위장 내 환경 모두를 개선하는 치료법이 필요하다. 필자는 위장 외벽, 즉 미들존의 치료법을 찾기 위해 매진해왔다. 이는 분명 새로운 의학적 도전이었고, 성공적인 결과를 끌어내기까지 많은 어려움이 있었다.

처음엔 어떻게 접근해야 할지 감조차 잡기 어려웠다. 개발 초기에는 소화효소제, 가스 제거제 같은 약을 투여했지만 효과가 없었다. 적을 없애는 소적 처방, 금식, 장 청소, 거슨요법, 복부 마사지 등의 방법도 대부분 실패했다. 증상은 좋아져도 굳은 조직이 부드러워지지 않아 재발하기 일쑤였다.

담적증후군을 발견한 후 12년간 담적 치료는 실패의 연속이었고, 많은 오해와 시련에 부딪혔다. 특히 위장 외벽에 축적된 담 독소를 제거하는 게 쉽지 않았다. 위장에서 온몸으로 퍼지는 담 독소를 없애는 것은 더욱 어려웠다. 끊임없는 노력 끝에 특수한 담적 한약과 각종 물리요법들을 개발해 위장과 온몸에 쌓인 담 독소를 제거하고 굳은 위장 조직을 정상화하는 데 성공했다.

이 모든 과정에서 가장 어려웠던 것은 약물 선정과 제조 기술이었다. 담 독소를 없애기 위해 일반적으로 사용하는 거담약은 언 발에 오줌 누기 정도의 효과만 거둘 뿐이었다. 특히 위장 외벽으로 담적약이 침투해야 하는데, 달인 한약은 점막에만 작용할 뿐 침투하지 못했다. 나노화도 실패했고, 다양한 미생물 발효도 성공하지 못했다. 7~8년간 이런 과정을 겪다가 특수한 미생물을 찾았고, 특수 에너지 처리로 담적약이 위장 외벽으로 들어가게 하는 데 성공했다.

하지만 담적약만으로는 굳은 조직을 푸는 데 한계가 있었다. 서양의학에서도 경화되고 변성된 조직은 다시 부드러워지고 정상화되기가 쉽지 않다고 본다. 뒤늦게 굳은 조직을 풀어내는 기기를 개발했다. 고주파 원리를 이용한 아로마 고주파 치료요법과 덩어리를 깨는 초음파 원리를 적용한 소적 기기다. 그다음 온몸에 퍼진 담 독소를 빼내기 위해 담 독소가 축적된 각각의 장기로 담적약을 투입하는, 미사일 같은 인경(引經)약을 개발했다. 이로써 온몸의 담적을 제거할 수 있게 됐다.

담적증후군의 치료 원리

　담적증후군 치료는 증상을 일시적으로 개선하는 데 그치지 않는다. 복잡하지만 손상된 위장을 구조적으로 정상화하고 식습관을 개선해 재발하지 않게 하는 최초의 치료법이다. 담적증후군의 치료 원리는 다음과 같다.

1. 위장관에 서식하는 유익균은 손상된 점막을 재생하고 유입된 유해 물질을 없애 전쟁터같이 되어버린 위장을 건강하게 지키는 역할을 한다. 음식 노폐물의 독소나 세균으로 오염된 위장을 정화함으로써 유익균의 활동을 정상화해 위장을 건강하게 지킨다.

2. 각종 물리요법을 통해 담으로 굳어진 근육이나 기타 조직을 부드럽게 풀어 소화 운동을 촉진한다.

3. 미들존에 혈액을 공급해 위장의 빈혈 상태와 손상된 미들존 세포를 회복시킨다.

4. 딱딱하게 마른 미들존과 점막에 윤활유 같은 진액(뮤신)을 공급해 위장의 점막을 강화하고 굳은 조직을 부드럽게 푼다. 미들존을 보호하고 자극적인 음식과 술, 담배, 중금속, 화학약품 등에 대한 점막의 방어 능력을 키워준다.

5. 담 독소로 변성된 면역 매개 물질을 개선해 자가면역 반응으로 인한 염증을 없앤다.

6. 한의학에는 '목극토(木克土) 이론'이 있다. 목(木)인 간장이 토(土)인 위장의 불결한 환경을 해결한다는 뜻이다. 다시 말해, 온몸에 퍼진 담 독

소를 제거하려면 간장의 해독 기능을 활성화해야 한다. 간 정화요법과 헤파큐어로 전신 해독을 극대화한다.

7. 위와 대장은 차가워지면서, 소장은 뜨거워지면서 병이 생긴다. 그래서 위와 대장은 '콜드 매스(cold mass)'라 하고, 소화기계 암은 '냉적(冷積)'이라고도 한다. 위와 대장은 따뜻하게 데우고 소장은 서늘하게 식혀 영양 흡수 능력을 향상시킨다.

8. 위장 근육을 강화해 위하수, 위 무력을 개선한다.

손상된 위장을 정상화하는
치료 방법

한약

담적증후군 환자들이 호소하는 증상들을 해결하기 위해 《동의보감》에 없는 많은 약을 개발했다. 약 이름은 환자가 알아보기 쉽도록 치료 기능에 맞춰 붙였다.

허한약: 위와 대장의 담적을 치료한다.

실열약: 소장의 담적을 치료한다.

청쾌산: 위 분문 부위의 굳어진 체기를 뚫어준다.

체기약: 명치 부위의 경련과 뻐근한 통증을 치료한다.

중체약: 중완 부위의 담적을 치료한다.

실체약: 십이지장과 소장의 담적을 치료한다.

수자심약: 위산과 담 독소가 심장으로 역류해 발생하는 가슴 답답함, 호흡 장애, 목소리 쉼 등을 치료한다.

위즈담: 위산이 식도로 역류해 가슴이 쓰리고 화끈거리는 통증을 치료한다.

목이물감약: 목 이물감과 그로 인한 목의 가래와 기침을 없앤다.

헤파큐어: 목극토(木克土) 이론에 근거해 간장의 해독 기능을 활성화하고 간염, 간병변, 간암, 알코올성 간 질환 등을 치료한다.

협심약: 심장 근육이 담 독소와 어혈로 굳어져 생기는 흉통, 가슴 답답함, 숨참, 목 이물감, 쉰 목소리, 꺽꺽대는 트림, 공황장애, 등 부위 통증, 딸꾹질을 치료한다.

위장강화약: 위하수와 위 무력을 치료한다.

가스약(虛): 위장이 무력해 가스가 찰 때 쓴다.

가스약(實): 위장 기능은 정상인데 가스가 찰 때 쓴다.

변비약: 장의 운동성을 강화하고 진액을 공급해 스스로 변을 배출하게 한다.

설사약: 만성적인 미세 장염으로 인한 설사와 찬 음료, 생선회, 우유 등의 자극으로 인한 설사를 치료한다.

속쓰림약: 위 점막에 진액과 혈액을 공급하고, 미들존에서의 위산 과다 생성과 분비를 조절해 제산제로 잘 낫지 않는 속쓰림을 치료한다.

심혈허약: 심장이 약해 조금만 스트레스를 받아도 소화가 안 되거나 불안, 초조, 우울해지는 증상을 치료한다.

음적약 · 유근피: 뮤신 같은 진액을 공급해 강한 위산과 자극성 음식에 잘 견디게 하고, 공복 시 속쓰림과 위축성 위염을 치료한다.

두통약: 진통제로 잘 낫지 않는 만성 편두통을 치료한다.

어지럼약: 메니에르병, 이석증, 기타 원인 모르는 어지럼증을 치료한다.

총명 · 치매약: 뇌에 축적된 담 독소를 제거해 머리를 맑게 하며, 치매를 예방하고 치료한다.

갱년기약: 여성 호르몬을 스스로 생산하게 해 갱년기 증상을 근본적으로 치료한다.

심화원: 부작용이 많은 아스피린 대신 사용하는 혈전 제거제다.

수면약: 부작용이 많은 수면제나 신경안정제 대신 사용한다.

베체트약: 눈, 구강, 질 부위에 궤양이 발생하는 난치 질환인 베체트병 치료제다.

관절약: 관절염을 치료한다.

안구건조약: 안구 건조를 치료하는 외용제다.

피부약: 아토피성 피부염과 지루성 피부염을 치료한다.

두드러기약: 두드러기를 치료한다.

여드름약: 여드름을 치료한다.

감솔탕: 바이러스를 내보내는 원리로 코로나 바이러스, 독감 바이

러스 등 외인적 인자에 의해 발생하는 모든 감기를 치료한다.

보기음: 환자의 기력과 체력, 면역력을 강화한다.

흑산삼: 암 환자의 면역력을 크게 향상시켜 암의 재발이나 전이를 최대한 막는다.

물리적 치료

위장의 점막과 미들존 손상을 개선하는 한약을 복용하면서 동시에 돌처럼 굳어진 위장 외벽 조직을 풀기 위해 다음과 같은 특수한 물리적 치료를 병행한다.

아로마 고주파 치료: 특수 에너지를 위장관에 투과시켜 위장 평활근 내 독소를 융해시키고, 위장관의 자율신경과 소화기계 체세포를 활성화해 운동성을 회복시킨다.

소적 1: 복부 내 13cm까지 강한 초음파를 투과시켜 굳은 복부 지방과 담적 덩어리를 깬다.

소적 2: 정전기를 이용해 에너지를 공급시켜 오래된 담적으로 정상적인 기능을 하지 못하는 세포를 재생시킨다.

약침액: 순수 생약제를 증류, 멸균한 한방 주사액을 질병 부위에 주사해 위장 등의 전신 증상을 치료한다.

왕뜸: 미들존의 혈액순환을 활성화하고 따뜻한 에너지를 공급해 냉

적(冷積, cold mass)을 치료한다.

임독맥 온열 도포: 10가지 담적 약재와 원적외선을 발산하는 일라이트(illite) 토양 팩 찜질요법으로 흙 같은 위장의 면역력과 자연치유력을 올린다.

커피관장요법: 유기농 커피로 숙변을 제거하고, 장에서 칼륨을 흡수해 간으로 보냄으로써 간의 해독 기능을 촉진한다.

간 정화요법

난치성 질환을 치료하면서 직면하는 가장 큰 문제는 환자의 몸에 쌓인 수많은 독소를 어떻게 제거하느냐 하는 것이다. 난치성 질환들은 뭔가 부족해서가 아니라 수많은 화학제품, 약물, 중금속, 농약, 알코올 등의 오염 독소가 몸에 쌓여서 발생한다. 따라서 만성, 악성 내과 질환을 치료하려면 먼저 몸 안의 독소를 제거해 정상 기능을 회복시켜야 한다. 이런 기능을 수행하는 대표적인 장기가 바로 간장이다. 간 정화요법의 원리는 다음과 같다.

1. 위장은 부패한 음식 노폐물과 숙변, 유해균 등으로 항상 환경이 불결하다. 간은 이런 불결한 환경을 정화한다.

2. 담즙 분비를 활성화해 지방 분해를 촉진하고 담즙 정체를 개선함으로써 담석 예방과 수술 외에 방법이 없는 간 내 담석 치료에 도움을 준다.

3. 간에서 췌장으로 가는 혈액을 정화해 췌장의 독소를 제거함으로써 당뇨병 치료에 도움을 준다.

4. 한의학적으로 간이 주관하는 기관인 눈이 맑아지고, 온몸의 독소가 제거되어 몸이 가벼워진다.

5. 정화 과정 중에 오랜 숙변이 제거된다. 장의 독소는 바로 간에 흡수되어 간을 힘들게 하므로 숙변을 제거하면 간도 좋아진다.

6. 간장에 축적된 나쁜 콜레스테롤과 혈액으로 파급된 과도한 요산을 제거해 만성 두통과 중풍, 당뇨병, 통풍 등을 예방하는 데 도움을 준다.

피해야 할 음식,
먹어야 할 음식

담적증후군은 유전적인 요인도 있지만, 주로 식탁에서 비롯된다. 잘못된 식습관이 병의 중요한 원인이기 때문이다. 피해야 할 음식과 식습관, 위장에 좋은 음식과 섭취 방법을 알아두면 담적증후군의 치료와 예방에 도움이 된다.

식탁에서 만들어지는 담적

질병 없이 건강하게 살 수 있는 가장 좋은 방법은 무엇일까? 최고의 건강 비법은 바른 식생활에 있다. 평균 수명이 늘어나면서 건강에 좋은 음식이 인기이지만, '무엇을 먹느냐' 못지않게 '어떻게 먹느냐'가 중요한 시점이다.

산업화로 인한 환경오염은 심각한 식탁 오염으로 이어지고 있다. 우리가 먹는 음식에 방부제, 살충제, 항생제, 성장촉진제, 화공약품을 사용하는 것이 보편화됐다. 의학이 식탁 오염으로 질병이 발생하는 것을 방치하는 사이 묵묵히 일만 하던 밥통이 시달리고 있다. 한의학의 식약동원(食藥同源) 이론은 "음식으로 못 고치는 병은 의사도 못 고친다"라고 말한 히포크라테스의 주장과 맥락을 같이한다. 여기에는 음식과 위장의 문제가 건강의 핵심이라는 의미가 깃들어 있다.

오염된 음식보다 더 큰 문제는 그릇된 식습관이다. 필자는 급식, 과식, 폭식, 야식, 독식(毒食)을 그릇된 식습관 5종 세트라 말한다. 급하게 먹거나, 자기 위장 능력보다 많이 먹거나, 갑자기 폭식하거나, 먹고 바로 자는 습관은 위장에 담 독소를 만드는 원흉이다. 특히 입에서의 소화는 아주 중요하다.

피해야 할 음식

담적증후군이 잘 생기는 음식이 있다. 조심해서 먹었는데도 잘 체하거나 담 독소를 만드는 음식들이다. 위장이 약하거나 담적증후군을 앓고 있는 사람들은 이런 음식을 조심해야 한다.

독소가 많은 음식
사람은 원래 자연에서 나는 음식을 먹어야 한다. 그런데 우리가 먹

316

는 음식에는 수많은 식품첨가물이 들어가 있다. 음식의 색과 맛, 보관을 위해 사용되는 식품첨가물들은 대부분 가공한 재료들이다. 유해 여부가 논란이 되지만, 가격을 낮출 수 있고 대량 생산과 유통에 필요하다는 이유로 식탁에서의 비중이 점점 커지고 있다. 특히 인스턴트식품, 패스트푸드 같은 정크푸드에 아이들이 익숙해져 있다. 음식점도 식품첨가물을 듬뿍 넣지 않으면 손님들이 찾지 않는다며 지나치게 많은 양을 사용한다. 이처럼 화학 감미료나 색소, 산화방지제, 방부제나 농약, 살충제 등이 포함된 음식물이 바로 독소 음식이다. 외식을 많이 하는 현대인과 화학적인 맛에 길들여진 아이들의 건강을 우려하지 않을 수 없다.

고기도 안전하지 않다. 육류 소비가 급격히 늘어나면서 불가피해진 대량 생산과 공장식 축산법은 육류에 심각한 독성을 더하고 있다. 과거 시골 마당을 노닐던 닭이나 오리, 소규모로 가족같이 기르던 소와 돼지는 한의학에서도 매우 유용한 음식으로 소개했다. 하지만 이제 더는 신선한 고기를 찾아보기 어려운 게 현실이다.

구제역과 조류인플루엔자를 예방하기 위해 엄청난 약을 투여하고, 세계무역기구가 생겨난 이래 육축이 대량 수입되면서 사료를 먹여 길러서는 타산이 맞지 않자 성장촉진제 같은 독성 호르몬을 먹이기도 한다. 우리나라 사람들이 즐겨 먹는 닭도 좁은 공간에서 각종 약을 먹여가며 40일 정도 키워 도축하는데, 이렇게 자란 닭이 과연 우리 몸에 좋을까? 생선도 마찬가지다. 가두리 양식 과정에서 항생제, 호르몬제,

부패를 막는 화공약품 투여가 불가피하다. 실제로 2005년 수의과학 검역원은 국내 축·수산업의 항생제 사용량은 연간 1400톤으로 미국, 일본, 덴마크, 뉴질랜드, 스웨덴 등과 비교할 때 세계 최고 수준이라고 지적한 바 있다. 이렇게 고기와 생선에 쌓인 항생제는 결국 우리 몸에 들어오고, 그로 인해 신경호르몬이 문란해져 정신질환이 생기기도 한다.

장차 3명 중 1명꼴로 암에 걸릴 것이라고 한다. 당뇨병과 아토피성 피부염, 각종 자가면역질환, 우울증과 자살, 아이들의 ADHD증후군 등은 이미 급증하는 추세를 보이고 있다. 이런 현상이 바로 엄청난 독소로 인해 오염된 식탁 때문임을 명심해야 한다.

담적증후군 환자들은 식품을 구입할 때 표시된 내용을 꼼꼼히 따져보고 고르는 지혜가 필요하다. 어쩔 수 없이 섭취해야 한다면 되도록 조금만 먹거나 데치기, 우려내기, 삶기 등을 통해 독소를 최대한 줄여야 한다.

잘 체하는 음식

음식 가운데 성질상 잘 체하게 하는 음식들이 있다. 정상인 사람이 먹으면 문제가 없지만, 위가 약하거나 담적증후군이 있는 사람에게는 부담을 준다.

우선 찰지거나 딱딱한 음식은 담적을 만든다. 주로 곡식을 가루 낸 다음 끈기 있게 반죽해 조리하는 떡이나 국수, 마른오징어 같은 건어물, 견과류 등 딱딱한 음식을 들 수 있다. 이런 음식들은 조직이 치밀하고 단단해서 씹어도 잘 분해되지 않고, 침과 섞이지 않은 채 덩어리째 위에 유입된다. 그러면 잘 체하고, 위와 장에 체류하는 시간이 길어 담 독소가 발생하기 쉽다.

영양 성분이 편중된 음식도 잘 체한다. 좋은 음식은 대부분 다양한 영양 성분이 골고루 들어 있어 소화와 흡수가 잘된다. 과일을 예로 들면, 과육에는 과당과 탄수화물이 들어 있고, 껍질에는 과육을 소화하는 데 필요한 비타민과 미네랄이 들어 있어 같이 먹으면 상호 보완하는 기능을 한다. 반면 영양 성분이 한쪽으로 쏠린 음식은 영양학적 효과는 크지만, 소화에 부담을 주게 마련이다. 이런 음식은 주로 고탄수화물, 고지방, 고단백 음식으로 고구마, 바나나, 삼겹살, 오징어, 잡채, 옥수수 등이 대표적이다. 대체로 맛이 매우 진하고 입안에 오래 남아 잘 분해되지 않고 쉽게 체한다. 말린 과일, 건어물, 육포, 곶감, 땅콩 등도 소화가 잘 안 되는 대표적인 식품이다.

밀가루 음식

밀가루에는 글루텐이라는 단백질 성분이 있다. 글루텐은 소화기계에 알레르기 반응을 일으켜 각종 소화 장애와 두통, 어지럼증, 구역감 등을 초래하는 것으로 알려져 있다. 또한 글루텐을 함유한 음식은 점도가 높아 소화 흡수 과정에서 소장과 대장에 점착되어 장의 면역계를 손상시키고 병원성 미생물을 증식시킨다.

빵을 주식으로 하는 서양인 가운데도 글루텐을 소화하지 못하는 셀리악병 환자가 많다. 셀리악병은 영양소 흡수 장애 질병으로, 글루텐에 알레르기 반응을 보이는 자가면역질환의 일종이다. 쌀을 주식으로 하는 우리나라 사람들은 서양인보다 글루텐 알레르기가 더 많다. 셀리악병 증상으로는 설사와 변비, 구토, 속쓰림, 피로, 근육통, 저혈당증, 습진, 여드름 등이 있다. 영유아의 경우, 성장 장애가 생길 수도 있다.

한의학에서도 밀가루 음식은 소화 장애를 일으키고 담 독소를 잘 만든다고 지적한다. 게다가 우리나라의 밀가루 제품은 수입에 의존하다 보니 방부제나 살충제가 많이 들어 있다. 밀가루 음식에 민감한 사람이나 심한 담적 환자는 되도록 빵이나 국수 등 밀가루 음식을 피해야 한다.

시거나 떫은 음식

한의학적으로 신맛은 모든 기운을 오그라들게 하고, 떫은맛은 기운의 흐름을 방해하는 작용을 한다. 실제로 시거나 떫은 음식을 먹으면 몸이 움츠러드는 현상을 경험하게 된다. 그래서 한의학에서는 자궁 출혈이 있거나 몸이 처질 때 오미자, 산수유, 백반 같은 신맛과 떫은맛 약으로 치료한다.

시거나 떫은 음식은 잘 뭉쳐서 소화를 어렵게 한다. 신맛 음식으로는 덜 익은 과일, 신 포도, 사과, 신 오렌지, 레몬, 앵두, 파인애플, 머루 등이 있고, 떫은맛 음식으로는 덜 익은 감, 밤의 속껍질, 덜 익은 배, 호두 껍데기 등이 있다. 다만 신맛 음식이라도 단맛이 강하거나 설탕으로 숙성시키면 신맛의 나쁜 영향을 줄일 수 있다. 초간장, 마늘 장아찌, 신김치, 매운 고추, 겨자, 식초, 핫소스 등 자극이 강한 음식과 고춧가루, 카레, 고추냉이 등의 향신료, 조미료, 커피, 술, 담배 등은 위산 과다 분비로 증상을 악화시킨다.

담적증후군 환자는 이런 음식이 소화 장애나 속쓰림, 가스로 인한 복부팽만을 유발할 수 있으니 되도록 적게 먹고, 담적 치료 중에는 피하는 것이 좋다. 레몬차, 홍차, 인스턴트 인삼차, 인스턴트 오미자차 등은 위산 분비를 촉진해서 좋지 않지만, 저산증의 경우는 조금 먹어도 괜찮다.

짠 음식

우리나라 사람에게 위암이 많은 이유는 매운맛 때문이라고 주장하는 사람도 있지만, 적당히 매운 음식은 암이나 담적 같은 응어리 질환에 오히려 유익하다. 최근 캡사이신 성분이 암에 좋다는 연구 결과도 보고된 바 있다. 매운 음식을 먹으면 땀이 나는데, 이것은 매운맛이 발산하는 기운 때문이다. 매운맛이 퍼뜨리는 기운은 담적이나 종양 같은 덩어리 조직을 만들지 않는다. 물론 위 점막이 약하거나 속쓰림이 있는 사람은 피해야겠지만, 그렇지 않다면 어느 정도 매운맛은 담적이나 암 질환에 좋다고 볼 수 있다.

문제는 너무 짠 음식이다. 절임이나 젓갈 등 염장 음식처럼 지나치게 짠 음식은 삼투압 현상으로 수분을 혈관 내로 빨아들여 혈관의 압력을 높인다. 그래서 고혈압, 뇌졸중, 심근경색, 비만의 원인으로 알려져 있다. 이런 과정은 위 점막에서도 나타난다. 지나친 짠맛은 위의 좋은 체액을 흡수해 단단한 결정체로 변성시키기 때문에 담적이 더 딱딱하게 굳는다.

하지만 너무 싱겁게 먹는 것도 좋지 않다. 인체에는 나트륨, 염소를 대신할 물질이 없어 지나치게 부족할 경우 신경 전달 문제나 고혈압, 소화불량 등이 나타날 수 있다. 또한 소금의 해독 정화 기능은 위장의 불결한 환경을 깨끗하게 만들어 담 독소 생성을 억제하기도 한다. 특히 적당히 짠 음식은 침 분비를 촉진하고 입맛을 좋게 해 해독과 소화에 도움이 된다. 다만 요즘에는 미세플라스틱 등 환경오염이 극심해지고 있어 깊은 바다나 높은 산에서 생산된 깨끗한 소금을 선택하는 것이 좋다.

단 음식

단맛이 나는 음식은 위장을 부드럽게 하고 긴장된 조직을 이완시키는 기능이 있어 한의학에서는 위경련 환자에 흑설탕을 투여하기도 한다. 하지만 단맛의 이런 장점에도 불구하고 지나치게 단 음식은 위장의 근력을 무력하게 만들고, 위장 내 음식 미즙이나 체액을 끈적끈적하게 만들어 담적 형성을 촉진한다.

설탕이 나쁜 또 다른 이유는 위산 분비를 저하시킨다는 것이다. 위산이 부족하면 미들존을 투과하는 노폐물의 양이 많아지면서 내장비만의 원인이 되고, 위장의 면역 기능이 약해져 장에 나쁜 세균이 증식한다. 그뿐 아니라 체내 지방이 쌓이고, 체중이 증가하며, 혈액 내 중성지방의 농도가 급격히 올라가기도 한다. 천연 단맛은 괜찮지만, 지나친 인공 단맛은 자제해야 한다.

튀긴 음식

음식점이나 공장에서는 기름을 재사용하는 경우가 많다. 기름을 반복해 사용하면 아크릴아미드가 생성된다. 아크릴아미드는 신경계에 영향을 미치고 유전자 변형을 일으키는 발암 물질이다.

2002년 4월 스웨덴 국립식품청은 탄수화물이 많은 감자나 시리얼 등을 튀기면 아크릴아미드가 과잉 생성된다고 보고했다. 감자칩 한 봉지에는 세계보건기구에서 권장하는 양보다 500배 정도 많은 아크릴아미드가 들어 있는 것으로 나타나 전 세계를 깜짝 놀라게 했다. 2002년 6월 세계보건기구는 감자칩, 감자튀김 등 기름에 튀긴 탄수화물 식품이 암을 유발할 수도 있다고 발표했다. 튀긴 음식의 독소를 피하려면 여러 번 조리하지 않은 신선한 기름을 사용하고, 되도록 섭취량을 줄여야 한다.

탄산음료

거품이 생기는 탄산음료는 위를 자극하기 쉽다. 또한 위를 팽만하게 만들어 위 운동을 방해하고 위산 분비를 촉진한다. 소화가 안 될 때 일시적으로 시원한 느낌을 줄 수 있으나 습관적으로 마시는 것은 좋지 않다. 탄산음료에 많이 들어 있는 과당이 위, 소장 등에서 잘 흡수되지 않고 대장으로 고스란히 내려가면서 가스를 생성시켜 오히려 헛배만 부를 수 있기 때문이다. 또한 음식물에서 만들어진 가스와 탄산음료에서 생성된 가스가 가중되면 위장 운동을 방해하는 것은 물론, 불결한 장내 환경을 조성해 여러 가지 장 질환을 유발할 수 있다.

주의해야 할 3가지 자극

강한 물리적 자극

폭식이나 과식, 급식, 차가운 음식 등은 위장 점막과 근육에 직접적인 물리적 손상을 입히고, 많은 비(非)소화 물질을 만들어 불결한 환경을 조성한다. 소화 효소들은 주로 음식 표면에 작용하는 한계가 있어 큰 덩어리로 위장에 들어오는 음식물은 전체를 분해하기 어렵다. 그로 인해 미즙이 남아 많은 담 독소가 만들어지고, 이러한 미즙과 독소는 결국 위장 점막의 속살을 투과해 담적을 형성한다.

화학적 자극

항생제나 진통제, 강한 산성 또는 알칼리성 음식, 알코올, 밀가루, 각종 화학첨가물, 오염된 음식 등은 위장관 점막에 손상을 주고 화학적 변이를 일으킨다.

음식물은 위장관에 상주하는 균의 분포에 영향을 준다. 잘 알려진 균으로는 헬리코박터균, 대장균, 유산균 등이 있는데, 유해균과 유익균의 균형이 깨지면 많은 질병이 생겨난다.

이로운 음식과 잘 먹는 방법

곡류

곡류는 탄수화물, 비타민, 식이섬유, 미네랄로 구성되어 있어 위장에 체류하는 시간이 짧고 소화도 잘 된다. 하지만 흑미나 현미는 담적증후군 환자가 소화시키기 어렵다. 담적증후군 환자가 먹기 좋은 곡류는 쌀, 찹쌀, 현미찹쌀, 차조, 기장, 율무 등이다.

현미

현미는 위장이 불편한 담적증후군 환자에게 소화 면에서는 좋지 않지만, 영양 면에서는 이로움이 있다. 현미의 장단점을 알고 적절히 섭취하는 것이 좋다.

최근 현미가 피틴산 때문에 영양상 몸에 좋지 않다는 의견이 제기되기도 했다. 통곡물 껍질에 있는 피틴산이 마그네슘, 아연, 칼슘, 철분 같은 중요한 영양물을 흡착해 대변으로 배설하게 된다는 것이다. 하지만 비타민 C를 같이 먹으면 흡수율이 높아져 보상할 수 있다. 특히 피틴산은 장 미생물에 의해 이노시톨(일종의 당알코올)로 분해되는데, 이노시톨은 세포의 에너지 생성과 콜레스테롤 대사를 활성화하며 인슐린 저항성을 낮춰 지방간과 심장 질환, 당뇨병 예방에 좋다고 알려져 있다.

현미가 발아되면 피틴산이 이노시톨로 잘 바뀌고, 비타민 B군과 가바(뇌 기능 향상·수면 개선·스트레스 억제 등의 효과가 있는 아미노산)가 풍부해진다. 현미는 거친 섬유소 때문에 소화가 잘 안 되는 편인데, 발아현미는 속껍질이 현미보다 부드러워 소화 부담이 덜하다. 현미를 먹으려면 발아현미를 선택하는 것이 좋다.

현미에 있는 리그닌은 최근 주목받는 물질 중 하나다. 불용성 식이섬유인 리그닌(지용성 페놀 고분자)은 흔히 환경호르몬이라고도 하는 POPs(persistent organic pollutants, 잔류성 유기오염물질)를 흡착 배출한다. POPs는 잘 분해되지 않는 강력한 지용성 물질로 지방 조직에 축적된다. 리그닌은 주로 통곡물의 껍질에 들어 있고, 우엉에도 많다.

벼의 껍질에는 다른 작물보다 비소가 많이 축적돼 있기 때문에 현미를 먹지 말라는 주장도 있다. 하지만 한국의 토양은 문제가 된 캘리포니아의 토양보다 비소 양이 적어 질병에 걸릴 위험이 미미하다.

쌀의 보관 기간은 도정 상태에 따라 다르다. 도정하지 않은 낱알은 5년, 도정한 백미는 2년, 현미는 3~6개월까지 보관할 수 있으며, 가루로 만들면 부패하기 쉽다. 현미가 백미보다 보관 기간이 짧은 이유는 속껍질에 들어 있는 지방과 단백질 때문이다. 쌀은 도정하면 바로 산패가 진행되기 시작한다. 보관 기간 이내라도 되도록 최근에 도정한 쌀을 먹는 것이 좋다.

미강

백미의 속껍질과 씨눈을 합해 '미강(米糠)'이라고 한다. 미강은 예전부터 한약재로도 사용됐다. 막히는 것을 없애고, 덩어리진 것을 풀어 소화를 돕고, 각기병을 치료한다.

찹쌀

찹쌀에 들어 있는 비타민 D는 칼슘 흡수를 도와 뼈를 튼튼히 하고, 비타민 E는 콜레스테롤을 줄여 고혈압, 동맥경화 등 심혈관계 질환을 예방한다. 또한 풍부한 항산화 성분이 세포막을 보호하고, 프롤라민 성분이 노화를 막는다.

찹쌀은 성질이 따뜻해 냉한 속을 치료하고, 힘이 없어 식은땀을 흘리거나 설사, 구역질하는 경우에 도움이 된다. 아기가 장염에 걸렸을 때도 보리차보다 찹쌀 미음을 먹이는 게 더 좋다. 기초대사율을 높이고 지방을 연소시켜 다이어트 효과도 있다. 단, 열이 많은 사람에게는 맞지 않는다.

몸에 좋은 찹쌀이지만 순 찰밥만 오랫동안 먹는 것은 좋지 않다.

찹쌀에는 지방, 칼슘, 철분, 식이섬유, 비타민이 적어 영양 불균형을 초래할 수 있기 때문이다. 찹쌀은 멥쌀에 비해 딱딱해서 비타민 등 영양소가 있는 속껍질과 배아가 잘 깎여 나가는 단점이 있으므로, 현미찹쌀을 활용하는 것도 좋은 방법이다.

잡곡밥

일반적으로 잡곡에는 단백질, 식이섬유, 항산화 성분 등 각종 영양소가 많이 들어 있다. 백미보다 많은 식이섬유가 포만감을 줘 다이어트에도 효과적이다. 하지만 너무 여러 곡식을 섞으면 오히려 좋지 않다. 영양소를 흡수하지 못하고 설사를 할 수도 있고, 소화력이 약하거나 충분히 씹지 않으면 소화불량이 나타날 수도 있기 때문이다. 5~25가지를 섞어 잡곡밥을 만들어 실험한 결과, 5가지로 만든 잡곡밥에 영양분과 항산화물질이 가장 많았다. 2~3가지 잡곡을 끼니마다 번갈아 넣어 먹거나, 1주일에 한 번씩 잡곡의 구성을 바꿔가며 먹는 것이 좋다. 단, 담적증후군 환자는 비교적 소화가 잘 되는 찹쌀, 차조, 현미 등의 잡곡을 먹는 것이 낫다.

연잎밥

한의학에서는 연잎을 '하엽(荷葉)'이라고 부르는데, 여름의 습한 기운을 제거하고, 설사를 멎게 하며, 출혈을 멈추게 하는 효능이 있다. 연잎은 향기가 좋고, 항산화 성분이 있어 혈관 건강에 도움이 되며, 칼류이 풍부해서 니코틴 등 독소 배출 효과도 있다. 노화 예방에도 좋다. 연잎에 있는 폴리페놀과 플라보노이드가 활성산소를 제거하기 때문이다. 요즘은 잡곡과 찹쌀을 넣어 연잎으로 싼 연잎밥을 시중에서 많이 판매하니 이를 활용하는 것도 좋다.

콩류

콩은 단백질과 미네랄이 풍부하고, 항산화물질인 폴리페놀도 풍부한 식품이다. 콩에 포함된 이소플라본은 혈중 콜레스테롤을 줄이고 동맥을 확장해 심혈관계 질환을 예방한다. 콩은 이처럼 몸에 좋은 음식으로 알려져 있지만 자세히 들여다보면 꼭 그렇지만은 않다. 오히려 부정적인 요소가 많다는 게 최근에 알려진 사실이다.

콩이 익으면 영양소가 파괴되어 실익이 없고, 미네랄이 많긴 해도 흡수가 잘 안 된다. 콩에도 현미처럼 피틴산이 있어 아밀라아제나 펩신 같은 소화 효소의 활동을 방해하고 설사 등을 일으킨다. 콩에 들어 있는 렉틴은 충분히 가열하지 않으면 문제를 일으킬 수 있고, 식물 에스트로겐은 과잉 섭취하면 몸의 호르몬 체계에 이상을 가져와 불임을 유발할 수 있다. 특히 성조숙증이 있는 경우는 콩 섭취를 피해야 하고, 아이들은 많이 먹지 않는 것이 좋다.

이보다 더 큰 문제는 종자다. 우리나라는 유전자변형생물체(GMO, genetically modified organism) 작물 재배가 금지되어 있으나, 세계 2위의 GMO 작물 수입국이고, 수입 콩의 80% 정도가 GMO 작물이다.

GMO는 해충에 강한 특성을 가진 유전자를 특정한 종에서 얻어 이를 다른 종에 삽입하는 유전자 변형 기술로 만들어진 생물체를 말한다. GMO 작물이 해롭지 않다는 주장도 있지만, GMO 감자를 쥐에게 먹인 실험 결과, 면역 체계가 파괴되는 부작용이 나타났다. 우리나라의 경우 GMO 표시 의무화 제도를 시행하고는 있으나, 빠져나갈 방법이 많아 주의해야 한다.

시중에는 두유, 두부, 콩나물 등 콩으로 만든 제품들이 많다. 이런 제품을 먹을 때 비릿하게 느껴지거나 가스가 찬다면 먹지 않는 것이 좋다. 또한 해독 작용이 있는 검은콩 제품을 선택하는 것이 낫다. 가장 좋은 것은 콩을 발효시켜 먹는 것이다. 콩이 발효되면 렉틴이나 피틴산은 대부분 사라지고 장에 유익한 발효 세균이 생긴다. 유기농 콩을 발효시켜 된장, 청국장을 만들거나 콩나물처럼 싹을 틔워 먹는다. GMO 걱정이 없는 완두콩도 담적증후군 환자가 먹기 좋은 콩이다.

육류

육류는 충분히 씹어도 위에서 위산과 펩신에 의한 소화 과정을 거치고 십이지장에서 담즙의 도움을 받아야 소화가 된다. 그만큼 소화되기 어려운 식품이다. 소화에 걸리는 시간도 비교적 길어서 과식하면 위장에 오래 머물며 많은 부패 가스와 담 독소를 만든다. 따라서 고기는 부드럽게 삶거나 찌는 조리법이 좋고, 고기만 먹기보다는 채소와 함께 먹어야 소화가 더 잘 된다.

어류

어류는 비교적 살이 연하고 지방이 육류보다 적어 소화가 잘 된다. 담적 치료 중이면 육류보다는 어류를 선택하는 것이 좋다. 단, 날로 먹거나 튀겨서 먹기보다는 부드럽게 찌거나 탕으로 또는 굽거나 조려서 먹는 것이 좋다.

담적 치료 중에는 대부분의 생선을 먹을 수 있지만, 붉은살 생선은 흰살 생선보다 지방이 많아 소화하기 어려우니 피하는 게 좋다. 조기, 가자미, 가오리, 굴비, 도미, 생태, 동태 등이 좋고, 해산물로는 굴, 해삼, 전복, 대합조개(간 것)를 추천한다.

과일류

과일은 과육이 부드러운 종류가 좋다. 되도록 충분히 숙성되어 신맛이 없는 것을 고른다. 멜론은 소화가 잘 되고 과육이 부드러워 담적 증후군 환자도 먹을 수 있다. 완전히 익은 것을 먹는다. 물렁물렁한 복숭아와 홍시, 껍질 벗긴 토마토 등도 달고 부드러워 먹기에 좋다. 배는 고기 요리를 할 때 갈아 넣어 하루 정도 숙성시키면 맛도 좋아지고 고기가 잘 소화되게 해준다. 매실은 발효시켜 매실청을 만들면 복통 완화 효과가 있다.

성질이 차가운 수박은 피하는 것이 좋다. 위가 차면 소화가 안 돼 담적이 만들어지기 때문이다. 귤, 자몽, 오렌지는 하루에 한두 개 정도는 먹어도 되지만, 되도록 신 것은 피하고 단것을 먹는다. 딸기는 안전하게 먹을 수 있으나, 10개 이하로 먹는다. 참외, 사과, 바나나, 포도 등은 담적에 다소 악영향을 미칠 수 있으니 먹지 않는 것이 좋다.

과일은 그대로 먹어도 되지만, 위장이 약한 사람은 갈아서 샐러드에 드레싱처럼 부어 먹거나 살짝 익혀 먹는 것이 좋다. 식사 때가 되어도 배가 고프지 않다면 과일에 껍질 벗긴 토마토, 양배추, 상추 등의 채소와 소화가 잘 되는 견과류(해바라기씨 정도)를 곁들여 먹어도 좋다.

채소류

채소는 비타민과 미네랄 섭취에 중요한 식품이다. 또한 소화와 배변을 돕고 장내 유익한 균들을 위한 환경을 만들어주기 때문에 꾸준히 먹는 것이 좋다. 채소는 대부분 담적증후군 환자에게 이롭다. 데치거나 부드럽게 조리해서 먹는데, 고사리처럼 수분을 흡수하면 부피가 커지는 채소는 위장이 약한 경우 부담이 되므로 조금만 먹는 것을 원칙으로 한다.

양배추는 《타임》이 선정한 세계 3대 건강식품으로, 위장 점막과 세포 재생 효과가 있는 비타민 U가 풍부하게 포함돼 있다. 식이섬유도 많아 다이어트에도 좋다. 하지만 성질이 찬 편이라 아랫배가 냉하거나 과민성대장증후군이라면 증상을 악화시킬 수 있다. 이런 경우 비슷한 효과를 내면서 성질이 차지 않은 마를 먹는 것이 좋다. 양배추류인 브로콜리, 콜라비, 케일, 방울양배추도 건강식품으로 알려져 있다.

배추과 채소는 항암 성분이 있어 유방암과 자궁경부암 치료와 예방에 도움이 된다. 시금치 등 녹황색 채소는 지혈 작용이 있는 비타민 K가 많이 들어 있어 혈전 용해제를 복용하는 사람의 경우 부작용이 일어날 수 있다.

해조류

김, 미역, 다시마, 파래, 청각, 매생이 같은 해조류는 담적증후군 환자에게 아주 이로운 건강식품이다. 독소를 배출하고, 굳은 조직을 연하게 만들며, 대변을 풀어주는 효능이 있어 한의학에서도 암이나 치매 등 각종 만성 질환에 두루두루 사용한다.

해조류는 각종 미네랄을 가득 함유하고 있다. 칼슘은 골다공증을 예방하고, 요오드는 식욕을 촉진하며 갑상선 부종을 막아준다. 주로 식물성 섬유질로 이루어져 있어 장운동을 조절하는 능력도 탁월하다. 또한 해조류는 신진대사에 절대적으로 필요하다. 해조류에서 발생하는 이온이 체내의 산성 노폐물과 결합해 배설되기 때문이다. 그중 김이나 파래에 함유된 메틸메티오닌은 위궤양이나 십이지장궤양을 진정시키는 작용을 한다.

견과류

견과류에는 오메가-3 지방산, 비타민 B와 E, 마그네슘이 풍부하게 들어 있다. 마그네슘이 결핍되면 우울, 불안, 짜증 같은 신경성 질환이 생기고 눈꺼풀이 떨리거나 근육 경련이 일어나는데, 이때 견과류를 먹으면 도움이 된다. 견과류에 다량 함유된 오메가—3 지방산은 혈행을 개선하고 중성지질을 줄이는 효과가 있다. 찬 공기로 인한 혈관 수축과 혈압 상승, 뇌졸중, 심장마비 같은 혈관 질환도 예방한다. 또한 견과류는 항산화 물질인 폴리페놀이 풍부해 노화를 막고, 전립선이나 유방암 등 일부 암을 예방한다. 특히 귀 질환에 효과가 있고, 호두는 탈모 방지 효과도 있다.

하지만 너무 많이 먹으면 소화에 부담을 주므로 담적 치료를 받는 동안에는 피하는 것이 좋다. 특히 열매를 싸고 있는 속껍질의 떫은맛이 담적 분해를 막기 때문에 치료에 방해가 된다. 가장 좋은 섭취 방법은 속껍질을 벗기고 먹는 것이다. 여러 종류의 견과류를 팬에 볶은 후 종이로 문질러 속껍질을 벗긴다. 그런 다음 잘게 부숴 샐러드에 조금씩 넣어 먹는다. 씨앗류인 들깨와 참깨도 담적증후군 환자에게 좋다.

유제품

우유는 칼슘의 보고이자 고품질 단백질의 원천 중 하나다. 그뿐 아니라 비타민 D, 비타민 A, 비타민 B$_{12}$, 마그네슘 등 비타민과 미네랄이 풍부하고 뇌 건강에 좋은 영양소가 많아 청소년과 어린이에게 좋다. 특히 요구르트 같은 유제품은 유산균이 가득해 장 건강과 소화기 질환 예방에 도움이 된다.

이처럼 몸에 좋은 우유이지만, 알아야 할 문제가 있다. 우유에 함유된 단백질의 87%는 카세인이다. 카세인은 끈끈한 단백질로, 소화기관에서 분해되지 않고 위장벽에 달라붙어 각종 영양소의 흡수를 방해하고 알레르기를 유발한다.

문제는 또 있다. 우유를 상온에 오래 두면 김치처럼 발효되어 요구르트로 변하는 게 정상이다. 그런데 시중에 판매하는 우유를 상온에 두면 발효되지 않고 상한다. 보통 시판하는 우유는 보관과 유통을 위해 살균을 하는데, 이 과정에서 좋은 미생물이 제거되기 때문이다. 마트에서 사는 우유는 자연스러운 식품이라고 보기 어려운 이유다.

치즈도 비슷하다. 낙농 산지에서 만든 치즈라도 보관과 유통을 위해 치즈 겉면을 화학약품으로 처리한다. 표백과 산화 방지 효과가 있는 아황산나트륨은 와인이나 건과일에도 사용되는데, 두통과 기관지 증상을 일으킬 수 있다. 보존제를 사용하지 않은 제품을 구하거나 겉면을 잘라내고 먹는 것이 좋다.

이런 근본적인 문제 외에도 최근에는 우유를 너무 많이 마시면 오히려 부작용이 나타난다고 지적한다. 식품의약품안전처는 하루 한두 잔 정도를 권장하고 있다. 칼슘을 보충하기 위해서라면 시금치, 양배추, 브로콜리 같은 녹황색 채소나 멸치, 오렌지 등 칼슘이 풍부한 다른 식품으로 대체하기를 권한다. 우유의 칼슘 흡수율은 25.4%인 데 비해 양배추는 64.9%, 브로콜리는 52.6%로, 다양한 식품을 통해 충분히 좋은 칼슘을 보충할 수 있다.

식재료로 쓰이는 분유는 전지분유와 탈지분유가 있는데, 우유를 그대로 분유로 만든 것이 전지분유, 유지방을 제거한 것이 탈지분유다. 탈지분유는 제과제빵에 많이 사용된다. 유지방을 소화하는 게 힘든 사람은 탈지분유를, 유단백 흡수에 문제가 있는 사람은 전지분유를 선택한다.

우유나 요구르트, 치즈 등 유제품이 소화되지 않는다면 유당불내증을 의심해봐야 한다. 유당불내증은 유당을 분해하는 효소인 락타아제가 부족해서 복통, 설사, 더부룩한 증상이 발생하는 것으로 서양인보다 동양인에게 많이 나타난다. 유당불내증이 있으면 락토프리 제품을 먹거나, 따뜻한 우유를 천천히 조금씩 마시는 것이 좋다.

소를 생육하는 환경도 중요하다. 되도록 깨끗한 환경에서 스트레스 없이 자란 소에게서 나온 우유를 마시는 것이 좋다. 요즘은 면역 글로불린이 풍부한 초유 단백질도 제품으로 많이 나와 있다. 면역 글로불린은 바이러스, 세균 등 병원체와 결합해 조직세포를 보호한다. 산양유 제품은 소화를 방해하는 성분이 거의 없고 모유와 구성 비율, 지방 구조가 비슷한 베타카세인이 함유되어 있어 유당불내증이 있거나 소화 흡수력이 약한 경우에 적합하다.

담적증후군 환자를 위한 1주일 식단

	월	화	수	목	금	토	일
아침	흰쌀밥 하얀 순두부찌개 동태살찜 송이무조림 나박김치	마죽 배추된장국 브로콜리 달걀흰자찜 감자샐러드 동치미	흰쌀밥 백합매생잇국 연두부와 간장 우엉채조림 백김치	아마씨죽 시금치된장국 가자미살찜 쑥갓나물 나박김치	녹두밥 맑은 굴배춧국 명란젓달걀 흰자찜 으깬 당근감 자샐러드 동치미	브로콜리죽 연포탕 표고버섯 무조림 청경채나물 포기김치	차조죽 가자미미역국 채소달걀 흰자찜 콜리플라워 들깨무침 동치미
점심	감태죽 애호박 새우젓국 굴청경채찜 숙주나물 나박김치	흰쌀밥 홍합살 시금칫국 대구조림 참나물무침 나박김치	도미솥밥 청국장찌개 가지선 구운 김과 양념장 동치미	검은콩밥 전복미역국 모둠버섯 장조림 콩나물무침 백김치	나물비빔밥 과 양념간장 맑은 감잣국 임연수어조림 구운 감태 동치미	찐 적근대쌈밥 백합뭇국 도미찜 마늘종조림 열무김치	흰쌀밥 맑은 복국 돼지감자조림 청경채찜과 파프리카 드레싱 포기김치
간식	배퓌레	망고	오렌지	늙은호박찜 과 꿀	토마토주스	딸기 마멀레이드	멜론
저녁	율무밥 맑은 메기탕 연두부와 익힌 부추양념장 방풍나물 된장무침 백김치	무영양밥 콩나물국 아귀수육 양배추찜과 연두부쌈장 나박김치	녹두죽 북어버섯찌개 토마토달걀 흰자볶음 잔멸치조림 나박김치	율무죽 맑은 생태탕 순두부찜 연근조림 열무김치	곤드레밥 아욱된장국 조기조림 찐 케일쌈 포기김치	순두부 미소덮밥 맑은 감잣국 잔멸치볶음 유자청 연근조림 나박김치	전복죽 하얀 초당 순두부찌개 와 양념장 가오리찜 열무된장나물 백김치

담적증후군의 치료와 예방, 식습관에 달렸다

좋은 음식을 가려 먹는 것도 중요하지만, 올바르게 먹는 것도 중요하다. 올바른 식품 섭취법을 알아보자.

진밥도 40번 이상 꼭꼭 씹어 먹는다

음식을 빨리 먹으면 뇌가 포만감을 느끼기도 전에 이미 과식 상태가 될 수 있다. 또한 빨리 먹으면 맛을 충분히 느끼지 못하고, 해독과 소화 기능이 있는 침의 도움을 받지 못해 많은 병이 유발된다. 만성 위장 질환과 위암, 고혈압, 당뇨병, 치매, 복부 비만, 구취 등이 발생할 가능성도 높아진다.

건강한 삶을 위해서는 진밥도 꼭꼭 씹어 먹어야 한다. 그리고 이런 식탁 문화를 가정에서 직장으로 넓혀 나가야 한다. 천천히 먹는 사람을 재촉하는 모습은 사라져야 한다. 무엇보다 식탁에서 대화하며 여유 있게 즐기는 분위기를 만들어야 한다. 이것만 실천해도 곧 건강이 달라지는 것을 느낄 수 있을 것이다.

알맞게 먹고, 식사 후 바로 눕지 않는다

식사량은 개인차가 있어 기준을 제시하기 어렵지만, 위의 크기를 자신의 발 정도라고 생각하고 배부른 느낌의 70~80%만 먹는 것이 적당하다. 자기 전에 먹는 야식은 위장에 많은 음식 노폐물을 만드는 주범이다. 습관적으로 야식을 즐기는 사람들은 공통적으로 내장비만이 심하고 담적이 맷돌같이 두껍게 형성되어 있다. 식사 후 바로 눕는 것도 피해야 한다. 음식을 소화하는 데 걸리는 시간은 3~4시간이다. 잠들기 4~5시간 전에 음식 섭취를 끝내고, 적어도 식사 후 3시간 안에는 잠자리에 들지 않는 것이 좋다.

찌거나 삶아서 먹는다

위는 찌거나 삶아서 부드럽게 조리한 음식을 좋아한다. 이러한 조리법은 담적증후군 환자뿐만 아니라 모든 사람에게 이롭다. 고기를 삶아서 먹으면 기름이 제거되어 지방은 적게, 단백질은 많이 섭취할 수 있다. 반면 생선 등 아무리 좋은 재료도 기름에 굽거나 튀기면 지방이나 기름이 산화되기 쉬워 몸에 해로운 영향을 미칠 수 있다. 음식을 어떤 방식으로 조리하느냐가 무척 중요하다.

술은 적당히 마시고, 담배는 끊는다

술은 위장 점막을 빠르게 투과하므로 적당한 음주는 혈액순환을 돕고 에너지 활성화를 촉진한다. 하지만 지나친 음주는 위장 점막을 훼손시켜 미들존 손상의 지름길이다. 간장의 기능도 약화시킨다. 그 때문에 위장관에서 발생하는 많은 독소를 해독하지 못해 온몸으로 독소가 잘 퍼지게 된다.

금연은 더 이상 설명할 필요가 없는 건강 수칙이다. 담배의 타르 성분은 위장 점막의 문을 깨뜨려 염증이나 궤양을 유발하고 미들존의 손상을 촉진한다. 또한 흡연은 활성산소를 발생시켜 세포 노화를 촉진하고, 암과 동맥경화 등 치명적인 질병을 불러온다. 금연만 해도 수명을 10년 연장할 수 있다.

항산화 성분이 함유된 음식을 많이 먹는다

활성산소는 위장 점막을 깨뜨려 많은 전신 질환을 유발하는 인자로 알려져 있다. 항산화 성분이 많은 채소와 과일을 먹어 미들존의 손상을 막아야 한다. 채소나 과일만으로 부족하다면 항산화 비타민과 미네랄 등을 추가로 복용하면 좋다.

스트레스는 바로바로 관리한다

스트레스를 잘 관리하는 사람과 그렇지 않은 사람은 수명이 16년이나 차이 난다는 연구 결과가 있다. 스트레스는 독성이 강한 호르몬을 분비하고 위산이나 비만세포, 히스타민 같은 공격성 물질을 늘려 위장 점막의 손상은 물론 혈관 손상, 체액 손상, 세포 내 DNA의 직접적인 손상 등에 이르기까지 몸 전체의 기본적인 바탕을 훼손시킨다. 운동과 취미 생활, 여행, 요가, 단전호흡, 신앙 생활, 명상 등 자신에게 맞는 방법을 찾아 평소 분노, 불안, 근심 걱정, 두려움 등을 관리해야 한다. 특히 스트레스를 받을 때 평정심을 잃지 말고 항상 즐거운 기분으로 임하는 스트레스 반응 훈련을 하는 것이 좋다.

위장의 건강을 지키는
간단 운동

담적증후군 치료와 예방에 도움이 되는 운동법을 소개한다. 효과를 높이기 위해 위장의 증상에 따른 맞춤형 운동을 적용했다.

가스 · 변비 · 체기 · 장명 완화 운동

복부 근육과 골반에 적당한 자극을 주면 체기가 완화되고 소화력이 증강된다. 대장을 자극해 원활한 장운동을 도움으로써 가스 배출과 대변 배설이 편해지게 만드는 운동이다. 어렵지 않은 동작들이니 꾸준히 따라 하면 효과를 볼 수 있을 것이다.

앉았다 일어서기(squat)

대장을 자극하고 골반을 강화해 가스를 조절하는 동작이다.

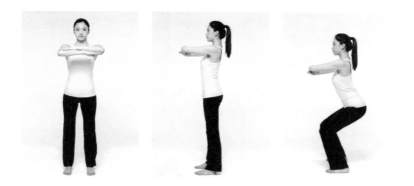

1. 다리를 어깨너비로 벌리고 선다.

2. 양팔을 굽혀 교차한 후 몸과 직각이 되게 든다.

3. 시선을 앞으로 고정하고, 무릎이 발 바깥으로 나가지 않게 천천히 앉았다 일어선다. 1세트에 10~20회씩 3세트 한다.

가스 배출하기(wind removing)

상행 결장, 하행 결장, S자 결장을 최대한 압박해 가스를 뺀다. 각종 요통에도 매우 효과적이다.

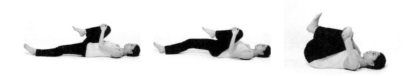

1. 바르게 누워 오른쪽 다리를 들어 올린 후, 무릎 아래 5cm 지점을 깍지 낀 손으로 잡는다.

2. 숨을 들이마시고 내쉬면서 무릎을 끌어당긴다. 왼쪽도 같은 방법으로 한다.

3. 양다리를 들어 올려 숨을 들이마시고 내쉬면서 무릎을 가슴 가까이 끌어당긴다. 자세마다 30초~1분간 유지한다.

변비 완화 운동(베네트식 장 체조)

변비를 개선하고 가스와 소변이 잘 나오게 한다. 특히 담적증후군 환자에게 약물 치료나 물리요법 못지않게 도움이 되는 체조다.

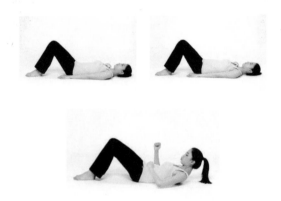

1. 편안하게 누워 양 무릎을 세운다.

2. 숨을 크게 들이쉬면서 4초 동안 아랫배를 부풀린다.

3. 머리와 어깨를 들어 올린 상태에서 부푼 단전을 양 주먹으로 북을 치듯 빠르게 친다. 이때 입술을 내밀어 후, 후 하고 숨을 짧게 끊으며 6초간 내쉰다.

4. 숨을 모두 토해낸 후 원래 자세로 되돌아가 자연스럽게 호흡한다. 이때 단전의 힘을 빼고 완전히 이완시킨다. 10회 정도 반복한다.

＊ 매일 아침 일어날 때와 잠자리에 들 때 한다.

체기 완화 운동(유산소성 복근 강화 운동)

복부 근력을 강화하는 유산소 운동이다. 다리를 튕기면 체기 완화와 소화력 증강에 도움이 된다.

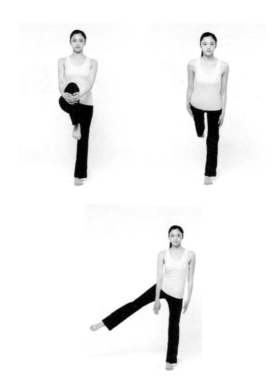

1. 바르게 서서 한쪽 다리를 같은 쪽 가슴으로 끌어당긴다.

2. 숨을 들이마시고 내쉬면서 같은 쪽 다리를 뒤로 찬다.

3. 숨을 들이마시고 내쉬면서 같은 쪽 다리를 옆으로 뻗는다. 반대편도 똑같이 실시한다. 1세트에 10~20회씩 3세트 한다.

＊ 체기 완화 운동을 하고 나서 탁구공을 쥔 것처럼 주먹을 가볍게 쥐고 가슴과 명치, 중완(명치와 배꼽 사이 중간)을 톡톡 두드린 뒤 가슴부터 배꼽까지 손바닥으로 천천히 쓸어내린다. 2가지 동작을 30회 반복하면 기혈 순환을 촉진해 체기 완화 효과를 배가시킬 수 있다.

장명 완화 운동(상 · 하체 반대 방향으로 비틀기)

상 · 하체를 서로 반대 방향으로 비트는 운동이나 스트레칭, 마사지는 장명 완화에 효과적이다. 상 · 하체를 반대로 비트는 스트레칭 동작은 비틀린 골격을 바로잡아 체형 교정에도 좋다.

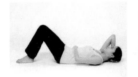 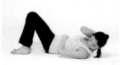 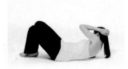

1. 편안하게 누워 양 무릎을 세운다. 오른손으로 머리를 받치고, 왼손으로는 배를 감싼다.

2. 상체를 세우면서 고개를 왼쪽으로 돌린다. 무릎은 상체 반대 방향으로 돌린다.

3. 원래 자세로 돌아갔다가 다시 상체를 세우면서 고개는 오른쪽으로, 무릎은 왼쪽으로 돌린다. 1세트에 10~20회씩 3세트 한다.

배설력을 높이는 아침 운동

소화 흡수와 배설은 동시에 일어나지 않는다. 몸이 소화 흡수에 에너지를 집중하고 있는 동안에는 배설이 진행되지 않기 때문에 원활한 배설을 위해서는 온종일 뭔가 먹는 식습관을 자제해야 한다. 저녁을 일찍 먹고 위를 충분히 비운 상태에서 잠을 자야 아침에 배설도 원활히 할 수 있다. 같은 맥락에서 아침에 일어난 직후 20분간 배설력을 높이는 운동을 해 대변을 본 다음 식사를 하면 소화 흡수가 훨씬 더 잘 돼 하루 종일 위가 편하다. 배설력을 높이는 아침 운동은 특히 담적증후군 환자에게 중요한 운동이다.

기지개 켜기

내장을 스트레칭하고, 틀어진 골격을 바로잡아준다.

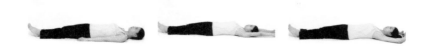

1. 편안한 자세로 바르게 눕는다.
2. 양손을 깍지 껴 머리 위로 쭉 뻗는다.
3. 자연스럽게 심호흡하며 10초 정도 정지했다가 긴장을 풀고 같은 자세를 반복한다. 4~5회 반복한다.

발목 크게 돌리기

위장 경락의 중요한 혈 자리인 해계혈(발등 정중앙의 동맥이 만져지는 부위) 주변을 자극하는 효과가 있어 위장의 기능이 향상된다. 부종을 완화하고 신진대사의 활성화를 돕는다.

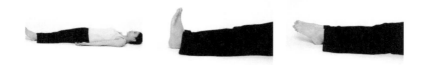

1. 바르게 누워 양팔을 허리 옆에 자연스럽게 놓는다.
2. 양발 끝을 동시에 발목 쪽으로 당긴다.
3. 양발을 원을 그리며 돌린다. 10~30회 반복한다.

천골 치기

천골(꼬리뼈 위쪽)과 골반의 유연성을 강화하고 신장, 방광, 생식기를 자극한다. 항문 윗부분을 자극해 가스와 대변 배출에 도움을 준다.

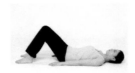 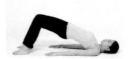 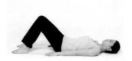

1. 바르게 누워 양발을 어깨너비로 벌린 후 무릎을 세운다.
2. 엉덩이를 들었다가 쿵쿵 소리가 날 정도로 바닥을 3~5분간 친다. 딱딱한 방바닥에서 하는 것이 가장 좋고, 얇은 매트나 요를 깔아도 나쁘지 않다.
3. 원래 자세로 돌아온다.

베네트식 장 체조

배설력을 획기적으로 개선하는 운동이다. 누워서 단전 주위를 두드리며 진동을 느끼는 게 핵심이다. 진동을 이용한 동작은 비틀린 골격을 바로잡는 데 매우 효과적이다.(344쪽 참조)

숙면을 돕는 잠자리 운동

담적증후군 환자는 종종 가슴이 두근거리고 손발이 시려 숙면하지 못한다. 밤새 소화기관이 편하게 쉴 수 있도록 숙면을 돕는 잠자리 운동이 필요하다. 잠자리 운동은 2가지 동작으로 구성되어 있다.

발 아치 부분 치기

위장 기능과 신경을 안정시켜 숙면에 도움을 준다.

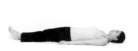 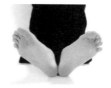

1. 편안한 자세로 바르게 눕는다.

2. 양다리와 발꿈치를 붙인다.

3. 양발의 아치 부분을 쿵쿵 소리가 날 정도로 3~5분간 마주 친다.

베네트식 장 체조

단전 주위를 두드려 단전과 하체 근육을 단련하는 체조다. 단전과 하체 근육을 단련하면 상열감, 손·발 시리고 저림, 가슴 두근거림이 해소된다.(344쪽 참조)

굳은 부위를 풀어주는 배꼽 안복 체조

일본의 유명한 침술사 스기야마 다이키는 배가 딱딱하게 굳은 환자들을 관찰하면서 배꼽 주위의 경직도가 가장 심각하고 이를 푸는 게 가장 어렵다며 이를 위한 마사지법을 개발했다. 바로 배꼽 안복법과 내장을 스트레칭하는 배꼽 안복 체조다. 장기를 최대한 늘인다는 생각으로 천천히 하면 효과가 월등히 높아진다.

기본 법칙

- 문지른다.
- 감싼다.
- 집는다.
- 억지로 깊게 누르지 않는다.

운동 방법

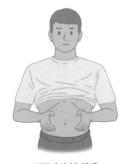

정면에서 본 상태

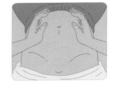

내려다본 상태

1. 편하게 누워 양쪽 갈비뼈 아래 손바닥을 대고 둥글게 원을 그리듯 부드럽게 복부를 문지른다.
2. 숨을 내쉬면서 양손을 배꼽 쪽으로 천천히 밀어 배꼽을 감싸 쥐듯 모은다.
3. 코로 숨을 들이쉬고 입으로 내쉬면서 천천히 3회 정도 호흡한다.
4. 단단하게 굳은 부위가 느껴지면 그 부분을 지그시 누르면서 부드럽게 자극한다.

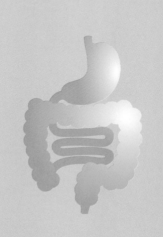

만병의 근원,
담적증후군

펴낸날 초판 1쇄 2024년 10월 30일

지은이 최서형

펴낸이 임호준
출판 팀장 정영주
책임 편집 김경애 | **편집** 김은정 조유진
디자인 김지혜 | **마케팅** 길보민 정서진
경영지원 박석호 신혜미 유태호 최단비 김현빈

인쇄 (주)웰컴피앤피

펴낸곳 헬스조선 | **발행처** (주)헬스조선 | **출판등록** 제2-4324호 2006년 1월 12일
주소 서울특별시 중구 세종대로 21길 30 | **전화** (02) 724-7637 | **팩스** (02) 722-9339
인스타그램 @vitabooks_official | **포스트** post.naver.com/vita_books | **블로그** blog.naver.com/vita_books

ISBN 979-11-5846-427-1 13510

비타북스는 독자 여러분의 책에 대한 아이디어와 원고 투고를 기다리고 있습니다.
책 출간을 원하시는 분은 이메일 vbook@chosun.com으로 간단한 개요와 취지, 연락처 등을 보내주세요.

비타북스는 건강한 몸과 아름다운 삶을 생각하는 (주)헬스조선의 출판 브랜드입니다.